Hans Georg Brecklinghaus

Handbuch für STRUKTURELLE INTEGRATION

Band 3

Manuelle Arbeitsweise und Techniken

Lebenshaus Verlag

1. Auflage 2021

ISBN 978-3-9818-9539-1

Lebenshaus Verlag, Freiburg i. Br.
Herstellung: Books on Demand GmbH, Norderstedt

ÜBER DEN AUTOR

Hans Georg Brecklinghaus (Dipl.Päd.)

Certified Advanced Rolfer® und Rolf Movement™ Practitioner. Praktiziert Rolfing® - Strukturelle Integration seit über 38 Jahren in eigener Praxis in Freiburg i.Br. und Karlsruhe. Zusatzausbildungen in Craniosacraler Therapie, Viszeraltherapie und Fortbildung in Somatic Experiencing (Trauma-Arbeit nach Dr. Peter Levine). Langjährige Lehrtätigkeit. Autor mehrerer Bücher und verschiedener Aufsätze in Fachzeitschriften.

Anschrift:
Stadtstraße 9 a
D - 79104 Freiburg
Tel. +49 761 42793
hgbreck@online.de
www.rolfing-praxis.de

Inhalt

Vorwort

Das *Handbuch für Strukturelle Integration (SI)* ist bestimmt für *Strukturelle Integratoren*, d.h. für alle Praktizierenden der Methode, die im letzten Jahrhundert von Dr. Ida Rolf entwickelt worden ist.

Auf ca. 8 Bände angelegt, umfasst es die unterschiedlichsten Themen: Praktisch-theoretische Voraussetzungen von SI; Wahrnehmen von Struktur- und Bewegungsmustern; Prinzipien und Strategien des SI-Prozesses; manuelle Arbeitsweise und Techniken; die 10 Grundsitzungen nach Dr. Ida Rolf; Bewegungsschulung; geistig-seelische Aspekte der Arbeit und des Umgangs mit Klienten.

Bislang erschienen sind Band 1,2 und 5. Der vorliegende Band 3 beschäftigt sich mit den Grundlagen der manuellen Arbeitsweise und stellt eine Vielzahl myofaszialer Techniken vor. Diese stellen keine starren Handlungsanweisungen dar, sondern laden ein, mit eigenen Ideen, Erfahrungen und Intuitionen zu experimentieren.

Im Laufe der Jahre haben zunehmend auch Techniken aus der Osteopathie Eingang gefunden in die Praxis der Strukturellen Integration. Deshalb werden in diesem Band auch eine Reihe von Techniken aus der parietalen und craniosacralen Osteopathie in diesem Band dargestellt. Die dazugehörige Diagnostik (Tests usw.) findet sich im Band 2 des Handbuchs.

Techniken der viszeralen Osteopathie hingegen, also der Arbeit an den Organhüllen und Bändern der Bauchorgane sind so diffizil, dass es den Rahmen dieses Handbuchs sprengen würde, sie mit aufzunehmen. Für die Zukunft ist aber zu dieser Thematik ein eigener Band geplant.

Das Handbuch basiert auf im Laufe von Jahrzehnten gesammelten praktischen Erfahrungen, ergänzt durch das Wissen anderer Kolleg(inn)en. Die Themen sind nicht erschöpfend abgehandelt, sicherlich finden sich auch Irrtümer. Darüber hinaus handelt es sich um eine Momentaufnahme, da sich unser Wissen und Können ständig weiterentwickelt und korrigiert.

Das Handbuch ist kein Lehrbuch im klassischen Sinne, sondern eine Art Arbeits- und Nachschlagebuch. Die Themen so angeordnet, dass sie unter Benutzung der Inhaltsverzeichnisse und der Querverweise schnell auffindbar sind. Außerdem wurden manchmal Wiederholungen in Kauf genommen, damit Benutzer/innen nicht ständig hin und her blättern müssen.

Die einzelnen Bände stehen in einem inhaltlichen Bezug zueinander. Es ist daher nicht zu vermeiden, dass mancher Sachverhalt, Techniken sowie praktische Hinweise aus diesem Band nur im Kontext zu Inhalten anderer Bände voll verstanden werden können. Dies gilt z.B. für die Behandlung von Gelenkdysfunktionen des Sacrum, der Wirbelsäule usw. Die Diagnostik und Tests hierzu finden sich im Band 2 des Handbuchs.

Um den Textfluss nicht unnötig durch Formulierungen wie Klient/Klientin zu stören, werden Personenbezeichnungen wahlweise mal weiblich, mal männlich verwendet.

Freiburg, den 30.September 2021

Hans Georg Brecklinghaus

GRUNDLAGEN

Arbeitsweise

1. Allgemein

Palpieren und Spüren

- Die Aufmerksamkeit richten auf: Konsistenz, Haltemuster, energetische Vibration, Bilder und Gefühle bei sich selbst.
- Die Hand differenziert einsetzen:
  - Kontur spüren: durch die Handinnenfläche
  - Temperatur wahrnehmen: durch den Handrücken
  - Gewebeunterschiede herausfinden: durch die Fingerkuppen
  - Tiefenunterschiede ertasten: durch die Fingerspitzen
- Wenn Kontakt mit *ganzer* Hand, dann inklusive Handballen.
- *Beide* Hände einzusetzen erleichtert es, nicht nur punktuell, linear oder flächig zu spüren, sondern dreidimensional.
- Eine Möglichkeit für sensibles Spüren während einer Intervention: eine Hand auf die andere legen. Die obere Hand kreiert den nötigen Druck, die untere Hand bleibt entspannt. Das erlaubt der unteren Hand rezeptiv zu bleiben, während die obere Hand Bewegung und Tiefe bestimmt.
- „Gamma-Berührung": Der Behandler spürt während des manuellen Kontaktes auf seinem Handrücken die Umgebung (Raum, Luft usw.). Das hat folgende Vorteile:
  - Es ist weniger invasiv.
  - Es berührt die Person im Kern statt nur peripher.
  - Es hindert die Antigravitationsmuskeln bzw. die Antagonisten daran, Bewegung zu behindern.
- Beim Wahrnehmen subtiler Sensationen wie z.B. der Motilität (siehe S. 43 ff) ist es hilfreich, sich vorzustellen: „Abwärts bis zu den Ellbogen gehört alles zu mir, aber meine Unterarme und Hände sind Teil des Klienten." Wenn ich z.B. seine Schädelmotilität spüre, werden meine Hände Teil seines Schädels.

- Zu suchende Strukturen eventuell erst bei sich selbst palpieren.
- Die Strukturen, an denen man arbeitet, vor dem inneren Auge visualisieren.
- Suchbewegung beim Tasten behutsam ausführen, nicht abrupt die Finger ins Gewebe und wieder heraus bewegen. Außerdem die Hände nicht sprunghaft hin und her bewegen.
- Individuelle anatomische Abweichungen von der Norm sind stets möglich.
- Je weniger Muskelkraft (aus Armen und Händen) der Behandler einsetzt, desto sensibler kann er Reaktionen des Gewebes beim Klienten spüren.
- Je tiefer palpiert wird, desto langsamer sollte man vorgehen.
- Das Palpieren kombinieren mit einer Bewegung der Klientin. Das hilft dem Behandler, exakter zu spüren, in welcher Schicht/Tiefe er sich gerade befindet. Es genügen oft kleine Bewegungen, meist schräg zur manuellen Arbeitsrichtung.

Dialogisch arbeiten (Feedbackschlaufe)

- Die Berührung sollte so freilassend sein, dass ein Klient unter der Hand des Behandlers reagieren kann.
- Dem Gewebe lauschen, ihm vertrauen. Allen Reaktionen, die sich wie „ja" anfühlen folgen, alle Reaktionen, die sich wie „nein" anfühlen, respektieren.
- Wenn der Behandler den Klienten bzw. ein Körpersegment bewegt, kann er Bewegungsumfang, Bewegungsrichtung, Frequenz und Geschwindigkeit variieren. Bewegungen in eingeschränkte Richtungen stets langsamer ausführen als in freie Richtungen. Wenn der Behandler irgendwo einen Widerstand des Klienten spürt, verkleinert er die Bewegung.
- Idealtypischer Ablauf einer Intervention:
  - Einen neutralen, leeren, freundlichen Kontakt mit der Hand aufnehmen.
  - Das Gewebe kommt der Hand entgegen.
  - Erst jetzt bringt der Behandler Gewicht in seine Hand.
  - Das Gewebe schmilzt.
  - Der Behandler folgt dem Fluss (der Reaktion) des Gewebes.

- Sich stets bewusst sein: Die Behandlerin berührt nicht nur den Körper, sondern auch die Wahrnehmung der Klientin in ihrem Körper.
- Wenn der Behandler etwas wahrnimmt (z.B. eine unlebendige Körperregion), wird sich auch der Klient häufig dessen bewusst, und das Muster löst sich auf. Diesen Umstand kann der Behandler auch bewusst fördern: Zunächst teilt er dem Klienten mit, was er gerade wahrnimmt („Ich spüre hier eine harte Schicht"). Dann fordert er den Klienten auf, dasselbe wahrzunehmen („Spüre einmal dorthin"). Und schließlich kann er ihn fragen, was er dort festhält.
- Wenn der die Behandlerin unter ihren Händen eine Abwesenheit des Klienten bemerkt, kann sie durch die Art der Berührung, durch verbale Interventionen oder durch eine aktive Bewegungsbeteiligung des Klienten dessen Aufmerksamkeit zurückholen.
- Aufmerksam sein für vegetative Reaktionen (z.B. Atmung).
- Zwischen einzelnen Interventionen die Reaktion wahrnehmen und dem Klienten Zeit zur Wahrnehmung geben.

Raumorientierung und Ausdehnung in zwei Richtungen

- Eine Dreiecksbeziehung herstellen zwischen sich, dem Klienten und dem sie umgebenden Raum.

  In Bezug auf den Raum kann der Behandler z.B. auf seinem Handrücken die Luft die Temperatur wahrnehmen. Diese Art der Berührung ist – wie bereits erwähnt - weniger invasiv, berührt den Klienten aber gleichzeitig im Kern statt nur peripher, verringert eventuell vorhandene Widerstände und verhindert, dass die Antigravitationsmuskeln zu sehr aktiviert werden.
- Um einen Ausdehnungs-Modus und eine Verbindung durch den ganzen Körper hindurch zu fördern, ist es hilfreich, wenn die Klientin durch die Art ihrer Positionierung und räumlichen Orientierung verschiedene Vektoren in zwei Richtungen herstellt.

  Solche polaren Richtungen können sein: Hand-Fuß, Sitzknochen-Brustbein, Fuß-Kopf, Sitzknochen-Brustbein usw. [Abb. 1.1].

  Dies kann man schrittweise umsetzen: erst im Liegen, dann im Sitzen und schließlich im Stehen.

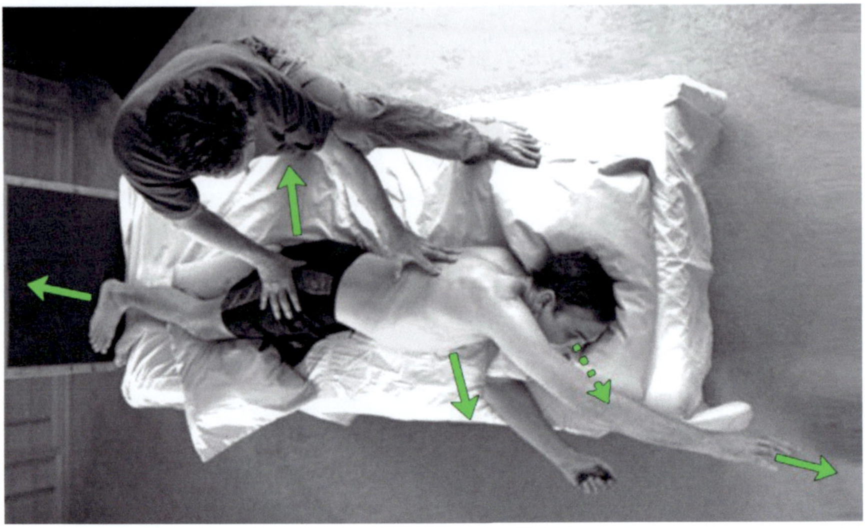

Abb. 1.1 *Polare Ausdehnung des Körpers in den umgebenden Raum plus visuelle Raumorientierung während der manuellen Arbeit am Rücken.*

- Der Behandler kann auch durch seine Hände dem Klienten zwei Richtungen geben: Boden und Schwere einerseits, Orientierung auf die beabsichtigte Bewegungsrichtung und Leichtigkeit andererseits.

  Beispiel: Wenn der Behandler ein Körperteil des Klienten anheben bzw. bewegen will, soll dieser das Gewicht des Körperteils spüren bzw. sein Gewicht abgeben. Auch der Rest des Körpers sollte - soweit jeweils möglich - schwer bleiben. Wenn es dem Klienten schwerfällt, sein Gewicht abzugeben, soll er es zunächst noch mehr halten und dann loslassen.
- Wenn ein Klient zu dehnenden Bewegungen aufgefordert wird, soll er sich die Dehnung stets in den Raum hinein verlängert vorstellen.
- *Beide* Hände einzusetzen erleichtert es, nicht nur punktuell, linear oder flächig zu spüren, sondern dreidimensional.
- Bei der Arbeit mit beiden Händen ist es effektiv, wenn eine Hand von unten her arbeitet, also unterstützenden Kontakt aufnimmt, und die andere Hand mit dem Einsatz von Gewicht von oben her arbeitet.
- Siehe auch den Absatz „Strategische und taktische Gesichtspunkte" (S. 7 ff) sowie das Kapitel „Aktive Mitarbeit des Klienten" (S. 11 ff)

Strategische und taktische Gesichtspunkte

Bei manuellen Interventionen möglichst oft lokal-spezifische mit globalen Intentionen verbinden. Sei es durch die Art der Technik, durch die Positionierung des Klienten oder durch seine aktive Bewegungsbeteiligung (siehe S. 11 ff).

Hier eine Übersicht über die generellen Verbindungsmöglichkeiten einer Körpergegend mit anderen Körpergegenden [Abb. 1.2]:

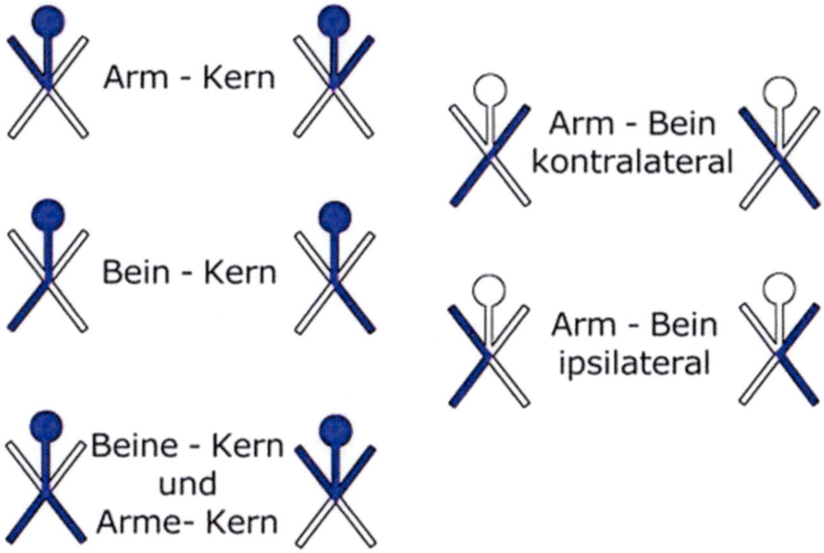

Abb. 1.2

Ein Beispiel: Rückenlage. Der Klient stellt ein Bein auf und streckt sich durch leichten Druck des Fußes gegen die Unterlage durch die lumbodorsale Verbindung der Wirbelsäule hindurch in Richtung des ausgestreckten kontralateralen Arms, der behandelt werden soll. Falls die Lendenwirbelsäule posterior ist, drückt der Klient zusätzlich die Sitzknochen nach unten gegen die Liege. Diese Verbindung zum Schultergürtel kann auch von *beiden* Füßen her installiert werden.

- Entspannung in Kopf, Händen und Füßen fördert eine generelle Entspannung mehr als Entspannung in anderen Körperregionen. Grund: Der Körper ist im Motorkortex des Gehirns in folgenden Proportionen repräsentiert: 1/3 Kopf, 1/3 Hände, 1/3 Rest des Körpers. Von letzterem Drittel nehmen die Füße 1/4 des Raumes ein.

- Beim locked long Gewebe handelt es sich um eine Kompensation. Priorität habt das jeweils zugehörigen locked short Gewebe, bis sich die strukturelle Integrität ausreichend verbessert hat. Sonst erzeugt man eher Desintegration. Dies ist aber nicht unbedingt eine Frage der zeitlichen Reihenfolge, sondern eine der Priorität.
- Gegenden mit besonders großer Dichte von Nervenrezeptoren sind die suboccipitalen Muskeln, die Palmar- und Plantarfaszien, die Verbindungen zwischen Sehnen und Muskeln, sowie Bänder.
- Die Behandlung von Unterarmen und Händen sollte man - wenn möglich - nicht am Ende einer Sitzung durchführen, weil durch diese Arbeit unter Umständen tiefere strukturelle Muster der WS und der Rumpfregion dekompensiert werden könnten.
- Beim Arbeiten an Körpervorderseite oder -rückseite, an linker oder rechter Seite darauf achten, dass die jeweils andere Seite lang bleibt. Dasselbe gilt für das Verhältnis Agonist-Antagonist.

  Dies kann schon durch eine entsprechende Positionierung geschehen. Weitere Möglichkeiten sind z.B.: Die Klientin atmet in die nicht behandelte Seite oder sie dehnt die nichtbehandelte Seite aus.
- Vegetative Signale wie z.B. ein unwillkürlicher tiefer Atemzug zeigen oder das hörbare Einsetzen der Verdauung können zeigen, dass ein Release stattfindet.
- Bei manuellen Interventionen haben wir es idealerweise auch mit einem Lernprozess des Nervensystems zu tun. Dies kann gefördert werden dadurch, dass eine Intention in *verschiedenen* Positionen und mit *verschiedenen* Techniken verwirklicht wird. Hilfreich ist es auch, ungewöhnliche Sensationen hervorzurufen; im Sinne von ungewöhnlich sanft, ungewöhnlich stark, ungewöhnlich spezifisch usw. Und das alles in einer Art, die sich stets in unvorhersehbarer Weise leicht ändert.
- Strukturspezifisch Kissen zum Lagern benutzen. Beispiele: Beim Vorliegen einer Skoliose in der Seitenlage ein Kissen unter die konvexe Seite, wenn man die konkave Seite behandeln will. Beim Vorliegen einer ausgeprägten Kyphose der BWS in der Rückenlage ein Kissen unter den Scheitelpunkt (Apex) der BWS.
- In der Rückenlage sollte ein Kissen unter dem Kopf nur dann verwendet werden, wenn Kopf und Nacken andernfalls nicht entspannt liegen können aufgrund einer starken Lordose der Halswirbelsäule oder eines starken Rundrückens.

- Wenn man den Kopf des Klienten anheben möchte: den Kopf erst auf die eine Hand rollen, dann mit der anderen Hand anhebend zur Mitte zurückdrehen.
- Wenn ein Problem trotz vieler Arbeit an einer Stelle nicht gelöst wird, eine adäquatere Region finden oder sich der Problemgegend mehr von der Peripherie her nähern.
- Nach einer Intervention den Klienten aufstehen lassen, wenn man kontrollieren möchte, ob das gewünschte Ergebnis erreicht wurde.

Kontraindikationen

Generelle Kontraindikationen

- Bindegewebserkrankungen wie Osteomyelitis = Knochenmarksentzündung, Sklerodermie, Kollagenerkrankung der Haut
- Starke Osteoporose
- Akuter Bandscheibenvorfall
- Akute Virushepatitis
- Akuter Durchfall
- Bluterkrankheit = Gerinnungsstörung des Blutes
- Akute schwere Herzprobleme (Entzündung, Angina pectoris, Arteriosklerose usw.)

  Folgende Symptome sollten (besonders bei älteren Menschen) unbedingt vom Arzt abgeklärt werden: Bluthochdruck, Rückenschmerzen ausstrahlend in Brust oder Bauch, Bauchschmerzen.
- Kurze Zeit nach einem Schlaganfall
- Schwere oder mittelschwere Gehirnschäden
- Unmittelbar nach einem schweren Unfall. Denn auch bei scheinbar Unverletzten können gefährliche Verletzungen und ein traumatischer Schock vorliegen. Folgende Symptome können auf potentiell ernste Schädigungen von cranialen oder peripheren Nerven bzw. Blutgefäßen hindeuten:
  - Akute Einschränkungen der Freiheit der Augen, in alle Richtungen schauen zu können
  - Akutes Ohrklingeln oder Hörverlust
  - Veränderungen des Gleichgewichts oder des Ganges
  - Erbrechen

  - Amnesie in Bezug auf den Unfallhergang
  - Fieber
  - akut eingeschränkte Rücken- und Nackenbewegungen
  - Unwohlsein im Bauchraum
  - Taubheit oder Prickeln in Extremitäten
- Krebs: Dies ist eine umstrittene Kontraindikation. Einerseits könnte das Immunsystem durch die Strukturelle Integration gestärkt werden, andererseits könnte eine Metastasenbildung gefördert werden. Wenn 2-3 Jahre lang keine Metastasenbildung aufgetreten ist, dürfte die Behandlung unbedenklich sein.

Eingeschränkte Kontraindikationen

- Kollagenosen, Osteomyelitis, Venenentzündung (lokale Kontraindikation)
- Akute Arthritis (lokale Kontraindikation)
- Autoimmune Arthritis (rheumatische Arthritis, Ankylose Spondylitis, Psoriatische Arthritis)

  Bluttests bei Verdacht auf Entzündungen.
- Diabetes: Gegend einer jüngst erfolgten Insulininjektion meiden.
- Hypermobilität von Wirbeln (pathologisch oder während einer Schwangerschaft)
- AIDS: Falls der Organismus sehr geschwächt ist: kürzere Sitzungen, mehr indirekte Techniken usw.)
- Aneurysmen (lokale Kontraindikation)
- Gallensteinleiden: manuelle Arbeit in dieser Region kann eventuell Koliken hervorrufen.
- Herpes (lokale Kontraindikation, weil Infektionsgefahr besteht)
- Kausalgie: Durch eine Schädigung peripherer Nerven bestehen dumpf brennende anfallsartige Schmerzen in den Gliedmaßen. Um zu vermeiden, dass diese sich u.U. einige Stunden nach der Behandlung massiv verstärken, ist es ratsam, nicht im Nacken und an der Lendenwirbelsäule zu arbeiten.
- Nach hochdosierter oder langandauernder Kortison- oder Antibiotika-Medikation besser 3 Monate warten.
- Schwangerschaft: Arbeit an Adduktoren und Ramus kann Geburtsprozess stimulieren.
- Psychose: Nur in klinischem Setting arbeiten, nicht ambulant.

2. Aktive Mitarbeit des Klienten

Kombinieren von manueller Arbeit und Bewegung

- Eine *aktive* Bewegungsbeteiligung des Klienten während der Manipulation durch den Behandler hat verschiedene Vorteile:
  - Sie erleichtert Gewebeveränderungen.
  - Sie verstärkt/erhöht den Grad propriozeptiver Eigenwahrnehmung der Klientin [Abb. 1.3].
  - Der Behandler spürt mehr strukturelle Merkmale, spezifische Bewegungsmuster und einzelne Faszienschichten des Klienten.

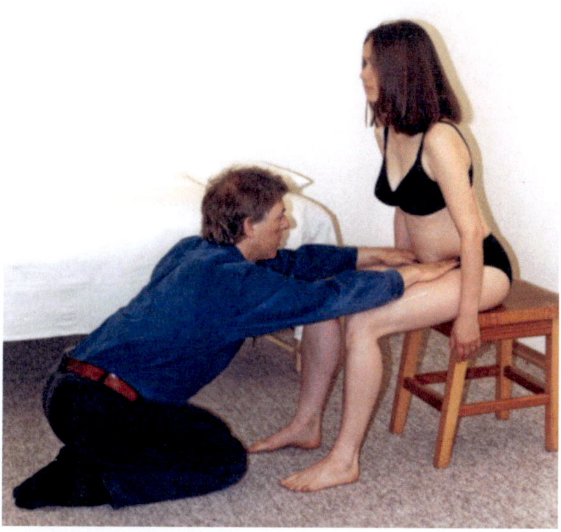

Abb. 1.3 *Die Klientin bewegt sich während der Arbeit am M. Psoas von den Leisten her nach vorn. Dabei lernt sie, sich faltend im Extensionsmodus vorzubeugen, während sie sich mit den Füßen gegen den Boden abstützt.*

- „Put it where it belongs and ask for movement." (Ida Rolf). Die Bewegungen können recht klein sein, z.B. beim Arbeiten um den großen Trochanter das Knie vor und zurück bewegen lassen.
- Der Klient kann aktiv dehnen, während der Behandler manuell arbeitet. Dabei das Prinzip der zwei Richtungen nutzen: Der Behandler dehnt manuell in die eine Richtung, der Klient dehnt durch aktive Bewegung in die andere Richtung. [Abb. 1.4] (Siehe auch S. 5 f)

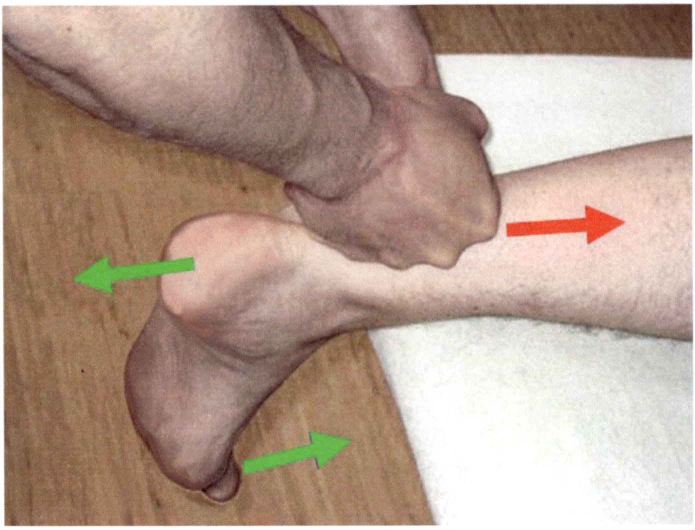

Abb. 1.4

- Manuelle Intervention kann mit auch mit *passiver* Bewegung der Klientin bzw. einer Körpergegend kombiniert werden. [Abb. 1.5]

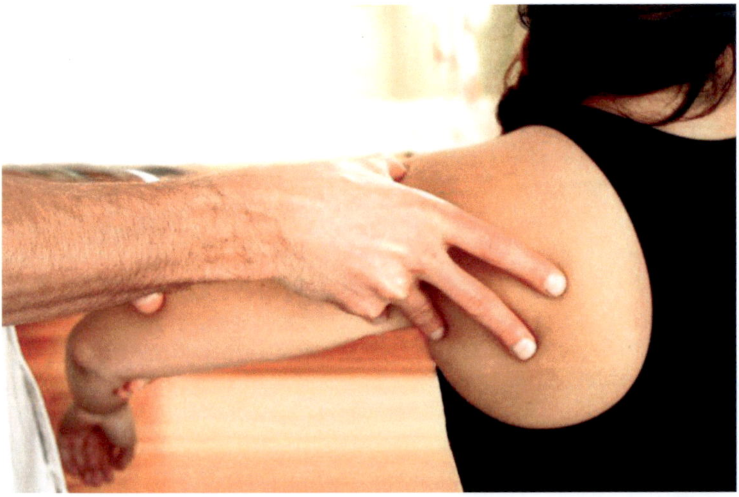

Abb. 1.5 *Eine Hand behandelt, die andere bewegt den passiven Arm*

- Bei Gelegenheiten wie der, das Bein in der Rückenlage aufzustellen, kann man die Klientin darin unterrichten, wie sie die Schwerkraft für eine mühelosere Bewegung nutzt. [Abb. 1.6]

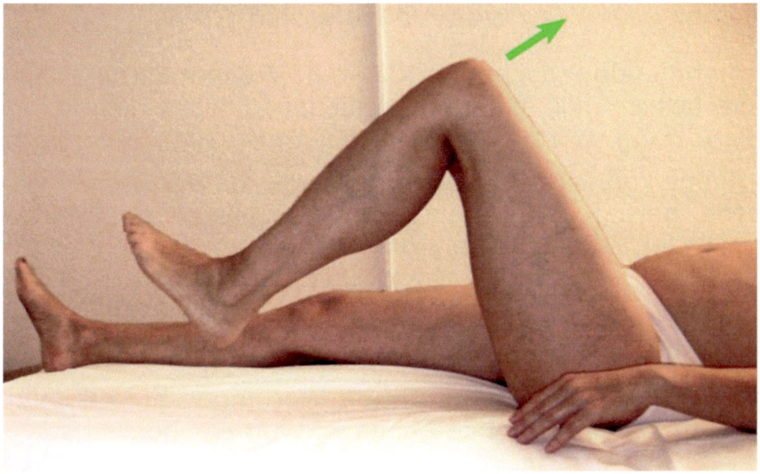

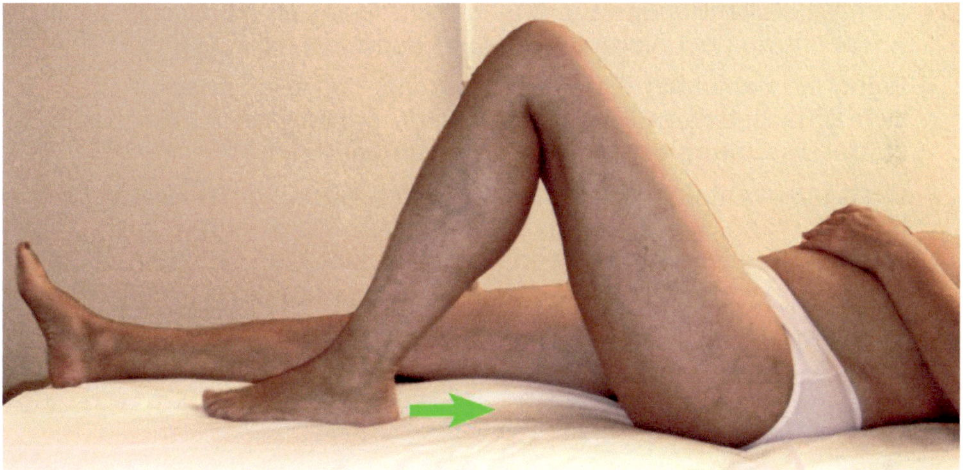

Abb. 1.6

Oben: Das Bein wird durch Muskelkraft gegen die Schwerkraft angehoben. (Unökonomische Bewegungsweise)

Unten: Das Bein wird aufgestellt, indem der Fuß – schwer bleibend - translatorisch herangezogen wird. (Ökonomische Bewegungsweise)

Weitere Hinweise

- Wahrnehmende Präsenz des Klienten: Wenn man die Propriozeption verbessern will, ist die Präsenz des Klienten wichtig. Wenn er die Berührung spürt, solle er wahrnehmen, *wo* man arbeitet.
- Der Klient kann in die Gegend atmen, die behandelt wird. Das Gewebe bewegt sich mehr und die Intervention ist weniger schmerzhaft. Darauf achten, dass das Ausatmen nicht zu schwach ist.
- Der Klient kann sich vorstellen, er würde die Hand des Behandlers „hereinziehen" wie einen Magnet.
- Man kann den Klienten auffordern, von innen heraus punktartig der behandelnden Hand entgegenzukommen und sich dort zu öffnen.
- Wenn die Klientin eine Spannung nicht loslassen kann, soll sie die Anspannung noch verstärken - und dann loslassen.
- Wenn die Behandlerin ein Körperteil des Klienten anhebt, kann sie sich zunächst das Gewicht der Person geben lassen. Diese spürt so Unterstützung und kann leichter entspannen.
- Nach Interventionen die Klientin die Veränderung bewusst spüren lassen. Wenn sie nichts spürt oder nicht weiß, auf was sie ihre Aufmerksamkeit richten kann, folgende Kriterien anbieten:
  - Wärme/Kälte
  - Volumen
  - Leichte/Schwere
  - Beweglichkeit/Unbeweglichkeit
  - Atem

3. Verbale Kommunikation

Kommunikationskanal und Denkweise

Jeder Mensch hat eine Präferenz für die Art, wie er seine Reaktionen auf innere oder äußere Reize nach außen kommuniziert. Diese Kommunikationskanäle kann man folgendermaßen erkennen:

Wenn ein Mensch über sein Körper-Erleben spricht, gehen die Pupillen entsprechend seiner Präferenz für einen bestimmten Kanal in eine bestimmte Richtung (Das Folgende gilt für Rechtshänder, bei Linkshändern ist die Zuordnung seitenvertauscht):

rechts *links*

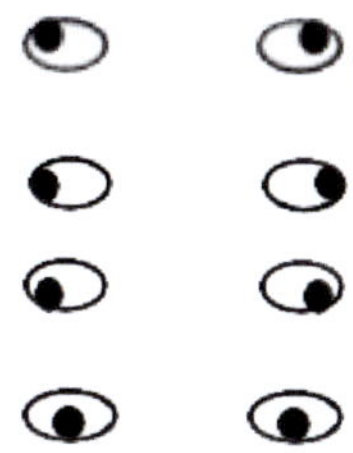

nach oben: visuell konstruierend	visuell erinnernd
zur Mitte: auditiv konstruierend	auditiv erinnernd
nach unten: kinästhetisch	innerer Dialog
rausstehend oder nach unten: Trance	Trance

Visuell

Diese Ausdrucksweise beinhaltet Bilder und benutzt Wörter wie sehen, aussehen, sichtbar, durchblicken, grell, dunkel, hell usw.

Weitere Kennzeichen: Die Person aktiviert den Körper oberhalb der Brust und richtet ihn nach oben, die Atmung geht hoch in die Brust, sie bewegt die Hände vorzugsweise in Augenhöhe, die Augenbrauen bewegt sie nach oben.

Auditiv

Diese Ausdrucksweise beinhaltet Ton, Rhythmus, Volumen, Kontinuität/Dauer, Timbre (Färbung)/Modulation, Synchronizität und benutzt Wörter wie fragen, klingen, betonen, verständlich, abstimmen, verstärken, tönen, sprachlos, still, ruhig, dumpf, schrill usw.

Weitere Kennzeichen: Die Person aktiviert ihren Körper zwischen Brust und Hüfte und geht in eine Fragezeichenhaltung (Becken und Schultern stehen nach vorn, die Brust ist nach hinten geneigt). Sie bewegt die Hände vorzugsweise zwischen Brust und Hüfte.

Kinästhetisch

Diese Ausdrucksweise beinhaltet Wörter aus allen Bereichen der Körperempfindungen und der Bewegung wie spüren, fühlen, empfinden, wahrnehmen, bemerken usw.

Weitere Kennzeichen: Die Person atmet in den Bauch, hat das Gewicht auf dem rechten Bein bzw. der rechten Gesäßhälfte, neigt den Kopf nach rechts, schlägt im Sitzen das rechte Bein über das linke, hat den rechten Arm über dem linken verschränkt, legt ihre Hand auf Magengegend oder Herz.

Innerer Dialog

Diese Ausdrucksweise beinhaltet Wörter aus allen Bereichen des Selbstgesprächs wie „ich frage mich...".

Weitere Kennzeichen: Die Person hat das Gewicht auf dem linken Bein bzw. der linken Gesäßhälfte, neigt den Kopf nach links, schlägt im Sitzen das linke Bein über das rechte, hat den linken Arm über dem rechten verschränkt, neigt den Kopf nach links, stützt den Kopf auf, streichelt ihr Kinn, berührt die Mundgegend.

Didaktische Konsequenzen

- Es ist hilfreich, wenn der Behandler seine Sprechweise und seine Art zu fragen auf den Kommunikationskanal des Klienten einstellt.

  Voraussetzung dafür ist, dass er seine eigene Präferenz kennt und diejenigen Kanäle, die bei ihm schwächer ausgebildet sind, entwickelt.
- Wenn der Behandler einem Klienten helfen will, in sein kinästhetisches Repräsentationssystem zu kommen, kann er den Klienten z.B. auffordern, während einer Exploration von Haltung/Bewegung in den Bauch zu atmen oder seine Hände auf den Bauch oder das Herz zu legen, sein Gewicht auf das rechte Bein bzw. auf die rechte Gesäßhälfte zu verlagern, seinen Kopf nach rechts zu neigen oder die rechte Hand bzw. den rechten Fuß zu bewegen.

Klienten haben auch unterschiedliche Arten des Denkens, auf die sich der Behandler einschwingen sollte:

- analytisch
- analogisch, metaphorisch, vergleichend, synthetisch
- empathisch

Jede dieser Denkungsarten kann auditiv, visuell oder kinästhetisch sein.

Die Sprechweise des Behandlers

- Vokabular und Formulierungen sollten hervorrufend und ermutigend sein, nicht direktiv. Beispiel: Besser als die Aufforderung „Beuge das Knie" sind Aussagen wie „Erlaube dem Knie, sich zu beugen" oder „ich bin neugierig, was passiert, wenn Du das Knie beugst".

  So findet der Klient leichter Antworten auf die Frage „Was hindert mich daran, etwas zu tun?". Außerdem wird die Entspannung der Antagonisten und damit ein *freier* Bewegungsfluss gefördert. Etwas zu „wollen" oder zu „machen" und die störende Aktivierung der Antagonisten, also ein eher *gebundener* Bewegungsfluss werden vermieden.
- Mit der Art der Formulierung den Leib als Manifestation des Selbst ansprechen. Beispiel: „Was bedeutet es für dich, wie fühlt es sich an, wenn du in dieser Körperregion freier atmen kannst?"
- Die Sprechweise des Behandlers sollte möglichst beurteilungsfrei sein.
- Förderliche Bewegung und Atmung dem Klienten bestätigen: „Ja, so ist es gut".
- Es ist besser, dem Klienten zu sagen, was man von ihm will als zu sagen, was man *nicht* will. Beispiel: „Erlaube Dir, die Schultern sinken zu lassen" statt „Ziehe die Schultern nicht nach oben".

  Verneinende Aussagen provozieren oft das Gegenteil des Gewünschten. Denn erst muss das zu Vermeidende (das Hochziehen der Schultern) gedacht werden, bevor die Verneinung gedacht werden kann (die Schultern nicht hochziehen). Außerdem neigt die Person vielleicht dazu, bei Verboten in eine Abwehrhaltung zu gehen.
- In Bezug auf die Präferenz des Klienten für einen Kommunikationskanal und in Bezug auf seine Denkweise (siehe S. 15 f) die eigene Ausdrucksweise anpassen. Ein Beispiel für visuelle Ausdrucksweise: „Stell dir vor, dein Knochen....".
- Verben bevorzugen gegenüber Substantiven. Denn in Verben schwingt immer das Tun, der Vorgang mit, während Substantive eher einen Zustand abstrakt-intellektuell ausdrücken. Beispiel: das Gehen statt der Gang, das Wahrnehmen statt die Wahrnehmung, das Atmen statt die Atmung.

- Worte durch Gesten oder Laute ergänzen.
- Fragen zur sensorischen Wahrnehmung (Interozeption) können ergänzt werden durch Fragen zur Wahrnehmung des physischen und des sozialen Raumes (Exterozeption).
- Sprachliche Formulierungen können darauf verweisen, dass es die partnerschaftliche Zusammenarbeit zwischen Behandler und Klient ist, die Veränderung bewirkt. Beispiel: „*Wir* haben Deinen Brustkorb erweitert". Außerdem ist es gut, wenn der Behandler nicht als Macher, sondern als Assistierender auftritt. Beispiel: „Ich *helfe*, in dieser Körpergegend eine Entspannung zu erreichen."

Die Stimme als „dritte Hand"

Wie bereits an vielen Stellen deutlich geworden ist, kann die verbale Kommunikation mit Klienten wie eine Art dritter Hand genutzt werden.

- Die eigene Stimme mit dem Atem synchronisieren, damit sie nicht schwach, gepresst, hektisch oder sonstwie ungünstig auf den Klienten wirkt.
- Wie mit einer empathisch-sensiblen Berührung kann der Behandler auch über Sprache die Eigenwahrnehmung des Klienten fördern und etwas in Fluss bringen.

  Einige Beispiele:
  - Was geschieht an dieser Stelle zwischen meinen Händen?
  - Was geschieht, wenn Du mit Deinem aufmerksam sein an dieser Stelle bist?
  - Was nimmst Du hier wahr?
  - Lass Dich das mit Deinen inneren Augen erforschen.
  - *Wie* machst Du das?
  - *Wie* weißt Du, dass...? statt *Woher* weißt du, dass...?. Letzteres verführt nämlich zum Intellektualisieren.
  - Wo bist Du, wenn Du mit Deiner Aufmerksamkeit weggehst?
  - Was ich höre, ist, dass...
  - Erzähle mir, welche Qualitäten dieses Festhalten/diese blockierte Körpergegend hat?
  - Was bedeutet das für Dich, wenn...?
  - Was geschieht, wenn...?

- Was nimmst Du wahr, wenn ich dies hier unterstütze?
- Wie möchte sich das hier bewegen?
- Wo im Körper verlierst Du das Gefühl von Verbundensein bzw. von Klarheit, bzw. von Raum?
- Erlaube, dass die Liege/meine Hände das Gewicht Deines Körpers übernehmen.
- Erlaube der Bewegung, von hier nach dort zu fließen.

• Ob eine Berührung als angenehm bzw. sinnvoll empfunden wird, ist eine sehr subjektive Angelegenheit. Die eine Person eine empfindet z.B. eine sehr intensive Berührung als angenehm, die andere eine sehr subtile Berührung usw.

Eine Möglichkeit, diese Reaktion bewusst zu machen und aus der Perspektive des Klienten eine Art Bedeutung hervorzurufen, besteht darin, den Klienten zu fragen: „Wie fühlt sich das an?" Wenn jemand sagt, dass es sich gut anfühlt, fragen: „Was ist gut daran, wie du dich fühlst?" Vertiefend bzw. erweiternd kann man weiterfragen: „Wie hängt diese Empfindung zusammen, in welcher Beziehung steht dieses Bewusstsein zu dem Ziel, mit dem du gekommen bist?"

4. Seelische und energetische Kommunikation

Berühren ist keine Einbahnstraße. Denn berühren heißt auch berührt werden. Berühren ist auch keine nur mechanische Kommunikation im Sinne von Techniken ausüben zur Beeinflussung von Gewebe, sondern immer auch eine Kommunikation seelischer und energetischer Natur zwischen zwei Menschen.

Was der Behandler während der manuellen Intervention denkt und empfindet, die Qualität seiner Selbstwahrnehmung, seine Körperhaltung und -bewegung, seine Atmungsqualität – all das teilt sich dem Klienten unbewusst mit. Daher ist eine wache Präsenz des Behandlers in seinem eigenen Körper und in der Beziehung mit dem Klienten essentiell für eine gute Berührungsqualität.

In der Konsequenz bedeutet dies:

- Empathie haben und zeigen.
- Es besteht die Notwendigkeit klarer Grenzen in der Beziehung.
- Jede Berührung transportiert eine nonverbale Bedeutung. Zufälliges oder sinnfreies Berühren verbietet sich deshalb. Es wirkt irritierend auf den Klienten.
- Menschen mit Abgrenzungsproblemen, mit hypotonem Gewebe, mit wenig Körpergefühl, mit wenig Ressourcen der Selbstunterstützung brauchen oft eine containerartige Berührung.
- Berührung sollte aber – bei aller Empathie - nicht die Qualität eines Verschmelzens von Behandlerin und Klientin haben. Dies wäre besonders fatal bei Menschen, die sich ohnehin schlecht abgrenzen können.
- Intention ist ein machtvolles, effektives Werkzeug. Berührung sollte deshalb klare Intentionen haben, ohne jedoch zwingend zu sein. Die Intention muss aber nicht intellektuell sein, sie kann auch intuitiven Charakter haben.
- Es ist förderlich, wenn die Behandlerin ihre Intentionen durch Vorstellungen/Bilder imaginiert. Schon das sendet elektromagnetische Signale aus, die die elektromagnetischen Felder des Klienten über die Faszien beeinflussen.
- Der Behandler sollte sich selber in den Körpergegenden spüren, die er behandelt, dort gegebenenfalls entspannen, Bewegungsfluss und Atmung zulassen.

- Der Behandler sollte es vermeiden, durch die Berührung Energie vom Klienten abzuziehen. Er sollte aber auch nicht zulassen, dass der Klient das tut. Meist sind dies unbewusste Prozesse.

  Hier eine Übung zum Thema Energieaustausch: Zwei Behandler sitzen sich gegenüber, die Unterarme auf der Liege. Der aktive Partner legt seine Hände auf die Unterarme des anderen. Zunächst ist er mit dem eigenen Bewusstsein, der eigenen Energie beim Partner. Dann geht er mit seinem Bewusstsein, seiner Energie woanders hin, während die Hände den physischen Kontakt zum Partner aufrechterhalten. Kann der passive Partner diese Veränderung spüren?
- Traumatische Erfahrungen, somatische Störungen sowie problematische seelische Seiten des Klienten manifestieren sich nicht selten energetisch und können den Behandler belasten. Es ist wichtig, dass dieser sich dagegen schützt.
  - Vor jeder Behandlung die Hände für 3-5 Minuten in heißes Wasser tauchen.
  - Nach jeder Behandlung viel trinken und die Unterarme/Hände mit kaltem Wasser abspülen.
  - Seine innere Achse wahrnehmen und dort präsent sein.
  - Mit starkem Gefühl und starker Intention in die Hände klatschen. (*Byron Gentry*, Geistheiler)
  - Eine Hülle weißen Lichts visualisieren, die einen umgibt. Die Hülle sollte jedoch offen bleiben für fördernde Schwingungen vom Behandler zum Klienten.
  - Notfalls eine massive Energiewand vor sich visualisieren.
  - Hilfreich kann es auch sein, sich bei der Behandlung auf physische Wahrnehmungen zu konzentrieren.
  - Bei energetisch „dicker Luft“: Öllämpchen mit ätherischem Öl, z.B. von Zitrusfrüchten.
  - Kristalle im Behandlungsraum ziehen „schlechte“ Energie an. Man reinigt die Steine wieder, indem man sie über Nacht in eine Schüssel mit Quellwasser und einem Teelöffel Meersalz legt.

5. Der Gebrauch des eigenen Körpers

Allgemeine Hinweise

Wie bereits erläutert, beinhalten die Körperhaltung des Behandlers und seine Bewegungen eine Botschaft an den Klienten, sind Kommunikation von Körper zu Körper.

In der Konsequenz bedeutet dies:

- Vom eigenen inneren Raum her arbeiten:
  - sich immer wieder innerlich zentrieren
  - empfangend-aufnehmend statt scharf-fokussierend schauen.
- Vor einer Intervention erwünschte Effekte dort in sich wahrnehmen, wo man sie beim Klienten anstrebt. Solche Effekte können sein: Entspannung, Wärme, Ausdehnung, Vitalität, strukturelle Ausrichtung, Verbundenheit, Wohlgefühl usw.
- Ruhig-gleichmäßiges Atmen weitet, konzentriert und aktiviert.
- Den eigenen Körper in Bewegung halten. Das erhöht die Reaktionsfähigkeit der Klientin.

Körperhaltung und -bewegung

Es sollte selbstverständlich sein, dass man als Behandler die Qualität der Bewegung, die man dem Klienten vermitteln möchte, in der Arbeit mit ihm selber verwirklicht.

Das bedeutet:

- Um die Kraftübertragung zu optimieren, für die Integrität der eigenen Körperstruktur und zur Schonung der eigenen Gelenke den Körper zur beabsichtigten Kraftrichtung hin ausrichten.
- Mit dem Eigengewicht arbeiten durch langsame Gewichtsverlagerung von hinten nach vorn. Also stehend von den Füßen, sitzend vom Becken her das eigene Körpergewicht in die Arme/Hände bringen. Dabei Gleichgewicht und Beweglichkeit aufrechterhalten. Voraussetzung dafür ist ein ausreichender Abstand von der Liege.
- Beim stehenden Arbeiten die Fußgelenke locker lassen. Das ist gut für Atmung und Lebendigkeit.
- Eine direkte Verbindung zwischen Hand und Fuß fühlen und gleichzeitig den Boden durch die Füße bzw. das Becken spüren.

- Im Ausdehnungsmodus arbeiten [Abb. 1.7 und 1.8]:
  - Das faltende Bücken verinnerlichen. (Siehe Handbuch der Strukturellen Integration, Band 1)
  - Den Bauch nicht verkürzen/einziehen. Der Rumpf behält eine nach vorn durchgebogene Mittelachse. Die Sitzknochen nach hinten und das Brustbein nach vorn gleiten lassen.
  - Den „Gegendruck", der vom Gewebe des Klienten kommt, über Arme und Schulterblätter in die Brustwirbelsäulengegend leiten (statt in den Nacken).

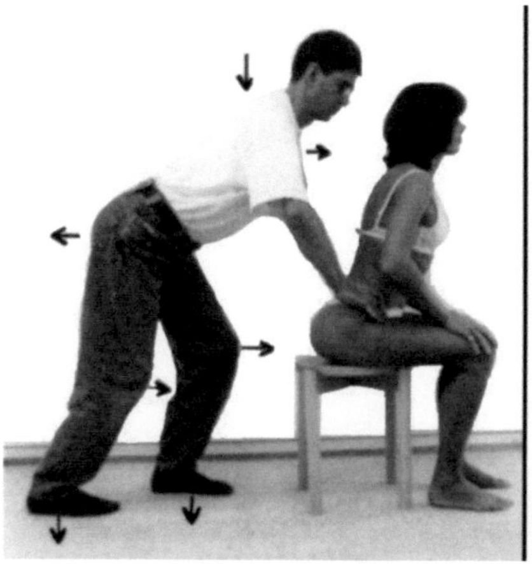

Abb. 1.7

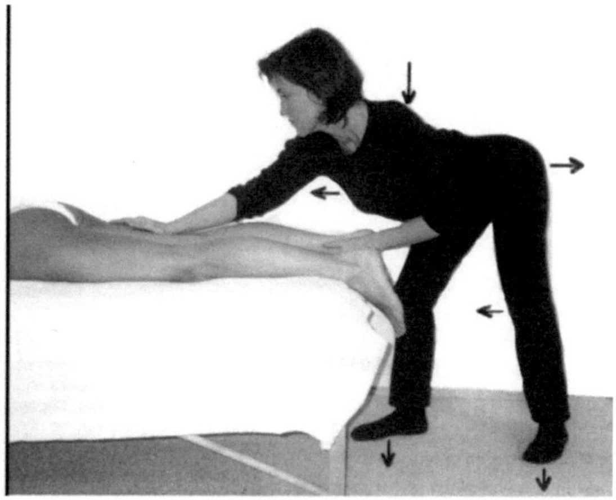

Abb. 1.8

Die Pfeile zeigen die Bewegungsausrichtungen an, welche eine optimale Unterstützung und Ausdehnung gewährleisten.

- Mit der Wirbelsäule in subtiler Bewegung bleiben.
- Schultern entspannen durch die Vorstellung, dass die Ellbogen schwer werden.
- Unterarm-Hand-Finger möglichst in *eine*r Richtung ausrichten. Das Handgelenk nicht abknicken.
- Bei der Arbeit in tiefen Gewebsschichten die Hand leicht runden. Das erhöht die Sensibilität und ist angenehmer für Klienten.
- Bei zur Faust geballter Hand sollte sich der Daumen *neben* der Faust befinden, aber nicht abgespreizt werden. Wenn die Faust nicht ganz geschlossen ist, kann der Kontakt eine federnde Wirkung entfalten.
- Wenn man seinen Ellbogen statt der Hand benutzt, die Hand offen lassen und die Schulterblätter nach hinten-unten ziehen.

Körperliche Symptome beim Behandler

Durch die körperlich anspruchsvolle Arbeit können sich langfristig Probleme entwickeln.

Typische Symptome sind:

- ineinandergeschobene Finger (Teleskopfinger)
- zur Seite abgebogene Finger
- Verengung der Handinnenfläche
- Eingeschränkte Gelenkbeweglichkeit
- Verkrampfungen in der Kaumuskulatur
- Schmerzen in Fingern, Händen, Ellenbogen oder Schultern
- Kompression und Instabilität der Clavicula
- Instabilität von Wirbeln der HWS, der BWS und beim lumbodorsalen Übergang
- Fibrose im M. Trapezius
- Verkürzungen der Psoasmuskulatur
- abgeflachtes Atmen
- unerklärliche Übelkeit während der Behandlung

Möglichkeiten der Eigenbehandlung und Prophylaxe sind u.a.:

- Traktion betroffener Finger- bzw. Handgelenke
- Mit Zeigefinger und Daumen der einen Hand von beiden Seiten her den Gelenkspalt des jeweiligen Fingergelenks keilförmig aufhebeln und – den Druck aufrechterhaltend - das betroffene Gelenk scharnierartig beugen und strecken. [Abb. 1.9].

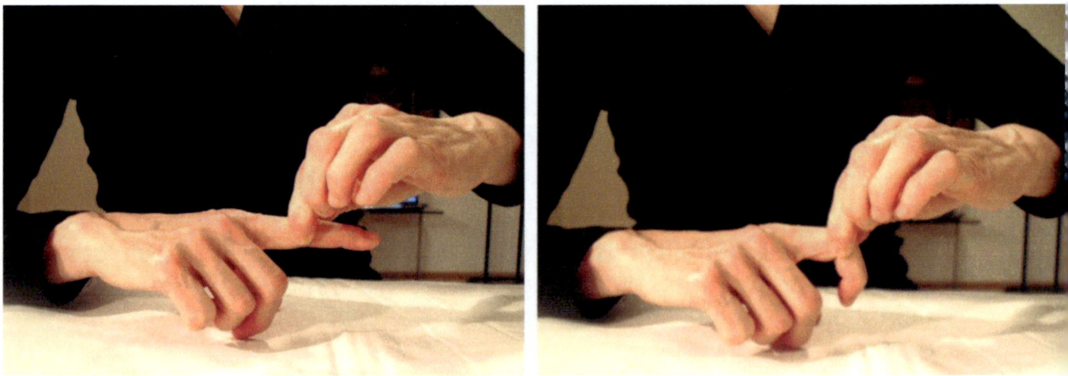

Abb. 1.9

- Handinnenflächen und Unterarmstrukturen dehnen
- Rolf-Armübungen für Weite im Brustbereich
- Dehnübungen für den Iliopsoas und die Schultergelenke
- Wehe Hände für 20 Minuten in eine Schale mit Apfelessig tauchen.
- 2½ Pfund Magnesiumsulfat in ein heißes Bad geben. 30 Minuten baden, dann Bettruhe.

6. Schmerzen bei der Behandlung

Kennzeichen einer Schmerzüberlastung

Typische Hinweise auf eine zu starke Schmerzbelastung beim Klienten sind:

- Vegetative Signale:
  - Kaltschweiß
  - enorm verstärkte und beschleunigte Atmung, vor allem in den Brustkorb
- Verkrampfen von Gliedmaßen, schmerzverzerrte Mimik
- Andere Körperempfindungen werden vom Klienten nicht oder kaum noch wahrgenommen.
- Engagement und Interesse des Klienten am Geschehen schwinden. Er kann den Intentionen des Behandlers nicht mehr folgen.
- Der Kommunikationsfaden zum Behandler reißt ab.

Physiologische Ursachen

- Bestehenden Grunderkrankungen oder Verletzungen
- Alte schmerzhafte Erfahrungen sind im Gehirn und im Gewebe gespeichert (Schmerzgedächtnis) und können während der Behandlung getriggert werden.

  Beispiele: Unfälle, chronische Gelenkschmerzen, langjährige Migräne, Fibromyalgie. In solchen Fällen ist mit einer niedrigeren Reizschwelle des vegetativen Nervensystems zu rechnen.
- Die Art der Berührung durch den Behandler (Druckstärke, Winkel, Qualität, Dauer, Tempo etc.). Siehe S. 34 ff
- Bei gestörter propriozeptiver Wahrnehmung wird die kleinste Schmerzempfindung wie durch eine Lupe vergrößert wahrgenommen.
- Gewebeart und -zustand, z.B. hypotones Gewebe oder Ödeme.
- Körperliche Verfassung (Müdigkeit, Stress, Flüssigkeitsmangel usw.)

Psychologische Ursachen

- Schmerz ist eine „Interpretation" intensiver Sensationen/Reize durch das Nervensystem. Der Sinn ist, den Körper vor (realen oder vermeintlichen) Schäden zu schützen. Die lebensgeschichtliche Vergangenheit sowie gegenwärtige psycho-soziale Umstände können jedoch zu vielen anderen Interpretationen durch die Person führen. „Schmerz ist auch nur eine Meinung." (*Fritz Perls,* Begründer der Gestalt-Psychotherapie)

  Folgende Umstände können dazu führen, dass ein intensiver Reiz zu einer Schmerzempfindung uminterpretiert wird:
  - Beziehungsprobleme zwischen Behandler und Klient.
  - Unsicherheiten des Behandlers übertragen sich auf den Klienten.
  - Der individuelle Umgang mit Stress und die persönliche Einstellung zu Stresssituationen lassen eine Person den Stress als Schmerz empfinden.
  - Angst vor Schmerz.
  - Angst vor Veränderung.

- Alte schmerzhafte Erfahrungen wie Missbrauch, körperliche Strafen, Folter, Migräne usw. sind im Gehirn und im Gewebe gespeichert (Schmerzgedächtnis) und können während der Behandlung getriggert werden.

  In solchen Fällen ist mit einer niedrigeren Reizschwelle des vegetativen Nervensystems zu rechnen. Die körperlichen Schmerzempfindungen sind meist mit seelischen Gefühlen verbunden (z.B. Traurigkeit, Verletzlichkeit, Wut, Angst, Demütigung).

- *Körperliche* Schmerzen zu empfinden kann jedoch auch eine unbewusste Strategie sein, *seelischen* Schmerz zu vermeiden. Dies kann sogar so weit gehen, dass ein Klient den Behandler ermuntert, tiefer/fester/härter ins Gewebe zu gehen.

Möglichkeiten der Schmerzreduzierung

Prophylaktische Maßnahmen

- Vor Beginn der Arbeit mit einem Klienten (Anamnese) und während der Behandlung müssen mögliche *medizinisch* begründete Schmerzursachen ausgeschlossen werden.
- Wenn ein Klient von vornherein die Behandlung als schmerzhaft erwartet, sollte man die erste Sitzung dazu nutzen, diese Ängste zu zerstreuen.
- Ein Stopp-Signal vereinbaren. Das gibt der Klientin Kontrolle und Eigenverantwortung. Sie sagt „Halt", wenn es ihr zu intensiv wird. Oder sie gibt eine Rückmeldung in Form einer Skala von 1 (fühlt sich sehr gut an) über 8 (gleich wird es zu intensiv) bis 10 (Stopp!). Eine Variante ist die Ampel mit Rot, Gelb und Grün.
- Wenn ein Klient übersensible Körperregionen hat, hilft es in einigen Fällen, wenn er täglich Apfelessig mit Honig trinkt.
- Je höher die Fähigkeit entwickelt ist, auf nicht-schmerzhafte Stimuli propriozeptiv zu reagieren, sie zu modulieren und zu unterscheiden, desto besser kann ein Klient mit schmerzhaften Stimuli umgehen und sie modulieren. (*Ida Rolf*)
  Deshalb von Anfang an die propriozeptive Wahrnehmung des Klienten schulen, z.B. das Spüren der behandelnden Hand, der Gewebekonsistenz, der Veränderungen in der jeweiligen Körperregion usw.
- Auf neuromuskuläre und vegetative Signale des Klienten achten (siehe S. 8 und 26).
- Der Gebrauch des eigenen Körpers durch den Behandler (siehe S.22 f) hat erheblichen Einfluss auf das Erleben des Klienten.
- Die manuelle Arbeitsweise möglichst angenehm gestalten:
  - Unterschiedliche Positionierungen/Lagerungen des Klienten ausprobieren. Die Bauchlage ist manchmal günstiger, weil sie das Gefühl vermittelt, weniger exponiert zu sein.
  - Mit mehr Pausen arbeiten.
  - Sich vorstellen, dass man schmelzend wirkt statt aufbrechend.
  - Hand und Arm weich lassen.
  - *Langsam* ins Gewebe gehen und – besonders wichtig – *langsam* heraus.
  - Einen flacheren Winkel der Hand zum Gewebe wählen.

- An schmerzhaften Stellen eine größere Kontaktfläche bieten.
- Sich einer potentiell schmerzproblematischen Gegend von der Peripherie her nähern.
- Körperkontakt mit *beiden* Händen. Das vermittelt zusätzlich zum Schmerzempfinden neutrale Sensationen.
- Der Effekt zusätzlicher *neutraler* Wahrnehmungen kann auch erreicht werden, wenn der Klient die Augen geöffnet hält.
- Bei korpulenten Klienten nahe an Knochenrändern arbeiten.
- Aktive Beteiligung des Klienten (siehe S. 11 ff).

Verhalten im Akutfall

- Empathie zeigen. Allerdings sollte es vermieden werden, sich zu identifizieren, den Schmerz zu übernehmen, eigene Schmerzerfahrungen in die Empathie einfließen zu lassen.
- Der Klient sollte sich erlauben, stimmlich durch Töne Schmerz zu äußern. Voraussetzung ist, dass er das Gefühl hat, dass dies für den Behandler o.k. ist.
- Wenn die Klientin irgendwo Berührung schlecht erträgt, soll sie ihre Finger dorthin legen, und die Behandlerin arbeitet durch die Finger der Klientin hindurch.
- Wenn der Klient den Arm des Behandlers hält, kann ihm dies das Gefühl einer größeren Kontrolle vermitteln.
- Dem Klienten die Möglichkeit geben, sich auf die Dauer einer unangenehmen Empfindung einzustellen. Man sagt ihm, wie lange man an der betreffenden Körpergegend bleibt (rückwärts zählen von 10 bis 0, eine bestimmte Anzahl von Atemzügen angeben o.ä.)
- Wenn dies akzeptabel ist, eventuell an der schmerzhaften Stelle bleiben, bis der Schmerz nachlässt (chemischer Prozess). Sonst bleibt Stelle länger „wund".
- Nach einer schmerzhaften Intervention mit ganz wenig Druck eine kleine drehende Bewegung um etwa 45° ausführen, bei der die Haut mitgenommen wird.
- Die vom Behandler gewählte Gewebeebene ist vielleicht beim Klienten momentan nicht erreichbar, nicht zumutbar. Gegebenenfalls auf eine oberflächlichere Gewebeschicht wechseln.

- Mögliche Empfehlungen für den Klienten:
  - Er soll langsam loslassen, in die Gegend hineinatmen, mit dem Schmerz ausatmen.
  - „Leicht lassen!" ; „Schmelzen lassen!"
  - Der Klient kann Vorstellungen von Heilung, Wärme, lang werden, Platz/Raum geben usw. entwickeln.
  - Es gibt zwei Möglichkeiten, die Interpretation von intensiven Empfindungen als Schmerz (siehe S. 26 ff) wieder auf das Erleben eines neutralen, wenn auch intensiven Reizes zurückzuführen. Sie wurden von *Ida Rolf* empfohlen und funktionieren tatsächlich.
    - ➢ Die Klientin soll dem Schmerzgefühl nicht auszuweichen versuchen, sondern ihm entgegengehen und so weit wie möglich verstärken, dann verschwindet der Schmerz und macht anderen Empfindungen Platz.
    - ➢ Der Klient soll sich sagen und das in dem Moment auch zu empfinden versuchen: Schmerz ist nichts anderes als eine Intensität von Sensation.

Bewältigung von Schmerz unterstützen

- Gegebenenfalls den Klienten dazu anhalten, zu spüren, ob dem Schmerz etwas anderes zugrunde liegt (Angst vor Schmerz, alte Erfahrungen usw., siehe S. 26 ff). Mögliche Fragen: „Was fühlen Sie da? "; „Was fällt Ihnen dazu ein?"; „Kennen Sie diese Art von Schmerz irgendwoher?".

  Wenn es dem Klienten gelingt, die physische Schmerzsensation von einer begleitenden emotionalen Erinnerung wieder zu trennen und sich der physischen Empfindung voll hinzugeben, desto eher verschwindet der Schmerz. (*Ida Rolf*)
- Die allgemeine Lebenseinstellung eines Menschen kann sich auch in der Art des Umgangs mit Schmerzen äußern. Typische Einstellungsmuster sind:
  - Kämpfen, durchhalten, Stärke zeigen
  - Fliehen, vermeiden, nichts an sich heranlassen

  Diese Muster berücksichtigen und gegebenenfalls thematisieren, aber auf keinen Fall unterstützen.
- Viele Menschen assoziieren körperliche Schmerzen eher mit medizinischer bzw. körpertherapeutischer Behandlung von außen,

seelische Schmerzen eher mit innerem Erleben während einer Psychotherapie. Daher meinen sie, dass körperliches Weh während einer Körpertherapie vom Behandler und seiner Methode verursacht werden. Sie übersehen dabei, dass auch körperlicher Schmerz immer eine individuelle Erfahrung ist und von der eigenen Biografie, der Situation usw. gefärbt ist.

Gegebenenfalls kann man diese – oft unbewusste - Sichtweise problematisieren. Allerdings sollte ein Behandler zunächst *seinen* möglichen Anteil am Schmerzerleben des Klienten überprüfen.

- Wenn Menschen in ihrem sozialen Umfeld nach ihren Erfahrungen mit der Strukturellen Integration gefragt werden, sprechen sie nicht selten vor allem über Schmerzen während der Behandlung. Dieses Phänomen kann zwei Gründe haben. Entweder können sie nicht genau erklären, was die Strukturelle Integration ist und finden keine Worte für andere Erfahrungen mit der Behandlung. Oder sie neigen dazu, ihr Vermögen, Schmerzen ertragen zu können, hervorzuheben.

  Es ist also hilfreich, Klienten dabei zu helfen, eine Sprache zu finden, über Wesen und Arbeitsweise der Strukturellen Integration sowie über persönliche Wahrnehmungen, Veränderungen usw. Auskunft zu geben.

Kitzelgefühl

Mögliche Ursachen

- Eine Körpergegend ist übersensibilisiert, weil sie im Leben nie oder sehr selten berührt wurde.
- Eine Körpergegend ist traumatisch besetzt. Der Kitzel signalisiert dann: „Bitte nicht berühren!"

Abhilfe

- Relativ schnell in die intendierte Gewebeschicht gehen.
- Schmelzend an einer Stelle bleiben statt die Hand im Gewebe weiterzubewegen.
- Die Klientin eine sinnfreie Bewegung mit einer anderen Körpergegend ausführen lassen. Beispiel: Den Fuß kreisen lassen, während man an der Crista iliaca arbeitet.
- Die Aufmerksamkeit des Klienten auf sein Atmen lenken.
- Den Klienten fragen, seit wann es dort kitzelig ist, ob besondere Erlebnisse mit der Körpergegend verbunden sind usw.

Myofasziale Techniken

1. Myofasziale Techniken im Kontext struktureller Integration

Bei der Charakterisierung des Prozesses struktureller Integration können - in ihrer Bedeutung und entsprechend der zeitlichen Abfolge - fünf Ebenen des Vorgehens unterschieden werden:

Ziele beschreiben
(angepasst an die Bedürfnisse des Klienten)

↓

Wahrnehmung der Restriktionen
(Kategorien: Struktur, Bewegung, Seele und Geist)

↓

Strategie entwickeln
(Sitzungsanzahl, Fokus der jeweiligen Sitzung etc.)

↓

Taktik entwickeln
(Abfolge der Interventionen während einer Sitzung)

↓

Techniken für eine Intervention wählen

Wann immer die eigene Arbeit reflektiert wird, kehrt sich die Reihenfolge der Ebenen um, d.h. man beginnt bei den verwendeten Techniken und endet gegebenenfalls bei Neubewertung der ursprünglich angestrebten Ziele.

Bei diesem Schema ist allerdings zu berücksichtigen, dass das Wahrnehmen von Restriktionen und die Interventionen zu ihrer Bearbeitung nicht zwei vollständig voneinander getrennte Abläufe sind, weil das Behandeln immer verbunden bleibt mit aktueller Wahrnehmung, die wiederum das Behandeln moduliert. Es besteht also eine andauernde Feedbackschleife.

Strategie, Taktik und Techniken beinhalten stets zwei Aspekte:

- Differenzierung (Befreien, Öffnen, Raum erweitern, Separieren)
- Integration. Diese beinhaltet:
  - das Verhältnis der Körperregionen zueinander
  - das Verhältnis des Gesamtorganismus zur Schwerkraft
  - den Transfer der strukturellen Veränderungen in optimale Bewegungsmuster
  - den Transfer optimaler Bewegungsmuster in den Alltag
  - das Verhältnis Körper-Seele-Geist

Die Integration ist der übergeordnete Zweck des Prozesses, die Differenzierung „nur" Mittel zu diesem Zweck.

In der Strukturellen Integration gibt es keinen festgelegten Kanon manueller Techniken.

Zwar wurden und werden Techniken angewendet, wie sie Dr. Ida Rolf als Begründerin der Methode demonstriert und unterrichtet hat. Aber – beginnend mit den Lehrern, die noch von Dr. Rolf ausgebildet wurden – lernen die angehenden Praktizierenden bis heute immer von ihren jeweiligen Lehrern, die ihre eigenen - aus Erfahrung und eigener Kreativität gewonnen - Techniken weitervermittelten.

Dieser Prozess der Weiterentwicklung und kreativen Neuschöpfung von Techniken ist nie abgeschlossen. Er setzt sich in der Praxis jedes/jeder Praktizierenden fort. Dabei spielt nicht nur Erfahrung eine Rolle, sondern auch Intuition.

Die in diesem Handbuch vorgestellten Techniken sollen auf diesem Hintergrund verstanden werden. Sie stellen – je nach dem persönlichen Status des Nutzers - eine Einführung dar, erinnern an Gelerntes und bieten Anregungen für eine Erweiterung bzw. Vertiefung des eigenen Repertoires.

2. Kriterien myofaszialer Techniken

Bei der Beschreibung manueller Techniken können sechs verschiedene Kriterien unterschieden werden:

- Qualität
- Quantität
- Tiefe
- Richtung
- Dauer
- Geschwindigkeit

Qualität

- Eine Technik kann auf den myofaszialen Tonus sowie auf das vegetative Nervensystem eher anregend und stimulierend oder eher beruhigend und entspannend wirken.
- Siehe auch „Hypotones und hypertones Gewebe" (S. 49)

Quantität (Druckstärke)

- Zu viel Druck vermindert die Spürsensibilität.
- Manipulation mit geringer Kraft und langer Dauer bewirkt eine – dauerhafte - *plastische* Dehnung.

  Manipulation mit großer Kraft und kurzer Dauer bewirkt eine - weniger dauerhafte - *elastische* Dehnung.
- Wenn Gewebe abgedrückt wird, kommt es an dieser Stelle zu einem Flüssigkeitsverlust.
- Schrittweises Modulieren des Drucks:
  1. Einen neutralen, leeren, freundlichen Kontakt mit der Hand aufnehmen.
  2. Dann erst Gewicht in die Hand bringen. Langsam in die intendierte Schicht einsinken.
  3. Wahrnehmen des eigenen Zentrums, der Gewichtsverteilung bei sich selbst.
  4. Wenn man auf Restriktion im Gewebe stößt, den Druck etwas vermindern.
  5. Auf schmelzende Art wieder mehr Druck geben, verbunden mit der jeweiligen Intention.
  6. Ohne Druck für einen Moment dableiben.

Tiefe

- *In* Gewebeschichten arbeiten, nicht darauf oder darunter.
- Tiefe ist mehr eine Frage der Intention als des Drucks.
- Die Ebene visualisieren, die man erreichen will.
- Wenn der Klient während der manuellen Intervention kleine Bewegungen macht, kann der Behandler besser spüren, in welcher Gewebeschicht er sich gerade befindet.
- Die Ebene finden und beibehalten, die bearbeitet werden soll. Sonst drückt man lediglich eine Gewebeschicht gegen eine andere.
- Vor tiefer Arbeit an einer Stelle zunächst oberflächlichere Schichten und die Umgebung dehnen.
- Bei tiefer Arbeit ist es günstig, wenn der Klient Becken, Bein usw. in die Liege sinken lässt, weil sonst die äußeren Muskeln gegenhalten.
- Eine Übung, um verschiedene Schichten differenzierter zu spüren: Ohne Druckveränderung abwechselnd Haut, Bindegewebe, Muskel und Knochen spüren. Interessant ist: Muskeln sind meist am wenigsten spürbar. Am Ende die eigene Wahrnehmung mit der des Übungspartners/Klienten vergleichen.

Richtung (Vektor)

- Faszienfasern folgen in ihrem Verlauf nicht notwendigerweise der Ausrichtung der zugehörigen Muskelfasern, weil sie sich nicht nur nach dem Muskelzug, sondern auch nach Zügen aus anderen Regionen ausrichten.
- Nicht senkrecht ins Gewebe einsinken, sondern in einem *schrägen* Winkel, damit das Gewebe nicht gequetscht wird.
- Bei großflächigen Schichten parallel oder schräg zum Knochen arbeiten, damit das Gewebe nicht überzerrt oder abgedrückt wird.
- In der Regel nicht in Richtung auf ein Gelenk zu arbeiten, sondern weg vom Gelenk, um dieses nicht zu komprimieren. Außerdem ist dann die Dehnung effektiver, weil die Golgi-Rezeptoren besser angesprochen werden.
- Ob es besser ist, das Gewebe in die freibeweglichere Richtung zu bewegen oder in die Richtung der Restriktion, ist unterschiedlich. Beide Möglichkeiten ausprobieren. Natürlich kann eine bestimmte Technik eine Richtung von sich aus vorgeben.

Dauer

- Die Dauer einer Intervention richtet sich nach der Intention, nach dem Feedback des Gewebes sowie nach der Toleranz des Klienten.
- Manipulation mit geringer Kraft und langer Dauer bewirkt eine – dauerhafte - *plastische* Dehnung.

  Manipulation mit großer Kraft und kurzer Dauer bewirkt eine - weniger dauerhafte - *elastische* Dehnung.
- Wenn man in einer angemessenen Zeit keine Gewebereaktion spüren kann, sollte die Intervention beendet werden. Alternativen bedenken: eine andere Technik, mehr aktive Beteiligung des Klienten, sich von der Peripherie der Restriktion her nähern, einen anderen Zeitpunkt wählen usw.

Geschwindigkeit

- Eine langsame Vorgehensweise ist in der Regel das Beste.
- Besonders der Rückzug aus dem Gewebe nach einer Intervention sollte langsam erfolgen, weil dies für den Klienten angenehmer ist.
- Wenn der Klient Kitzelgefühle in einer Körpergegend empfindet, kann es helfen, die intendierte Gewebeschicht relativ zügig zu kontaktieren.

3. Grundlegende myofasziale Techniken

Die Hände des Behandlers können direkt oder indirekt vorgehen.

- *Direkte Technik*: Auf das vorhandene Muster (Verkürzungen, Verklebungen etc.) mit Intention korrigierend einwirken.
  Direkte Techniken beziehen sich in der Regel auf die Ebene der *Mobilität*.
- *Indirekte Technik*: Das vorhandene Muster mit den Händen unterstützen oder verstärken, sodass ein Gegenimpuls regsam wird. (paradoxe Intervention, Pendelprinzip). Dies regt die Selbstregulation des Organismus an und stimuliert seine Lernfähigkeit manchmal mehr als es eine direkte Technik tut.
  Indirekten Techniken können sich sowohl auf die Ebene der *Mobilität* beziehen als auch auf die Ebene der *Motilität* (siehe S. 43 ff).

Direkte Techniken der Mobilität

Grundlegende direkte Techniken der Mobilität, die oftmals auch in verschiedenen Kombinationen eingesetzt werden, sind:

- **Schmelzender Druck** [Abb. 1.10]

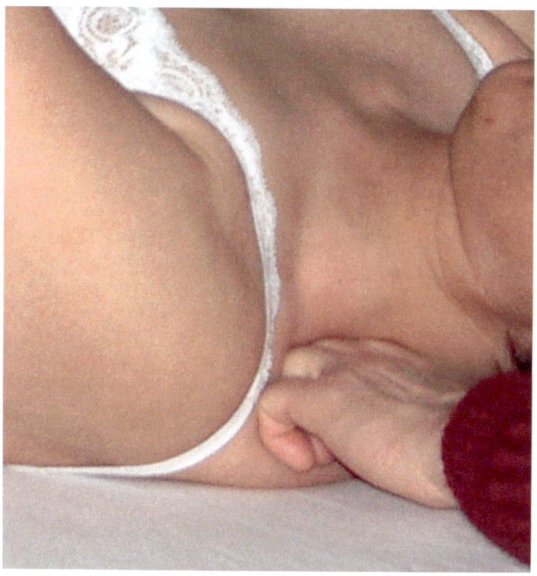

Abb. 1.10

- **Dehnung quer oder diagonal zum Faserverlauf** [Abb. 1.11]
- **Dehnung entlang des Faserverlaufs** [Abb. 1.12]

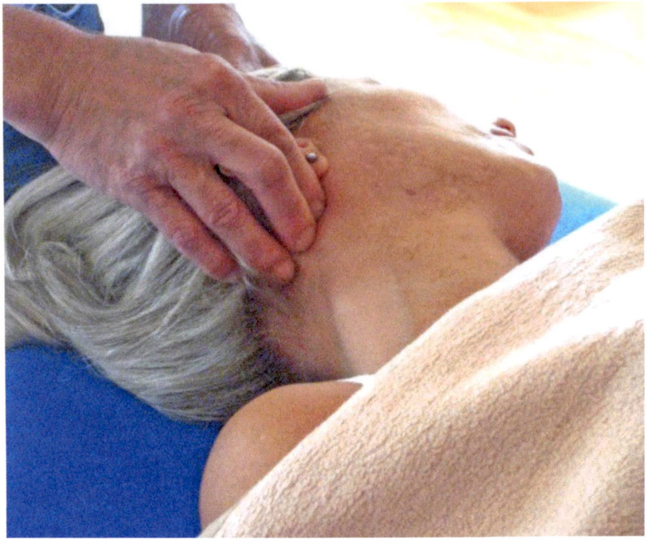

Abb. 1.11

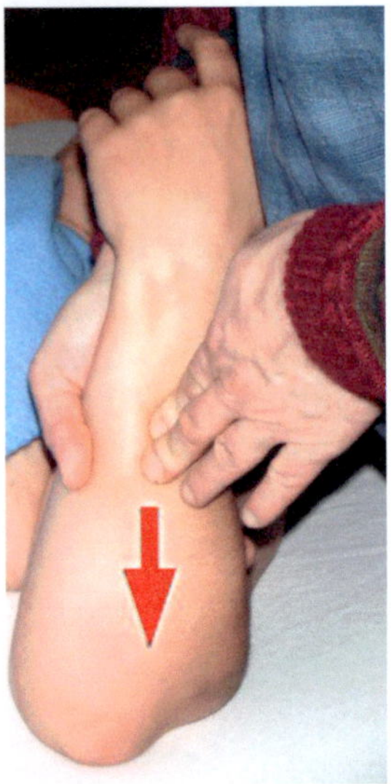

Abb. 1.12

- **Einen Dreh- und Angelpunkt (Fulcrum) setzen und von diesem weg arbeiten** [Abb. 1.13]

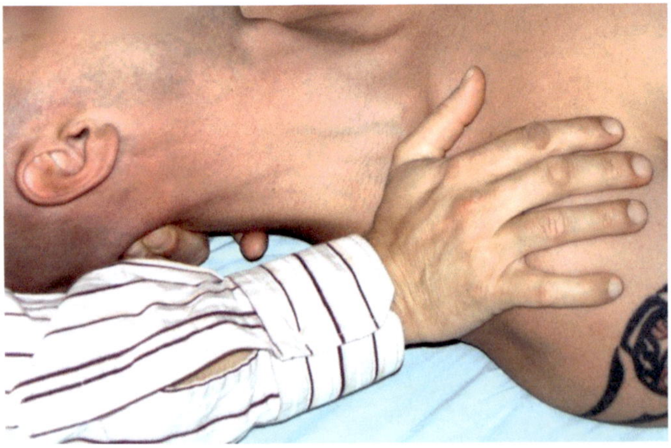

Abb. 1.13 *Ein Fulcrum setzen und von dort aus dehnen. Beispiel: Der Behandler dreht mit der einen Hand den Kopf etwas zur anderen Seite und hält ihn in dieser Richtung fest (Fulcrum). Die die andere Hand schiebt die Schulter langsam dehnend nach kaudal-lateral.*

- **Separieren von myofaszialen Schichten/Abteilungen** [Abb.1.14]

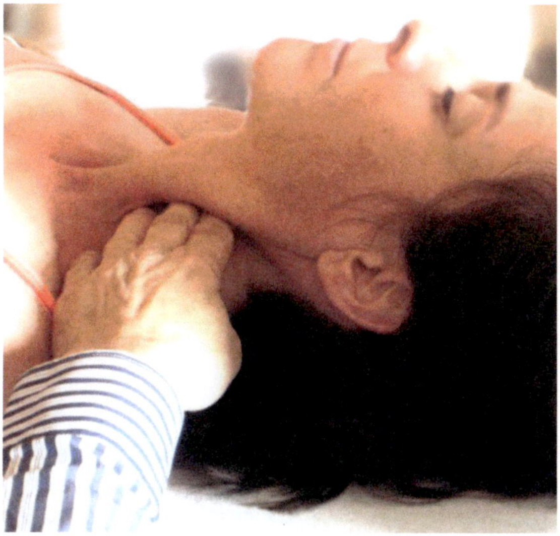

Abb. 1.14 *Beispiel: Separieren der Faszien der hinteren Halsabteilung (Wirbelsäule) von den Faszien der vorderen Abteilung (Luft- und Speiseröhre)*

- **Verschieben von Gewebe** [Abb. 1.15]

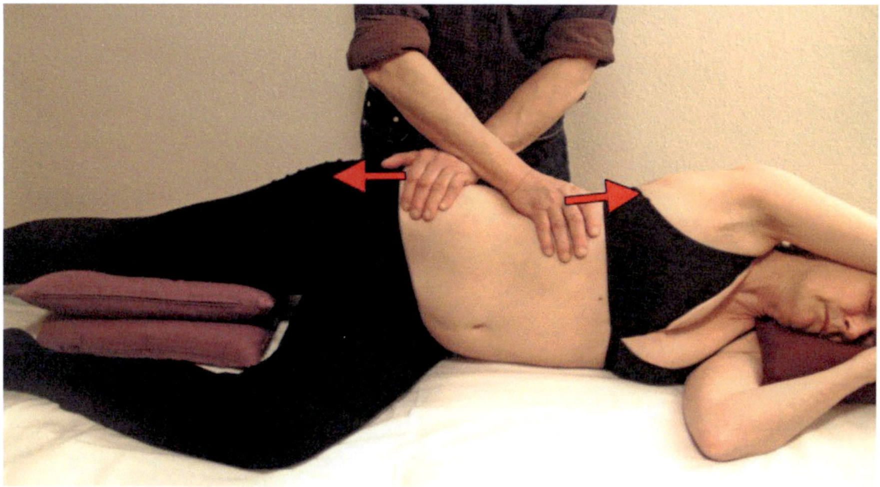

Abb. 1.15 *Beispiel: Verschieben von Gewebe in zwei Richtungen*

- **Abheben einer Muskel-Faszien-Einheit** [Abb. 1.16]

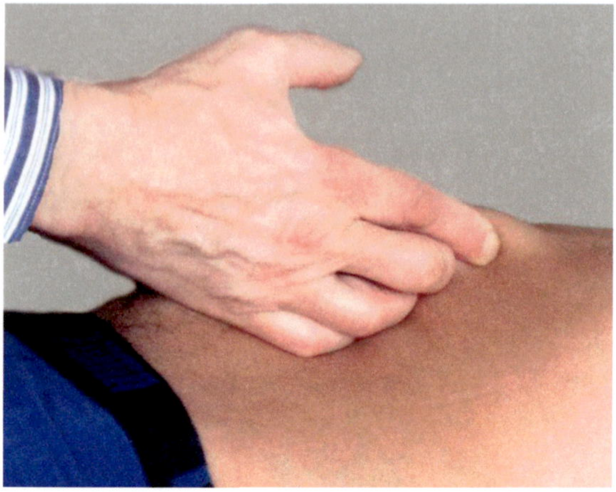

Abb. 1.16 *Abheben des M. Rectus abdominis*

- **Gelenkmobilisierung durch Erweiterung des Gelenkspiels**
  - Eine Hand führt eine leichte Traktion des Knochens vom angrenzenden Knochen aus [Abb. 1.17, links] und bewegt den Knochen sanft und rhythmisch-federnd in verschiedene Richtungen, entsprechend den jeweiligen physiologischen Bewegungsmöglichkeiten des Gelenks [Abb. 1.17, rechts].
  - Sanft vibrierendes Schütteln der entsprechenden Gliedmaßen.

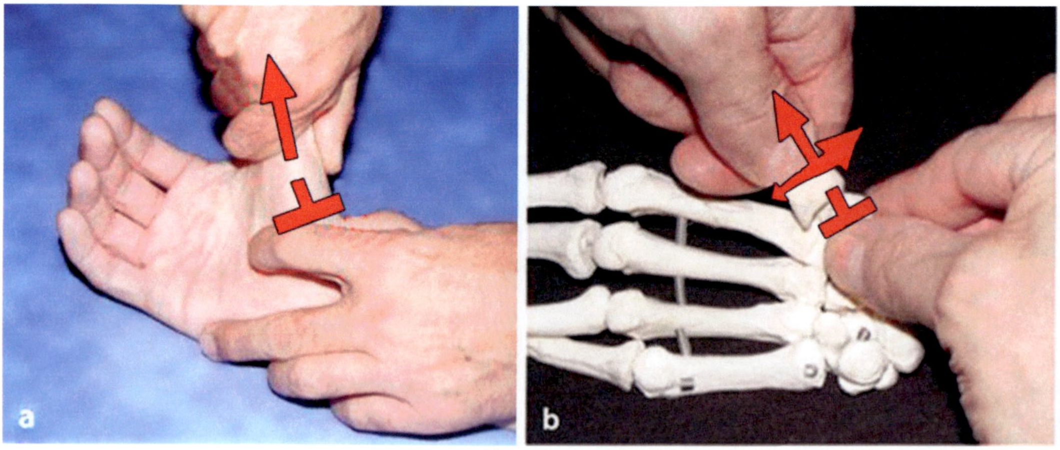

Abb. 1.17 *Beispiel Daumensattelgelenk:*
a: *Traktion;* ***b:*** *Traktion in Kombination mit Translation*

Indirekte Techniken der Mobilität

- **Isometrisches Dehnen einer Muskulatur**

  Die verkürzte Muskulatur in die ihr momentan mögliche Dehnstellung bringen. Dann kontrahiert die Klientin die zu dehnende Muskulatur mit langsam zunehmender Kraft für ca. 10 Sekunden, während die Behandlerin dem Widerstand leistet [Abb.1.18]. Dann lässt die Klientin los. Gegebenenfalls 2-7 Wiederholungen.

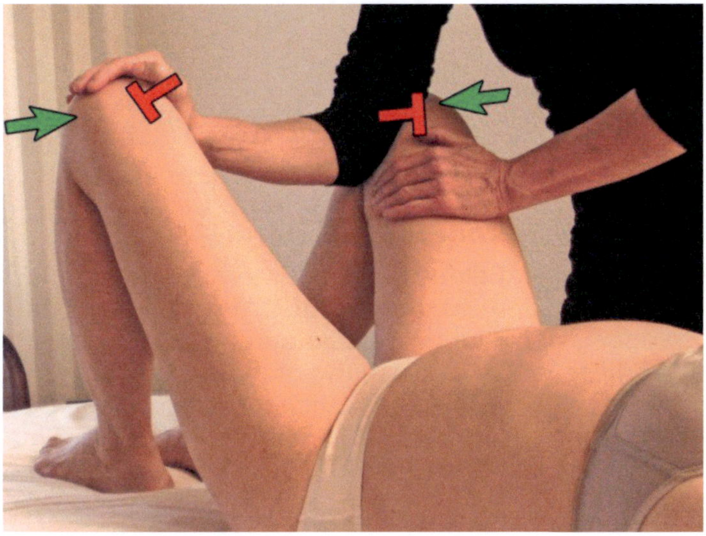

Abb. 1.18 *Isometrische Dehnung der Adduktoren*

- **Kompression-Dekompression**

  Der Behandler übernimmt die Anstrengung des Gewebes, indem er die Enden von Gewebeabschnitten bzw. benachbarte Gelenkflächen durch Kompression näher zueinander bringt [Abb. 1.19]. Ca. 10 Sekunden halten. Die dadurch erreichte Aktivität der Dehnungsrezeptoren reduziert die Aktivität der motorischen Neuronen und es kommt zur Entspannung (Dekompression). Der Behandler folgt dieser Entspannungsbewegung.

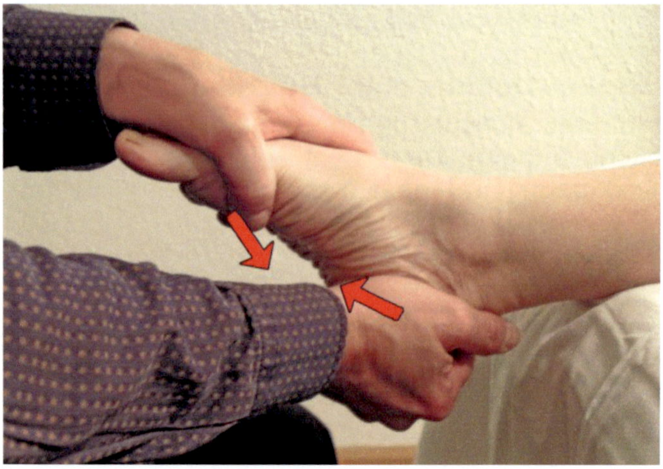

Abb. 1.19 *Kompressionsbewegung des Behandlers beim Hohlfuß*

- **Rückstoß-Technik (Rückfedern der Gewebe)**
  Beispiel Brustkorb: Beide Hände werden aufgelegt. [Abb. 1.20] Mit einer oder beiden Händen einen Druck ausüben, der die Einatembewegung der Klientin zulässt und sich beim Ausatmen verstärkt. Auf diese Weise der Atmung mehrere Atemzüge folgen und bei der nächsten Einatmung plötzlich loslassen, sobald die Brustkorbbewegung die Hand erreicht. So kann man das Einatmen in den Brustkorb hinein fördern.

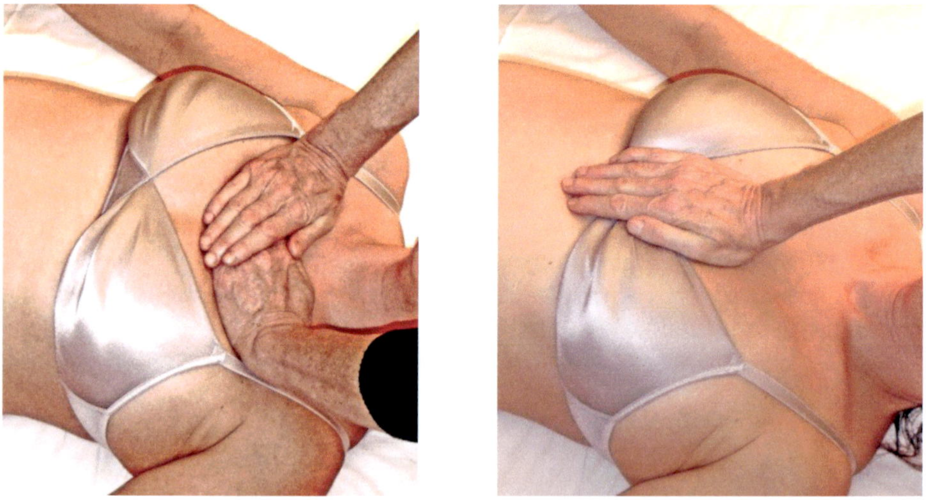

Abb. 1.20 *Rückstoß-Technik am Brustkorb.*

Indirekte Techniken der Motilität

Das Konzept und die Behandlungsformen der Motilität von Faszien, Knochen und inneren Organen entstammen der Osteopathie.

Die Motilität unterscheidet sich von der Mobilität dadurch, dass sie *unwillkürlich* abläuft und eine *Mikro-Amplitude* aufweist. Sie ist der Ausdruck selbstregulierender Kräfte des Organismus. Die Qualität der Motilität wirkt sich auf die Qualität der Mobilität aus und umgekehrt.

	Bewegungsart	**Charakteristika der Bewegungsart**	
		Willkürlich Makro-Amplitude	Unwillkürlich Mikro-Amplitude
Muskel	Mobilität	x	
Faszie	Mobilität *Motilität*	x	x
Knochen	Mobilität *Motilität*	x	x
Herz / Lunge	Mobilität *Motilität*	x	x
andere innere Organe	*Motilität*		x

Der Behandler kann bei einer Einschränkung der Motilität diese Fähigkeit zur Selbstregulierung unterstützen. Zunächst erspürt er Quantität und Qualität der Motilität, indem er ihr folgt (Listening-Modus). Dabei muss er vermeiden, die Motilität aktiv zu beeinflussen. Die ersten Eindrücke sind meist die richtigen (vorgefasste Ideen vermeiden).

Dann wendet er eine der weiter unten beschriebenen indirekten Techniken an, um bestehende Barrieren zu überwinden. Anschließend nimmt er wahr, ob dies gelungen ist.

Die Berührung während der Behandlung ist sehr subtil. Für den Ungeübten ist es daher zunächst nicht leicht, sie zu spüren. Es kann

hilfreich sein, wenn der Behandler sich vorstellt, sein Unterarm und seine Hände seien Teil des Klienten und dessen Bewegung. Man kann sich in der Wahrnehmungsfähigkeit üben, wenn man Kontakt mit seiner eigenen Motilität aufnimmt.

- **Gelenkmotilität**

  Ligamente bilden die anatomische Begrenzung der Gelenkmotilität. Mit Gelenkmotilität arbeiten heißt also, Korrekturen auf der Bänderebene vorzunehmen.

  Normalerweise erfolgt die Motilität in allen dem entsprechenden Gelenk möglichen Bewegungsarten. Das können sein: Rotation nach rechts und links, Beugen und Strecken, Seitneigung nach rechts und links, Translation in verschiedenen Richtungen, Kompression-Dekompression. Die Bewegung findet jeweils zyklisch statt. Bei der Rotation z.B. besteht ein Zyklus aus Innen- und Außenrotation.

  Die Restriktion liegt am Endpunkt der jeweils freieren Bewegungsrichtung mit der größeren Amplitude. (So kann beispielsweise die Beugung freier sein als die Streckung.) Dort liegt die pathologische Verkürzung. Diese behindert die Rückkehr zur neutralen Position und zur anderen Richtung.

  Wenn man auf der Motilitätsebene eine Restriktion feststellt, ist es sinnvoll, erst nach Restriktionen in mehr extrinsischen faszialen Strukturen zu schauen und diese zunächst zu behandeln.

  Wahrnehmung:

  Mit beiden Händen die beiden Knochen nahe dem sie verbindenden Gelenk umfassen, Kontakt mit der Motilität aufnehmen und ihr wahrnehmend folgen, bis man ein Muster wahrnimmt. Dabei muss der Griff etwas fester sein als bei craniosacraler Arbeit (siehe S. 47 f), um so den craniosacralen Rhythmus herauszufiltern.

Mögliche Abweichungen sind: schwache oder gar keine Bewegung, eine zu kleine oder nur in einer Richtung normale Amplitude, Verzögerungen oder Reibungen entlang einer Bewegungsrichtung.

Die Hände wegnehmen und nochmal folgen. Hat sich etwas verändert?

Behandlung:

- Indirekte Induktion

  Der jeweils freieren Bewegungsrichtung mit der größeren Amplitude folgen, am Endpunkt halten, d.h. die Rückkehr in die Gegenrichtung für einen Moment sanft aber entschieden verhindern. Normalerweise geht die Bewegung dann von allein ein wenig weiter in die freie Richtung. Dieser weiter folgen und am neuen Endpunkt wieder halten. Erst wenn keinerlei Vergrößerung der Amplitude mehr spürbar ist, die Rückkehr in die Gegenrichtung erlauben. Achtung: Keine Bewegungsänderung in eine komplett andere Richtung zulassen, also z.B. von der Rotation zur Seitneigung.

  Dann wieder wahrnehmend spüren, ob die Restriktion verschwunden ist. Eventuell die Induktion wiederholen.

  Auf diese Weise alle wahrgenommenen Restriktionen bearbeiten.

- Direkt-indirekte Induktion

  Wie bei Induktion beginnen, also der jeweils freieren Bewegungsrichtung mit der größeren Amplitude folgen bis zum Endpunkt. Am Endpunkt einige leichte Stöße in diese Barriere geben und spüren, ob die Bewegung durch den Endpunkt hindurch geht. Dies zulassen. Gegebenenfalls weiter folgen und am neuen Endpunkt wieder halten.

  Erst wenn keinerlei Vergrößerung der Amplitude mehr spürbar ist, die Rückkehr in die Gegenrichtung erlauben. Achtung: Keine Bewegungsänderung in eine komplett andere Richtung zulassen, also z.B. von der Beugung/Streckung in die Rotation.

  Dann wieder wahrnehmend spüren, ob die Restriktion verschwunden ist. Eventuell die Technik wiederholen.

  Auf diese Weise alle wahrgenommenen Restriktionen bearbeiten.

- Unwinding

  Der jeweils freieren Bewegungsrichtung mit der größeren Amplitude folgen, am Endpunkt halten, d.h. die Rückkehr in die Gegenrichtung für einen Moment sanft aber entschieden verhindern. Normalerweise geht die Bewegung dann von allein ein wenig weiter in die freie Richtung. Dieser weiter folgen und am neuen Endpunkt wieder halten.

  Erst wenn keinerlei Vergrößerung der Amplitude mehr spürbar ist, der Motilität freien Lauf lassen und ihr folgen. Im Gegensatz zur Induktion nicht nur die Bewegung in die Gegenrichtung, sondern auch einen Wechsel von einer Bewegungsart in die andere zulassen, z.B. von der Rotation in die Translation. Nur wenn eine dieser Bewegungsrichtungen (z.B. von Streckung zu Beugung) sich ständig wiederholen will, wird dies nicht zugelassen. Am Ende dieses Unwindingprozesses tritt keine neue Bewegungsart mehr auf, das Gelenk entspannt.

- **Faszien-Motilität**

  Auch Faszienschichten haben eine Motilität. Sie folgt allerdings keinen gesetzmäßigen Bewegungsarten, wie dies die Gelenkmotilität oder die craniosacrale Motilität tut (siehe S. 47 f). Verletzungen, Traumata usw. können diese Motilität beeinträchtigen.

  Behandlung:

  - Unwinding I

    Kontakt mit dem Gewebe aufnehmen. Bald spürt man eine aufkommende Motilität. Dieser folgen und jede Veränderung von Bewegungsart oder -richtung zulassen. Nur wenn eine Bewegungsart sich ständig wiederholen will, wird dies nicht zugelassen. Es erfolgt ein Unwinding-Prozess, an dessen Ende das Gewebe wieder zur Ruhe kommt.

  - Unwinding II

    Man umfasst mit beiden Händen ein ganzes Segment (z.B. Bauch, Brustkorb oder jeweils einen Segment-Zylinder) und übt dabei einen minimalen Druck aus, damit die Außenschichten genügend Spiel bekommen. So erhalten tieferliegende Schichten Platz, sich auszudehnen. Man geht in den Wahrnehmungsmodus und wartet eine Bewegung von innen ab, die einem entgegenkommt oder sich von einem wegbewegt. Dieser Reaktion folgt man bis zu einem Release.

- **Craniosacrale Motilität**

  Die craniosacrale Motilität ist an den Schädelknochen, am Kreuzbein und an den Extremitätenknochen spürbar. Jeder Knochen bzw. jedes Knochenpaar weist spezifische Bewegungsmöglichkeiten um eine oder mehrere Achsen auf, jeweils in eine Richtung und in die Umkehrrichtung [Abb. 1.21]. Die Bewegung findet zyklisch statt. Ein Zyklus wiederholt sich 6-12 mal pro Minute.

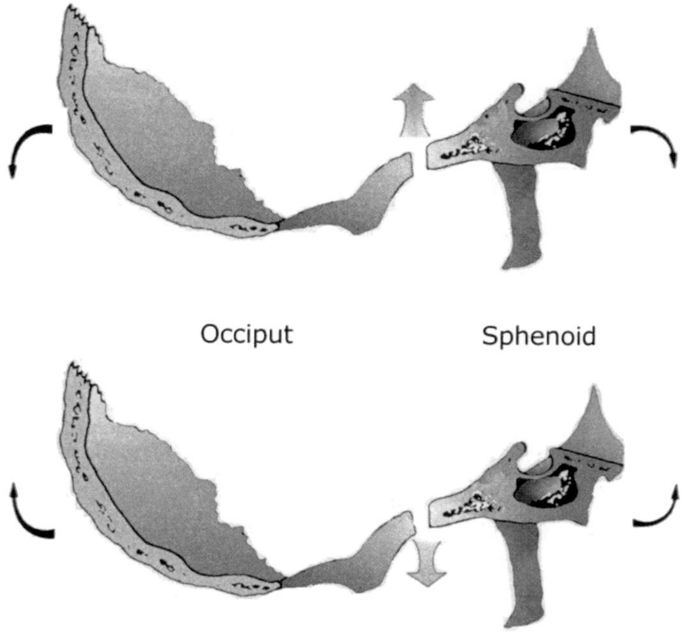

Abb. 1.21 *Zyklus der Motilitätsbewegung von Occiput und Sphenoid*

Techniken:

- Unwinding

  Auf der Motilitätsebene Kontakt mit dem jeweiligen Knochen bzw. Knochenpaar aufnehmen und der Motilität wahrnehmend folgen [Abb. 1.22]. Mögliche Restriktionen spüren: eine nur schwache oder kleine Bewegung, eine nur in *einer* Richtung freie Amplitude, Verzögerungen oder Reibungen entlang einer Richtung. Ohne einzugreifen der Motilität folgen und so einen Unwinding-Prozess einleiten.

  Ein Release ist eingetreten, wenn eine größere Beweglichkeit sowie eine gewisse Pulsation spürbar werden, und der Klient deutliche Zeichen einer generellen Entspannung zeigt, etwa einen tiefen unwillkürlichen Atemzug.

- Schrittweise Induktion eines Ruhepunkts (still point): siehe S.309 f.

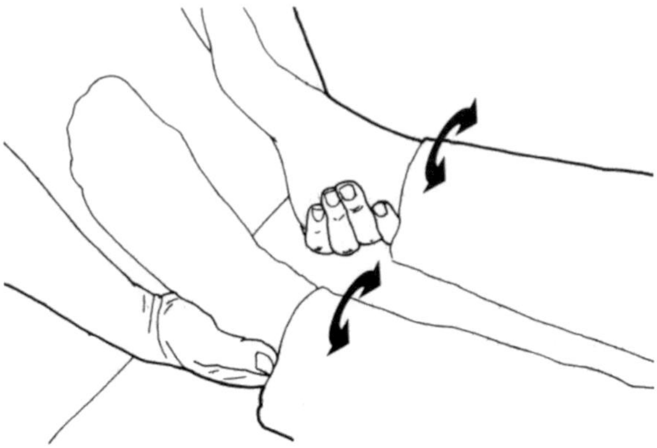

Abb. 1.22 *Die craniosacrale Bewegung der Extremitäten: Innenrotation - Rückkehr in neutrale Mitte - Außenrotation - Rückkehr in neutrale Mitte – usw. Die Bewegung der Schädelknochen ist komplexer. Zur Bewegung des Kreuzbeins siehe S. 307.*

- **Viszerale Motilität**

  Ähnlich wie bei der craniosacralen Bewegung der Knochen weist jedes innere Organ eine spezifische Bewegungsart auf [Abb.1.23]). Die Bewegung findet zyklisch statt. Ein Zyklus wiederholt sich 7-8 mal pro Minute.

  Die Qualität des Kontaktes und das Vorgehen sind ähnlich wie bei der beschriebenen Gelenksmotilität. Da die Arbeit an den Organhüllen und Bändern sehr spezialisierte Techniken beinhaltet, würde ihre Schilderung den Rahmen dieses Handbuchs sprengen.

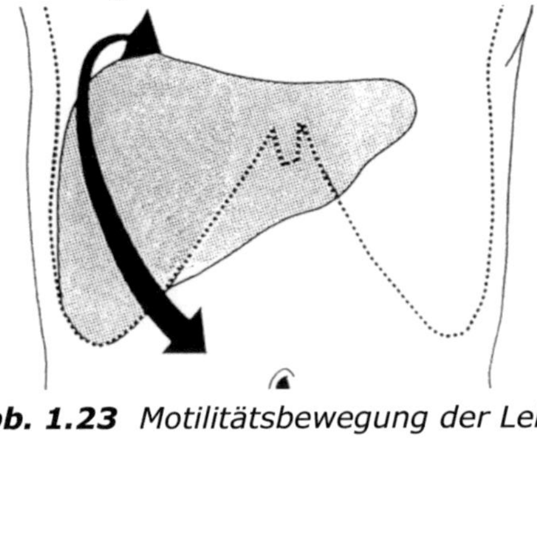

Abb. 1.23 *Motilitätsbewegung der Leber*

4. Das Arbeiten mit verschiedenen Gewebearten

Myofasziales Gewebe generell

- Kollagenhaltiges Gewebe braucht ca. 90 Sekunden, um Wirkung zu erzielen.
- Hypertonie und Hypotonie generell:
  - Hypertone myofasziale Schichten: Dehnung, parallel zur Muskelfaser und quer zur Hauptfaserrichtung der Faszie.

    Hypotone myofasziale Schichten: langsam gleitend behandeln. Flächiger Kontakt.
- Hypotonie und Hypertonie als individuelles Merkmal:
  - ➢ *Hypotoner Typ:*
    - Er braucht vor allem Struktur, Integration
    - Von innen nach außen bzw. von innen *und* außen her integrieren.
    - Er braucht äußeren Halt (containern), damit die tiefliegenden Restriktionen losgelassen werden können.
    - Eine aktive Beteiligung des Klienten ist wichtig.
    - Hypotone Körpergegenden mit Fingerkuppen klopfen (z.B. Gesäß, Fußsohlen, Bauch). Das löst Stretchreflexe aus.
    - Potentielle Energie wachrufen. Diese ist oft in den Eingeweiden festgehalten.
  - ➢ *Hypertoner Typ:*
    - Braucht vor allem Beweglichkeit, Entspannung
    - An Muskelenden bzw. -anfängen durch Intention den Tonus reduzieren.
    - Eher schmelzend arbeiten, da man so am ehesten Widerstand oder „Flucht" vermeidet.

Bänder, Membranen, Septa

- Bei Bändern geht es um Resilienz, nicht um Länge. Daher nicht ziehend arbeiten, sondern schmelzend arbeiten oder indirekte Techniken bevorzugen: Ursprung und Ansatz des Bandes zusammenführen, bis sich ein Bewegungsimpuls an Ursprung und Ansatz zeigt.

- Alternative bei großen Bändern: Einen langsam wirkenden Impuls in den mittleren Abschnitt des Bandes geben, während man die Reaktion der Knochenstrukturen beobachtet.
- Manche Bänder bestehen bis zu einem bestimmten Alter aus Muskelgewebe mit zugehörigen Nervenendungen (z.B. Iliolumbal-Bänder bis zum 30.Lebensjahr). Diese können wie Muskeln behandelt werden.
- Behandeln von Adhäsionen und Restriktionen bei Sehnen und Bändern: Abheben („Gitarrensaiten-Picking")
- Zwischenknochenmembranen und Septa: Es können auch solche *indirekten* Techniken genutzt werden, die man bei Knochen anwendet (siehe S. 52).
- Siehe auch S. 44 ff (Gelenkmotilität fördern)

Narben

- **Radieren**
  Mit dem Daumen in gleichbleibender Gewebetiefe „radieren", wobei dieser von Zeige- und Mittelfinger eingespannt werden kann; oder mit dem Zeigefinger, wobei dieser von Daumen und Mittelfinger eingespannt werden kann. Die andere Hand stabilisiert das umgebende Gewebe.
- **Kratzen**
  In einem leichten Bogen anhebend das Gewebe kratzen. Nicht vor und zurück, sondern nur in einer Richtung.
- **Füllen**
  Mit einem oder mehreren Fingern Gewebe in Löcher und Lücken schieben. Die andere Hand hält und streckt die Gegend.
- **Zick-zack-Nähen**
  Für kleine Streifen innerhalb des weißen Narbengewebes, die sich wie Splitter anfühlen. Mit dem Zeigefinger oberflächlich schnell durch das Gewebe zick-zack fahren. Die andere Hand stabilisiert in einer dehnenden Art das umgebende Gewebe.
- **Eindrücken**
  Aufgetürmtes oder überdehntes Narbengewebe mit der Fingerkuppe oder - bei großen flächigen Narben – mit der ganzen Hand wieder und wieder eindrücken, bis das Narbengewebe weich wird.

- **Verschieben**
  In einem flachen Kontakt anhaftendes, verklebtes, oberflächliches Gewebe etwas drücken und in Richtung des größten Widerstandes verschieben.
- **Zusammendrücken**
  Auseinandergezogenes Gewebe in flachem Kontakt kraftvoll von verschiedenen Winkeln her zusammendrücken.
- **Stopfen**
  Für tief ausgefranste Narben. Das Gewebe zusammenschieben, sodass die gezerrten Ränder sich treffen. Dann die Ränder zusammendrücken und unter Druck leicht rütteln.
- **Kneifen und Zupfen**
  Für sehr kleine Narben. Mit Daumen und Zeigefinger das Gewebe kneifen oder rollen und zupfen.
- **Auskämmen**
  Für die Stränge entlang der Narbenränder. Mit dem Daumen und dem Zeigefinger einer Hand ein Teilstück der Narbe spannen und mit dem Daumen oder Zeigefinger der anderen Hand die Fasern entlang ihres Verlaufs auskämmen. Bei kurzen Narben ist es eine Art Schrubben.
- **Stricken**
  Flacher Kontakt. Zwei Zeigefinger oder beide Handflächen parallel beiderseits der Narbe positionieren. Etwas drückend Kontakt machen und Finger/Hände wackelnd bewegen, entweder gegenläufig oder drehend. Schicht für Schicht. So können die Schichten ineinandergreifen und größere Lücken beseitigt werden.
- **Unwinding**
  Gewebemotilität bearbeiten (siehe Faszienmotilität, S. 46).

Muskeln

- Muskel-Gewebe kann nicht geometrisch verlängert werden, sondern die Länge kann lediglich im Sinne von Dehnungsfähigkeit erhöht werden. Dies geschieht vor allem durch Verlängerung der faszialen Anteile des Muskels.
- Starkes Auseinanderziehen eines Muskels bringt nichts, weil der Muskel sich dann in der Mitte zusammenzieht.
- Muskeln *langsam* behandeln und eher *längs* des Gewebes. Auf diese Weise spricht man die Golgi-Rezeptoren an, wodurch man Verkürzungstendenzen des Muskels reduziert und außerdem eine Entspannungsreaktion hervorruft.
- Muskeln werden sehr effektiv an den knochennahen Enden behandelt, im Übergangswinkel der Muskelsehne zum Knochen. Dort liegen die Dehnungsreflexpunkte des Muskels.

  Mit dem Finger etwa 1 Minute lang einen gefühlvollen, jedoch intensiven Fingerdruck ausüben, ohne den Finger wegzubewegen. Die Punkte sind schmerzempfindlich.
- Sekundär verkürzte Muskeln (locked long) stimulierend sowie durch indirekte Techniken tonisieren.
- Der Behandler übernimmt das angespannte Muster eines Muskels vom Klienten. Das kann zum Loslassen führen. Beispiel: die höhere Schulter anheben

Knochen

- Das Gelenk in Neutralstellung bringen. Dann Traktion und Translation des einen Knochens, während der benachbarte Knochen fixiert wird. (Siehe S. 40) Auf diese Weise weich, rhythmisch und federnd mobilisieren.
- Bei Hypermobilität von Gelenken: Dafür sorgen, dass die Extremitäten des Klienten während der Intervention einen soliden Kontakt haben. Der Klient kann z.B. einen Ball in der Hand halten, eine Hand gegen Wand, Liege oder Boden drücken. Auf diese Weise entsteht eine geschlossene Muskelkette.
- Gelenkmotilität bearbeiten (siehe S. 44 ff).

TECHNIKEN FÜR EINZELNE KÖRPERREGIONEN

Vorbemerkungen

Die Anwendung einer Technik darf nicht schematisch erfolgen, sondern hängt ab von der zu erwartenden Effektivität und von der gegebenen Situation. Außerdem soll sie für den jeweiligen Klienten stimmig sein und dem persönlichen Stil des Behandlers entsprechen.

Daher sind die in diesem Buchteil vorgestellten Techniken als Vorschläge und Anregungen zu verstehen, von denen viele abgewandelt und erweitert werden können.

Das betrifft auch die Positionierung der Klientin und die Entscheidung der Behandlerin, welchem Teil ihres Arms bzw. ihrer Hand sie jeweils wie einsetzt.

Die im vorhergehenden Buchteil vorgestellten grundlegenden Technik*arten* (S. 32 ff) werden im Folgenden als bekannt vorausgesetzt.

Soweit es sich bei diesen grundlegenden Technik*arten* um *motilitäts*bezogene Techniken handelt, stellen sie eine nützliche Ergänzung dar, auch wenn sie in diesem Buchteil meist nicht explizit wieder aufgeführt werden. Dies gilt vor allem für die Faszien- und gelenkbezogenen Motilitäts-Techniken.

Zur Einschätzung und Behandlung spezieller Symptome siehe auch Handbuch 2 und Handbuch 5.

Füße und Beine

1. Aktive Bewegungsbeteiligung des Klienten

Hier werden zwei grundlegende Möglichkeiten vorgestellt, die manuelle Arbeit an Füßen und Beinen mit einer aktiven Bewegung des Klienten zu kombinieren. Man kann diese Möglichkeiten je nach dem Kontext der jeweiligen Intervention nutzen.

Plantar- und Dorsal-Flektion von Zehen und Fuß

Hier geht es im Kern um eine achsengerechte und mobilisierende Bewegung von Zehen, Fuß und Knie.

Ausgangsposition:

Rückenlage [Abb. 2.1, A] oder an einer Wand sitzend.

In der Rückenlage eine Rolle unter das Knie legen, falls sich zeigt, dass die Klientin bei einer Dorsalflektion des Fußes dazu neigt, das Knie durchzudrücken. Beim Sitzen an einer Wand sollten die Sitzknochen so weit wie möglich an die Wand gerückt werden, um möglichst aufrecht sitzen zu können.

Im Folgenden wird die Bewegungsabfolge für die Rückenlage beschrieben.

Bewegungsabfolge (mit jeweils einem Bein):

1. Zehen in Dorsalflektion bringen und wieder zurück in die Ausgangsstellung bewegen.
2. Erst die Zehen, dann auch den Fuß dorsal flektieren [Abb. 2.1, A bis C]. Bewegung zurück in die Ausgangsstellung: zunächst der Fuß, dann die Zehen [Abb. 2.1, D und E].
3. Erst die Zehen, dann auch den Fuß in Plantarflektion bewegen [Abb. 2.1, F bis H]. Bewegung zurück in die Ausgangsstellung: zunächst der Fuß, dann die Zehen [Abb. 2.1, I und J].
4. Die Schritte 2 und 3 dahingehend abgewandelt wiederholen, dass Zehen und Fuß sich in entgegengesetzter Richtung bewegen, also:
   a) Zehen plantar flektieren, den Fuß jedoch dorsal flektieren.
   b) Zehen dorsal flektieren, den Fuß jedoch plantar flektieren.

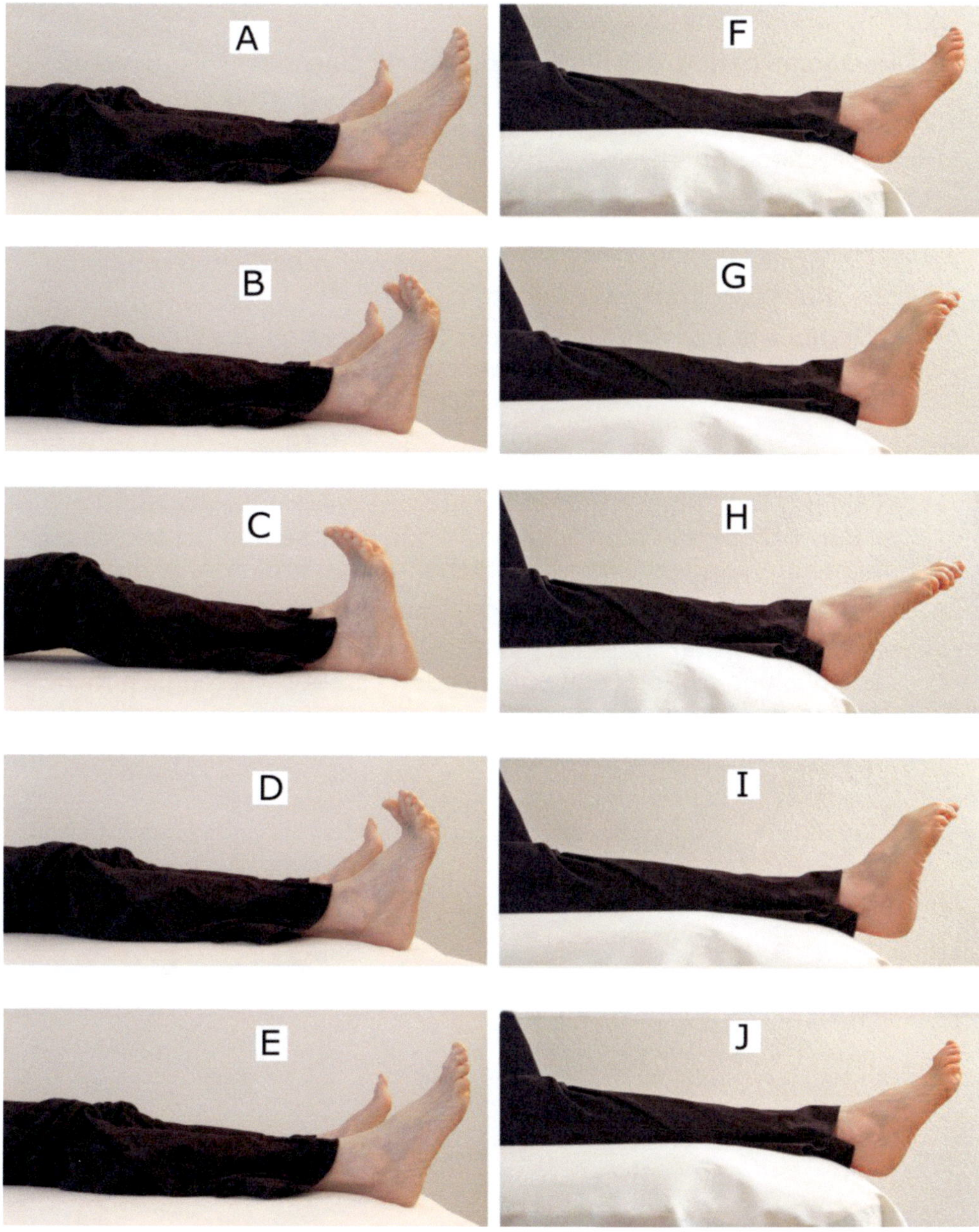

Abb. 2.1

Auf folgende Punkte ist zu achten:

- Die Dorsalflektion des Fußes soll durch eine nach distal vorgeschobene Ferse in den Raum hinein initiiert werden (Ausdehnungsmodus). Die Plantarflektion soll diesem Ausdehnungsmodus entsprechend durch eine Streckung des Fußrückens und der Zehen Richtung Boden initiiert werden.
- Der Behandler sollte nicht nur die Richtung der Bewegung angeben („nach oben/nach unten"), sondern *räumlich* formulieren (z.B. „Richtung Kopfende/Boden").
- Im Liegen soll sich das Knie bei der Dorsalflektion des Fußes spontan beugen dürfen und *nicht* gestreckt werden. [Abb. 2.1 C] Dies gilt besonders für Klienten mit der Neigung zu überstreckten Knien.
- Abweichungen (Kippungen/Rotationen) von der scharnierartigen Bewegung in Zehen- und Fußgelenken vermeiden/korrigieren. Der Behandler kann hierfür seine Hände oder seinen Brustkorb zu Hilfe nehmen und so einen künstlichen Boden kreieren. [Abb. 2.2]
- Inaktive Zehen durch Berührung stimulieren.
- Vorhandene strukturelle Konflikte zwischen Knie- und Fußgelenk (z.B. Knie innenrotiert, Fuß außenrotiert) soweit wie möglich Richtung Kongruenz korrigieren.

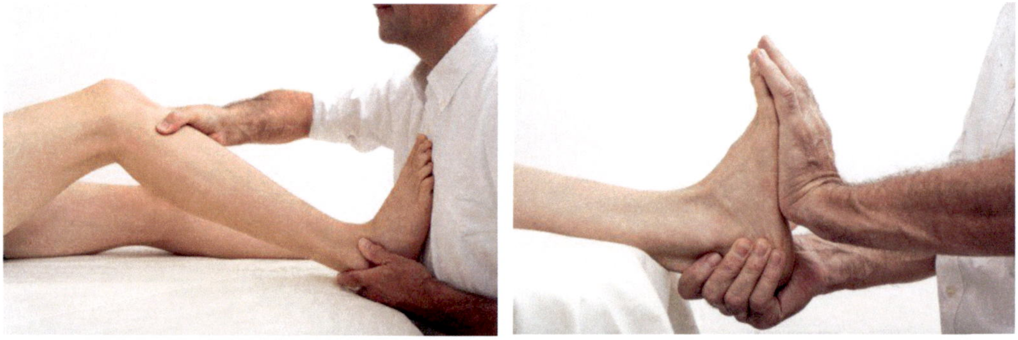

Abb. 2.2

Tracking

Die aktive Bewegung des Tracking kann bei der manuellen Arbeit an verschiedenen strukturellen Problemen der Fuß- und/oder Kniegelenke verwendet werden.

Der Grundgedanke ist: „Put it where it belongs and ask for movement." (*Ida Rolf*). Bringe die Körpersegmente in eine optimale Position und bitte um Bewegung.

Durchführung des Tracking:

Der Klient steht mit parallelen Füßen (als Fixum), die Fußinnenseiten zeigen also parallel nach vorn. Die Füße sind (nur) so weit voneinander entfernt, dass eine Vertikalachse zwischen Hüftgelenken, Knien und Sprunggelenken besteht. Falls eine Ferse nach außen oder innen geneigt ist, vor dem Tracking die Ferse anheben und korrekt aufsetzen.

Falls das Becken nach vorn verschoben ist, muss der Klient es zunächst von den Sitzknochen her etwas nach hinten bewegen, bis die Hüftgelenke sich ein wenig *hinter* der lateralen Lotlinie befinden. Während dieser Beckenbewegung kommt der Brustkorb mit dem oberen Zentrum von selbst ein wenig nach vorn. Rumpf und Becken stehen nun annähernd senkrecht übereinander. Gegebenenfalls überstreckte Knie lösen (aber nicht aktiv beugen).

Obwohl es im folgenden Ablauf idealerweise um eine annähernd gleichzeitige Bewegung verschiedener Segmente handelt, kann man anfänglich in nachfolgenden Sequenzen vorgehen:

Das Becken von den Sitzknochen her *langsam* nach hinten schwingen lassen. Unmittelbar, nachdem das Becken sich in Bewegung gesetzt hat, gehen die Knie nach vorn. Auch die Fußgelenke beugen sich. Der Körper faltet sich also in Leisten, Knien und Fußgelenken. Brustbein und Rippen kommen dadurch nach vorn. Es entsteht – von der Seite her gesehen – eine Zickzacklinie. [Abb. 2.4]

Die Arme hängen frei. Kopf und Hals gehen mit der Bewegung des Rumpfes mit.

Die Hände des Behandlers können gegebenenfalls als Führungshilfe agieren, wenn z.B. die Knie in eine x- oder o-Beinstellung abweichen [Abb. 2.5] oder das Gewicht auf der Ebene der Fußgelenke zu sehr nach außen oder innen geht. [Abb. 2.5 und 2.6].

Becken und Rumpf dürfen sich während des Tracking nicht aus der optimalen Ausrichtung wegbewegen (z.B. durch Rotation oder Seitneigung). Gegebenenfalls korrigieren [Abb. 2.6].

Anschließend entfaltet sich der Körper wieder, indem der Klient sich von den Füßen her gegen den Boden wieder nach oben in die Ausgangsstellung schiebt.

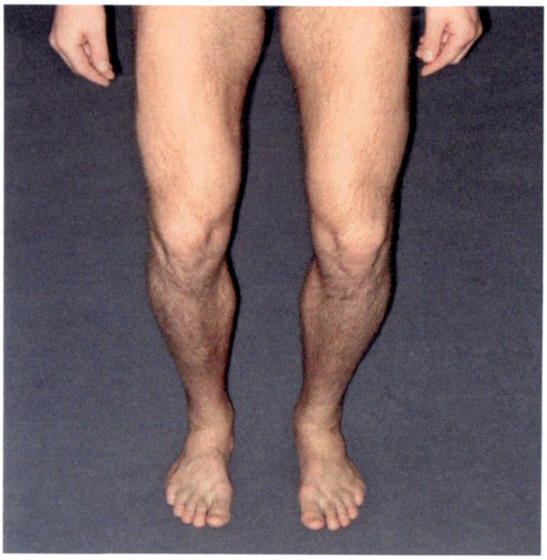

Abb. 2.3

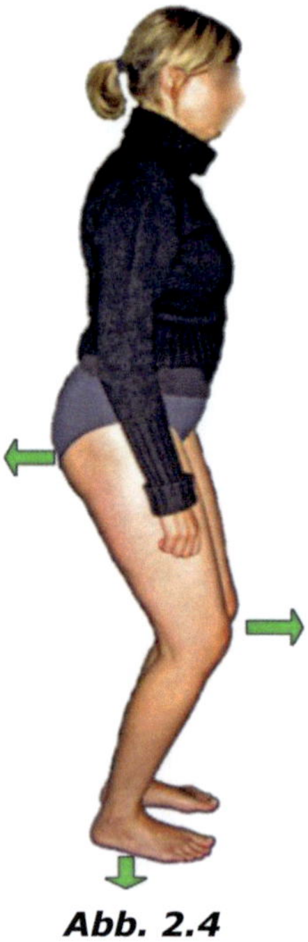

Abb. 2.4

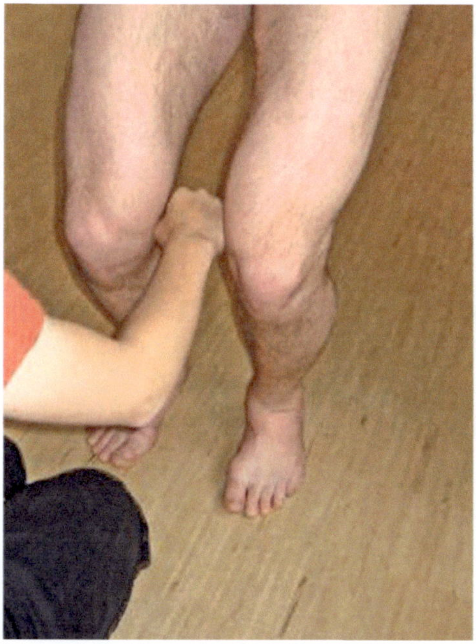

Abb. 2.5

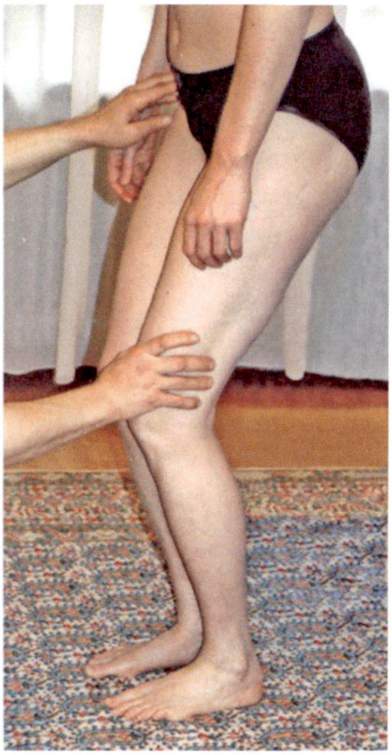

Abb. 2.6

2. Füße

Zehen, Mittelfuß und Fußwurzel mobilisieren

- Rückenlage. Proximalen Knochen halten und distalen bzw. benachbarten Knochen sanft in die gelenkadäquaten Richtungen bewegen. (siehe auch S. 40)
- Rückenlage. Der Behandler drückt zunächst den jeweiligen Gliedmaßenabschnitt *sanft* stauchend *in* das bestehende Muster (Kompression) und zieht ihn anschließend wieder *heraus* (Dekompression).Es handelt sich um eine indirekte Technik. (Siehe S. 41 f)
  - oberes Sprunggelenk (proximal) und Fuß (distal)
  - Metatarsalknochen (proximal) und jeweilige Zehe (distal)
  - einzelne Fußwurzelknochen (proximal) und jeweiliger Metatarsalknochen (distal)

Oberes Sprunggelenk [Abb. 2.7] öffnen

- Rückenlage. Der Behandler umfasst den Fuß mit beiden Händen, wobei er die beiden Längsgewölbe unterstützt [Abb. 2.8]. Der Klient führt nun die Bewegungen der Dorsal- und Plantarflektion aus (siehe S. 54 ff), während der Behandler die Scharnierachse fixiert hält.

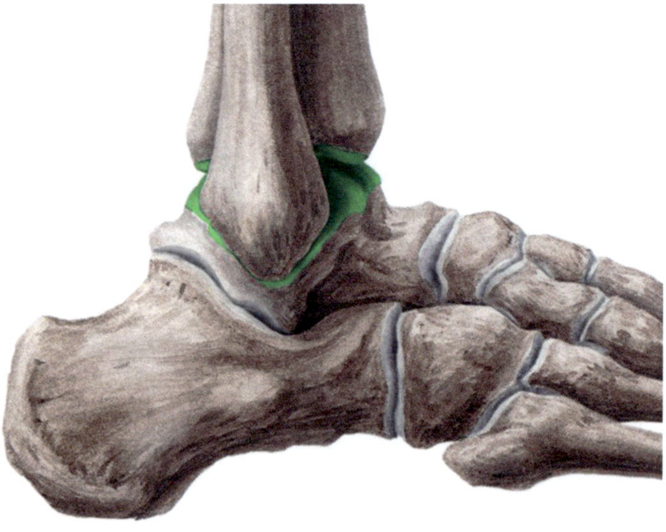

Abb. 2.7

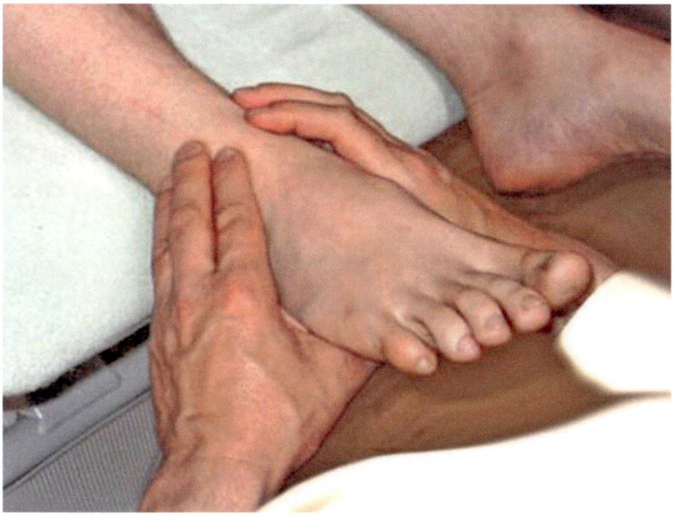

Abb. 2.8

- Keilförmig Fingerknöchel [Abb. 2.9] oder Unterarm [Abb. 2.10] im oberen Sprunggelenk (also zwischen Talus und Tibia) platzieren und dort halten, während der Klient gegen den Widerstand des Behandlers Zehen und Fuß nach dorsal beugt.

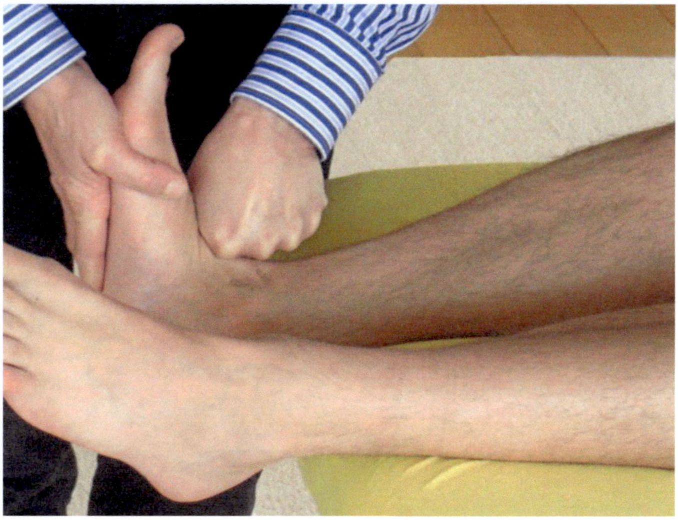

Abb. 2.9

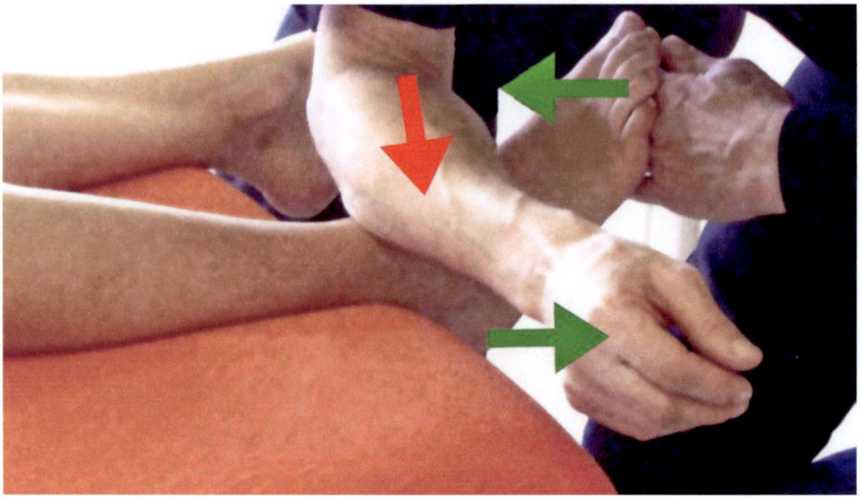

Abb. 2.10

- Mit einer Hand unterhalb der beiden Malleoli durch Druck einen Keil bilden und mit der anderen Hand den Unterschenkel entlang der Längsachse nach innen und außen schaukelnd bewegen. [Abb. 2.11]

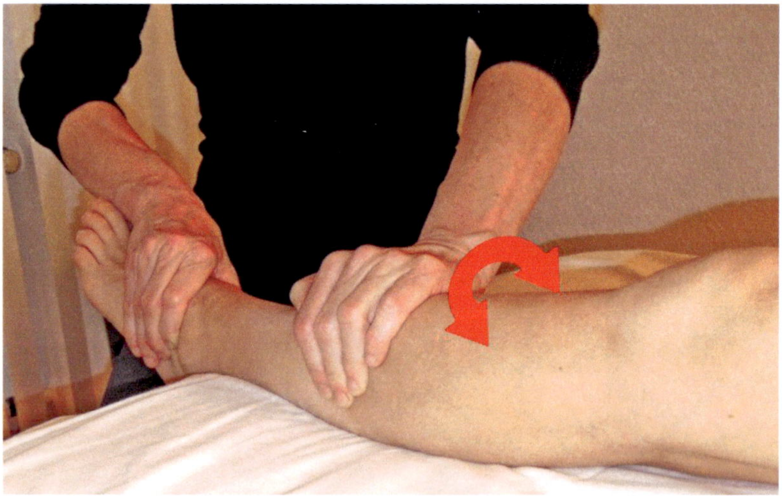

Abb. 2.11

- Tracking (siehe S. 57 ff):
  Der Behandler hält das Bein auf Kniehöhe fest, um eine parallele Geradeausbewegung der Beine sicherzustellen, während er mit den seinen Zehen zwischen Tibia und Talus einen Keil bildet [Abb.2.12]. Wenn das Tracking einbeinig erfolgen soll, stehen die Beine in Schrittstellung versetzt.

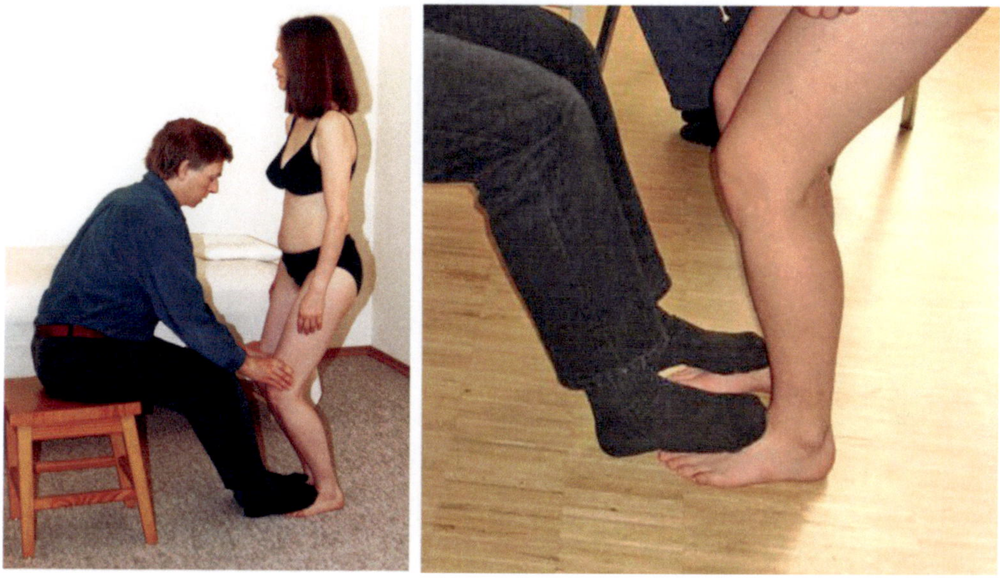

Abb. 2.12

Oberes Sprunggelenk in Plantarflektion fixiert (Spitzfuß)

Das „Schwimmhäutchen" zwischen viertem und kleinem Zeh reizen, indem man es kurz und kräftig zusammendrückt.

Laterales Fußgewölbe verlängern

Seitenlage. Das Bein liegt mit angewinkeltem Knie so, dass die Fußinnenseite aufliegt. Mit den Fingerknöcheln den lateralen Teil der Plantarfaszie bearbeiten. [Abb. 2.13] Besonders wichtig: das Os Cuboideum [Abb. 2.14] freimachen.

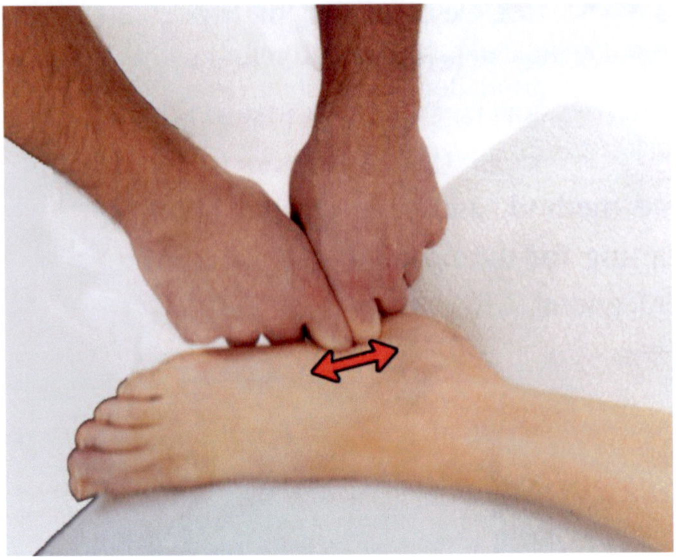

Abb. 2.13

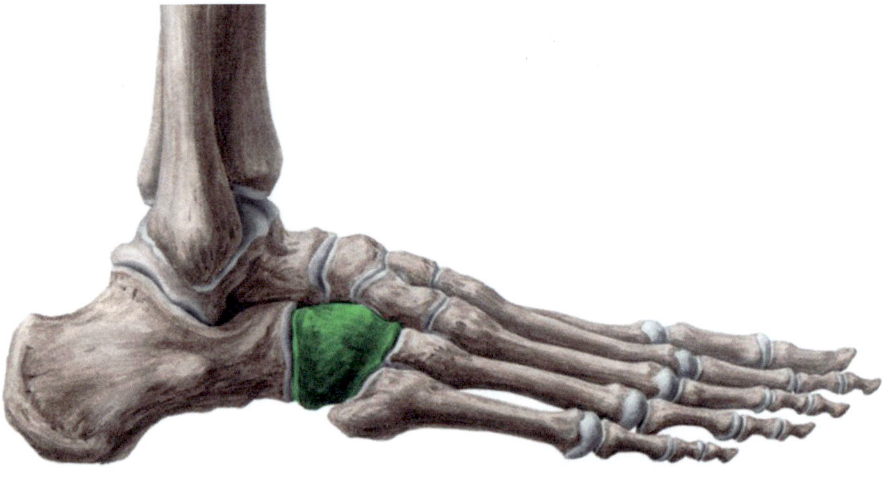

Abb. 2.14 *Os Cuboideum*

Flaches Fußgewölbe

- Bearbeiten der Septa des Unterschenkels, der Fascia cruris und der Membrana interossea cruris [Abb. 2.15], um die Muskelabteilungen des Unterschenkels zu separieren. Siehe beispielhaft [Abb.2.16]. Siehe auch S. 107 f.

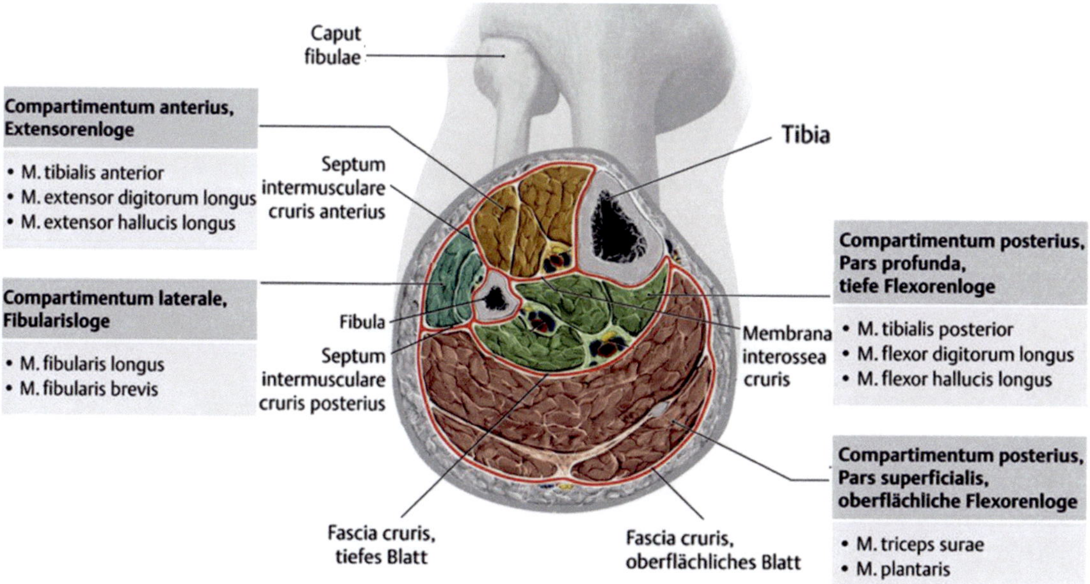

Abb. 2.15 *Querschnitt durch den Unterschenkel*

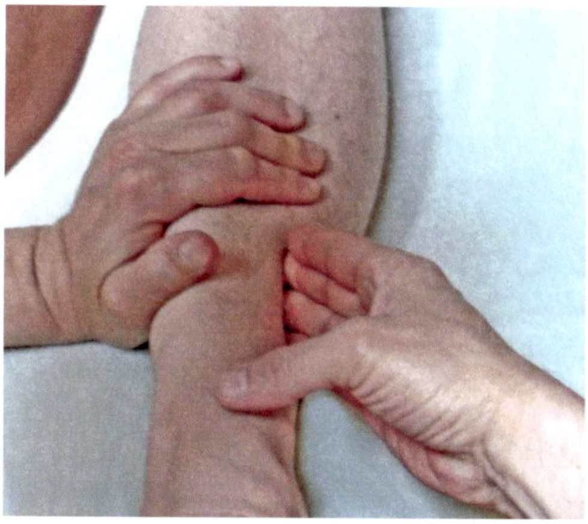

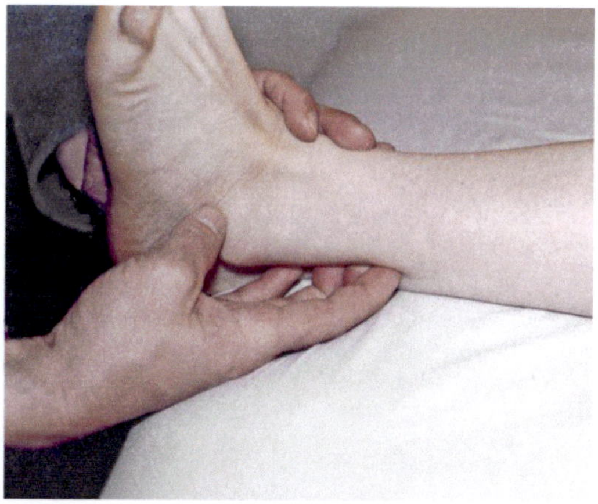

Abb. 2.16

Arbeit am oberflächlichen Blatt der Fascia cruris, medial der Tibia (links) und am Septum intermusculare cruris posterius lateral der Fibula (rechts).

- M.Peroneus longus und M.Tibialis anterior verlängern. [Abb.2.17].

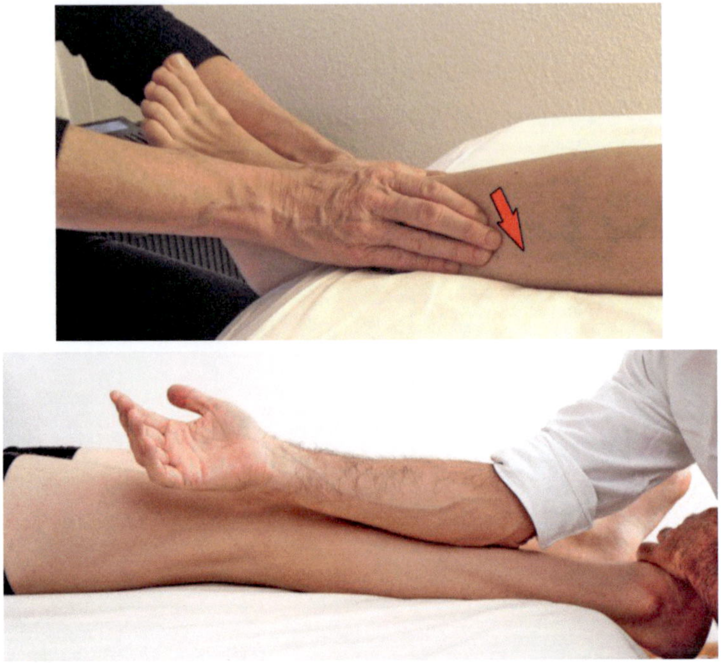

Abb. 2.17
Arbeit am M. Peroneus longus (oben) und am M. Tibialis anterior (unten)

- Aktives Verschrauben des Fußes. Die Behandlerin bringt die Ferse in Supination und den Vorderfuß in Pronation, während die Klientin den Fuß nach dorsal beugt. [Abb. 2.18]

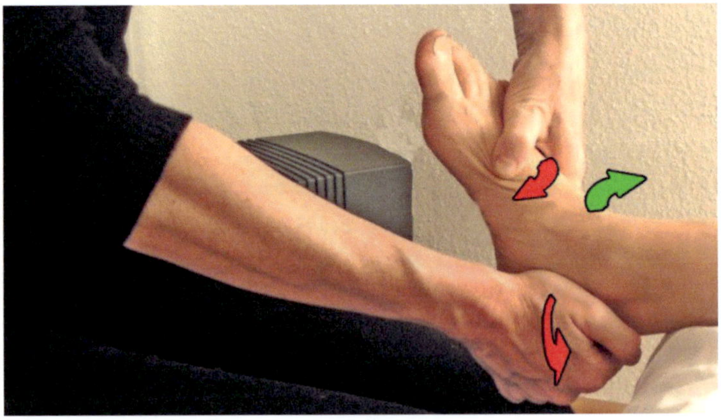

Abb. 2.18

- Das Os Naviculare [Abb. 2.19] heben:

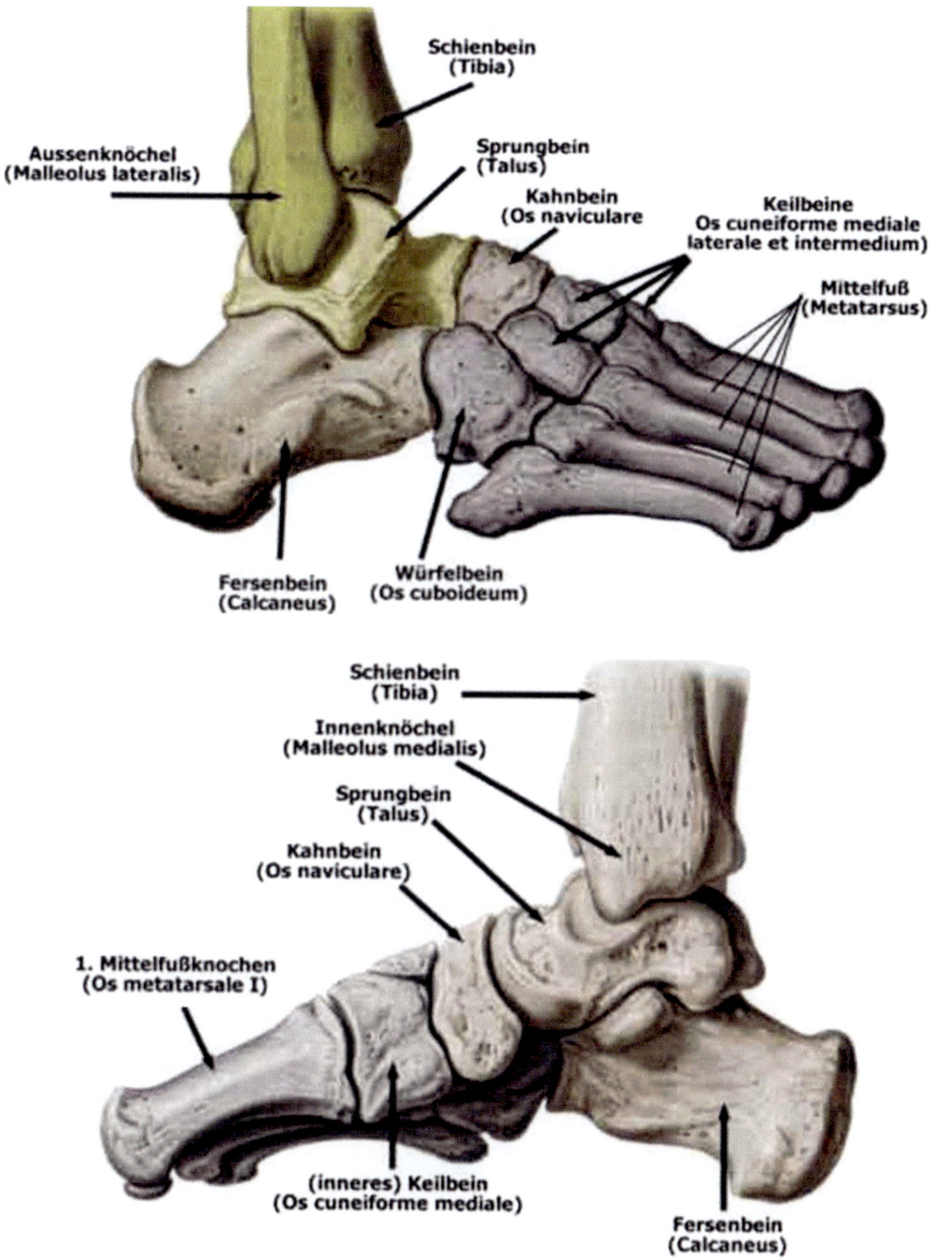

Abb. 2.19

- Zunächst das Os Cuboideum Richtung Fußsohle mobilisieren. Dann die Metatarsalknochen mobilisieren. Besondere Aufmerksamkeit verdienen die Gelenke zwischen den Metatarsales und den Phalangen: die Gelenke langsam komprimieren und dann langsam wieder loslassen (indirekte Technik).
- Den Fuß in Supinationsstellung bringen und halten. Nun das Os Naviculare Richtung Fußrücken bewegen.
- Der Klient sitzt, Füße am Boden. Der Behandler bringt seine Finger unter das Os Naviculare und drückt es nach cranial, während der Klient seinen Fuß kraftvoll in zwei Richtungen gleichzeitig bewegt, nämlich in den Boden und vorwärts. Diese Bewegung muss von der Hüfte und dem ganzen Bein her erfolgen. Der Behandler hält dem Druck für einige Sekunden stand. Dies mehrmals wiederholen.

- Während eines stehenden Trackings (siehe S. 57 ff) von unten her die Fußgewölbe abstützen, entweder mit überkreuzten Händen [Abb. 2.20, links] oder mit dazwischen gestelltem Fuß [Abb. 2.20, rechts].

  Bei zu flachem Fußgewölbe ist der Calcaneus nach medial gekippt. Daher sollte die Klientin vor dem Tracking die Fersen anheben und mit Hilfe des Behandlers korrekt aufsetzen, während dieser den Talus fixiert.

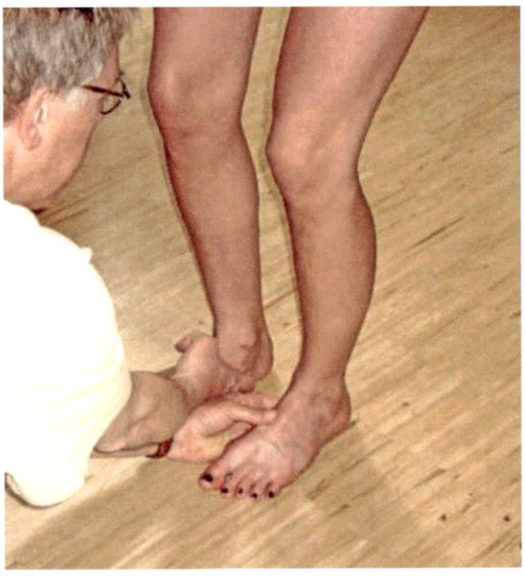

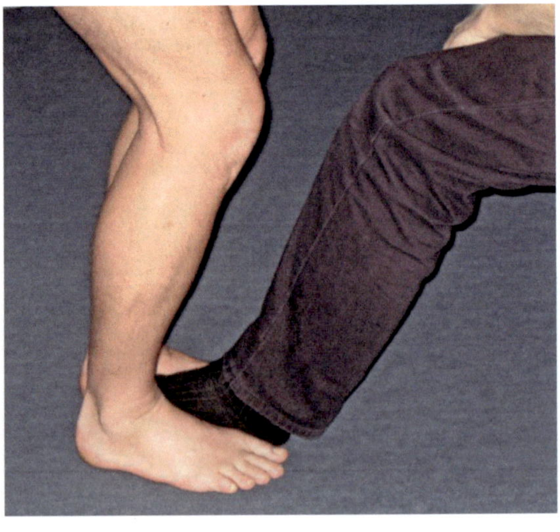

Abb. 2.20

Flaches Quergewölbe

- Fixierungen zwischen Os Cuboideum und Os Naviculare [Abb.2.19 auf S. 67] lösen.
- Rückenlage, Bein aufgestellt. Die Behandlerin positioniert ihre Finger unter dem Quergewölbe. Die Klientin und drückt die Tibia in die Finger der Behandlerin. [Abb. 2.21]

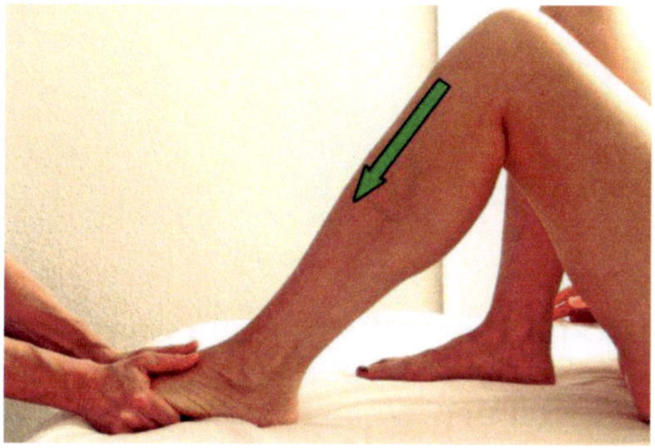

Abb. 2.21

Hohlfuß

- Die Plantarfaszie [Abb. 2.22] behandeln.
- Das tieferliegende Lig. Plantare longum [Abb. 2.23] und den queren Kopf des M. Adductor hallucis [Abb. 2.24, links] bearbeiten. Um eine dafür notwendige Entspannung der oberflächlicheren Plantarfaszie zu erreichen, hält entweder der Klient oder der Behandler den Fuß in Plantarflektion. [Abb. 2.24, rechts]

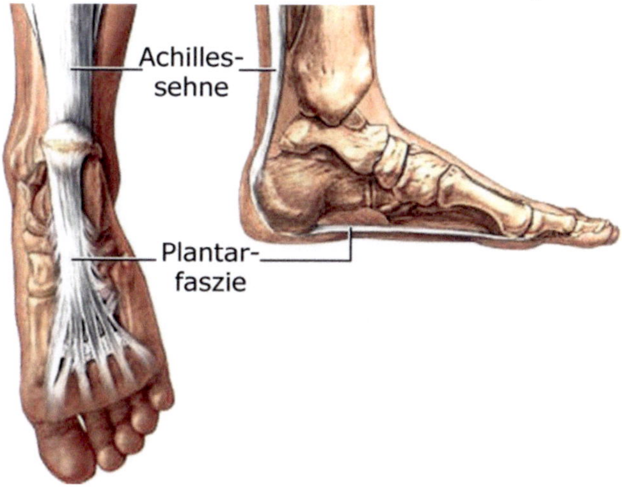

Abb. 2.22

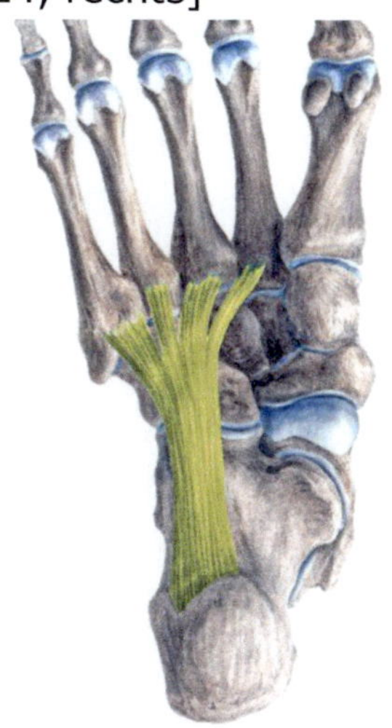

Abb. 2.23

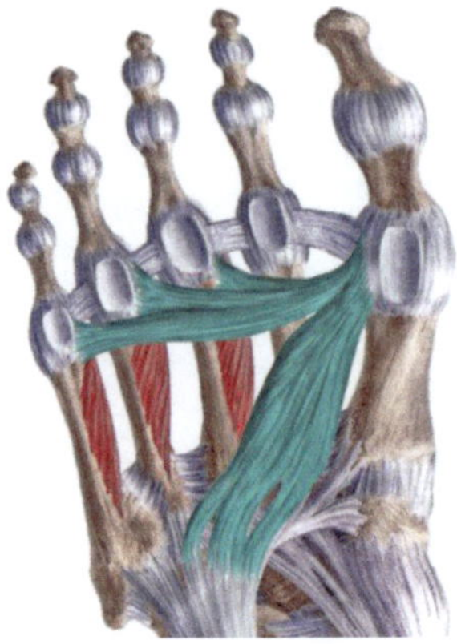

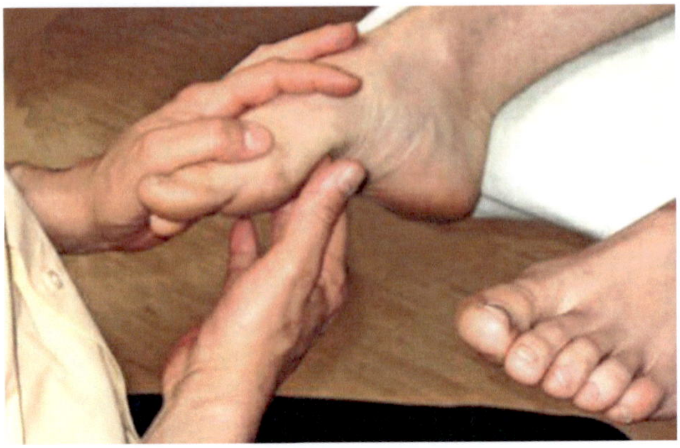

Abb. 2.24

- Keilförmig Fingerknöchel oder Unterarm im oberen Sprunggelenk (also zwischen Talus und Tibia) platzieren und dort halten, während der Klient gegen den Widerstand des Behandlers Zehen und Fuß nach dorsal beugt. Siehe Abb. 2.9 und 2.10 auf S. 61 f.
- Das Os naviculare fixieren, während der Klient nacheinander
  - den Fuß nach plantar beugt
  - den Fuß nach dorsal beugt
- Rückenlage. Der Behandler drückt den Fuß zunächst *sanft* stauchend *in* das bestehende Hohlfußmuster (Kompression) und lässt dann langsam wieder los (Dekompression). Es handelt sich um eine indirekte Technik, die auch auf der Ebene der Motilität durchgeführt werden kann. [Abb. 2.25]

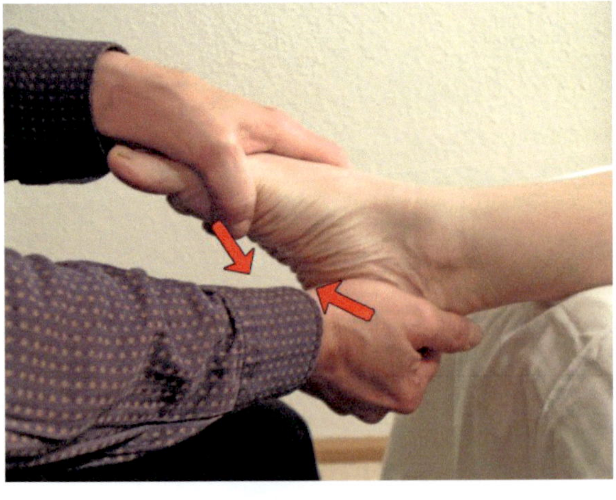

Abb. 2.25

- Tracking (siehe S. 57 ff) Da der Calcaneus ist nach lateral geneigt ist, sollte die Klientin vor dem Tracking die Ferse anheben und mit Hilfe des Behandlers korrekt aufsetzen, während dieser den Talus fixiert.
  Der Behandler bringt die eigenen Zehen in die Gelenkfalte des Sprunggelenks und drückt das mediale Fußgewölbe mit seinen Zehen kräftig nach unten [Abb. 2.26].

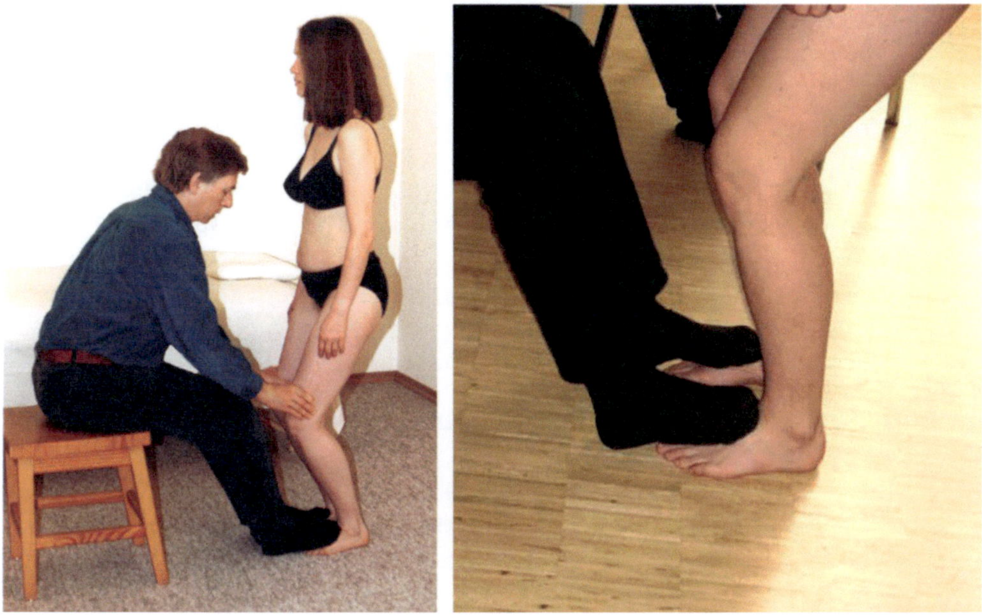

Abb. 2.26

Fußinversion (Supination plus Adduktion plus Plantarflektion plus Außenrotation der Tibia)

Restriktion zwischen Os naviculare und Os Talus (Abb. 2.19 auf S.67) lösen: Os Naviculare gegen die vordere Oberfläche des Talus drücken. Dann der Motilitätsbewegung des Os Naviculare folgen und in die gewünschte Richtung impulsieren.

Calcaneus

- Wenn der Calcaneus nach medial gekippt ist:
  Die untere Hälfte der Außenseite des Unterschenkels verlängern und unterhalb des äußeren Knöchels Raum schaffen.
- Wenn der Calcaneus nach lateral gekippt ist:
  Die untere Hälfte der Innenseite des Unterschenkels verlängern und unterhalb des inneren Knöchels Raum schaffen.
- Wenn der Calcaneus nach anterior verschoben ist:
  - Mit der Faust oder den Fingern die Plantarfaszie Richtung Calcaneus verlängern.
  - Keilförmig Fingerknöchel oder Unterarm im oberen Sprunggelenk (also zwischen Talus und Tibia) platzieren und dort halten, während der Klient gegen den Widerstand des Behandlers Zehen und Fuß nach dorsal beugt. Siehe [Abb. 2.9 und 2.10] auf S. 61 f.
  - Mit einer Hand die beiden Malleoli fixieren und mit der anderen Hand den Unterschenkel entlang der Längsachse schaukelnd nach medial und lateral bewegen. (Siehe Abb. 2.11 auf S. 62.)

Verschiebungen zwischen Talus und Calcaneus [Abb. 2.19 auf S. 67]

Direkte Technik: Den Talus mit einer Hand fixieren und den Calcaneus mit der anderen Hand schaukelnd nach posterior-kaudal bewegen.

Hallux valgus [Abb. 2.27]

- Mm. Flexor hallucis, Extensor hallucis und Adductor hallucis verlängern.
- Den wehesten Punkt im medialen Teil des Zehengrundgelenks finden und dort mit dem Daumennagel keilförmig tief hineingehen, um das Gelenk zu spreizen und mit dem Nagel neu auszurichten (schmerzhaft!).
- Den Metatarsalknochen mit der einen Hand fixieren und mit der anderen Hand den großen Zeh nach lateral drehen. Dann leichte Rüttelbewegungen ausführen.

- Den Mittelfußknochen des großen Zehs Richtung Ferse halten und mit der anderen Hand den großen Zeh ganz langsam aus dem Zehengrundgelenk ziehen, in eine Geradeausrichtung bewegen und gleichzeitig aus der Rotation herausdrehen. [Abb. 2.28]

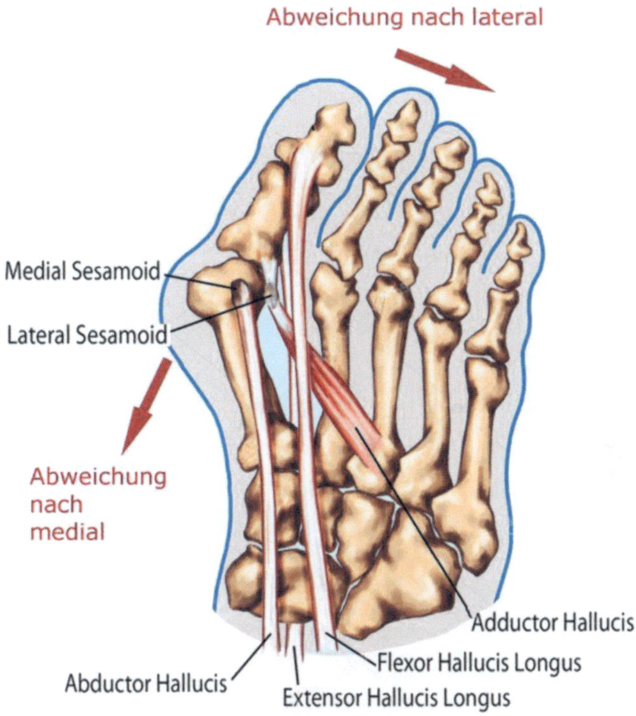

Abb. 2.27

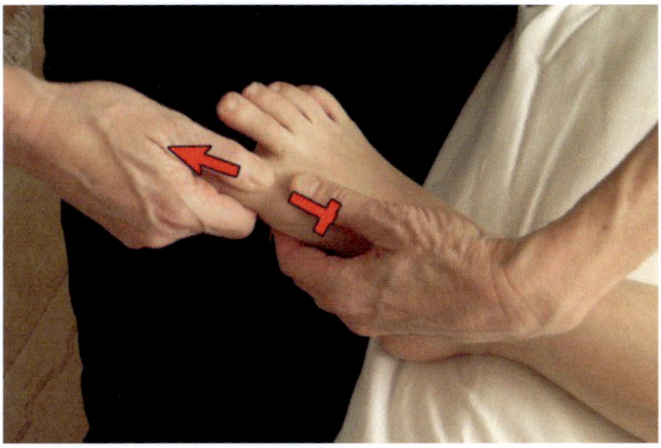

Abb. 2.28

- Die Klientin steht im 90° Winkel zur Wand. Die Behandlerin steht an ihrer Seite und benutzt einen Stuhl für ihr eigenes Gleichgewicht. Sie platziert einen Fußballen in die Spalte zwischen erstem und zweitem Zeh [Abb. 2.29 a und d]. Langsam verlagert sie ihr Gewicht voll auf den Fuß.
  Die Klientin verlagert nun ihr Gewicht auf die Zehen und dreht sich zur Wand. [Abb. 2.29 b]
  Dann dreht sie sich zur Behandlerin [Abb. 2.29 c] und kehrt schließlich in die neutrale Position zurück.

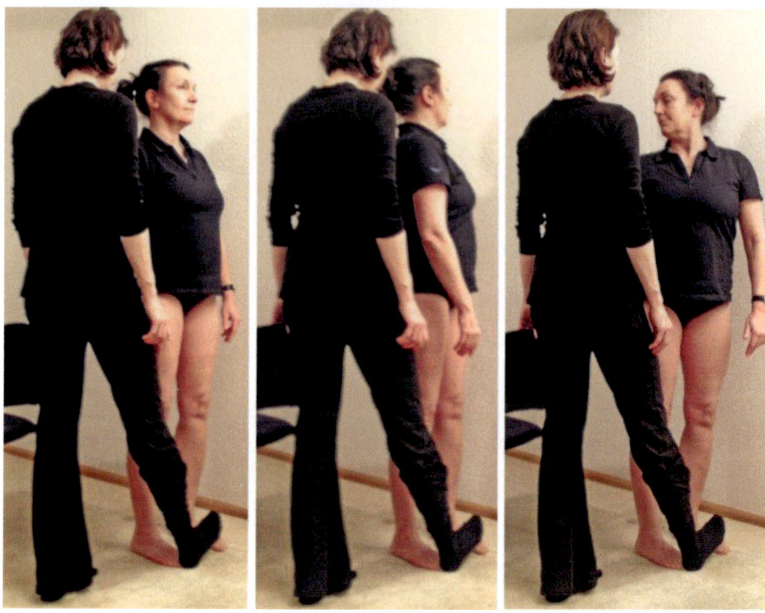

a ***b*** ***c***

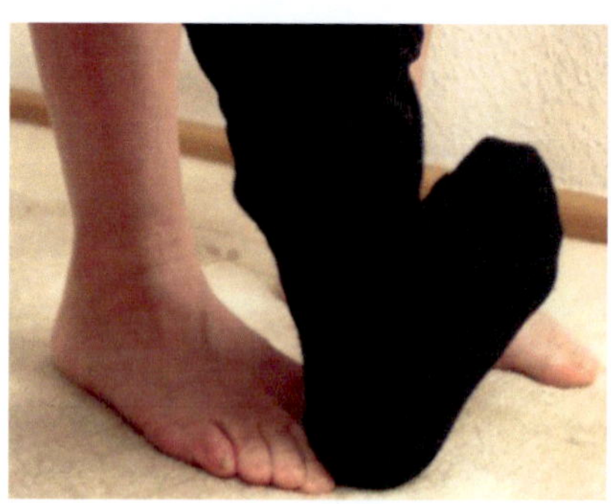

d

Abb. 2.29

Hammerzehen

- Verkürzte Extensoren im Unterschenkel verlängern.
- Verkürzte Sehnen der Extensoren zwischen Metakarpalknochen und der Phalanx proximalis verlängern. [Abb. 2.30, oben]
- Verkürzte Sehnen der Flexoren zwischen Phalanx proximalis und Phalanx medialis verlängern. [Abb. 2.30, oben]
- Gewebeansammlung im Fußballen von den Zehen her tief schürfend nach proximal arbeiten. [Abb. 2.30, unten]

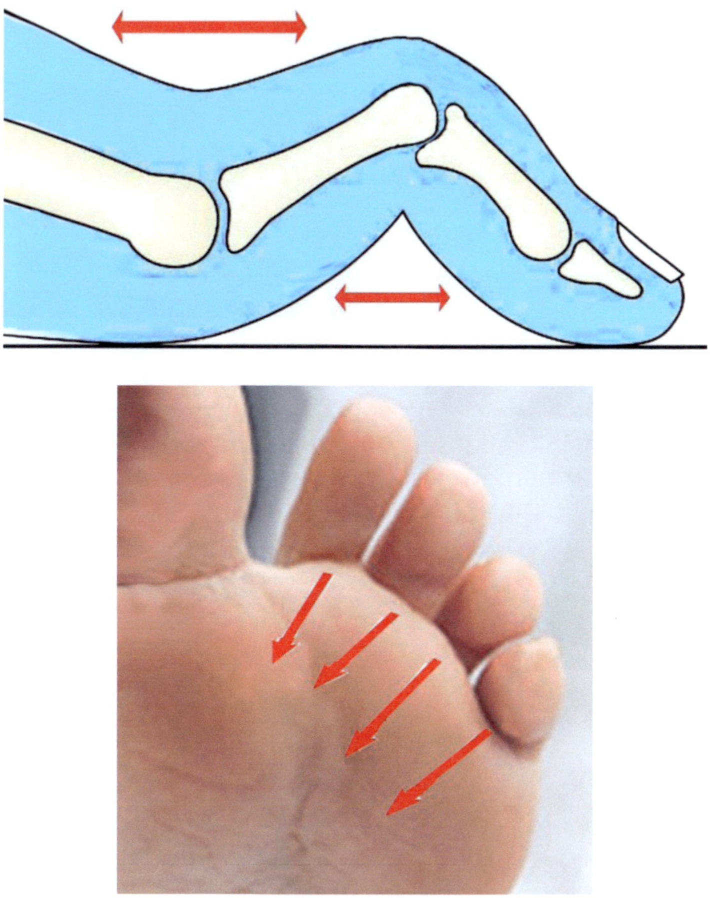

Abb. 2.30

3. Beine

Mobilisieren des Hüftgelenks

- Rückenlage. Der Behandler hebt das Bein an und hält das im Knie leicht angewinkelte Bein mit einer Hand am Unterschenkel, mit der anderen am Fuß. [Abb. 2.31] Den Femurkopf sanft pumpend in die Gelenkpfanne drücken (Kompression) und wieder herausziehen (Dekompression).

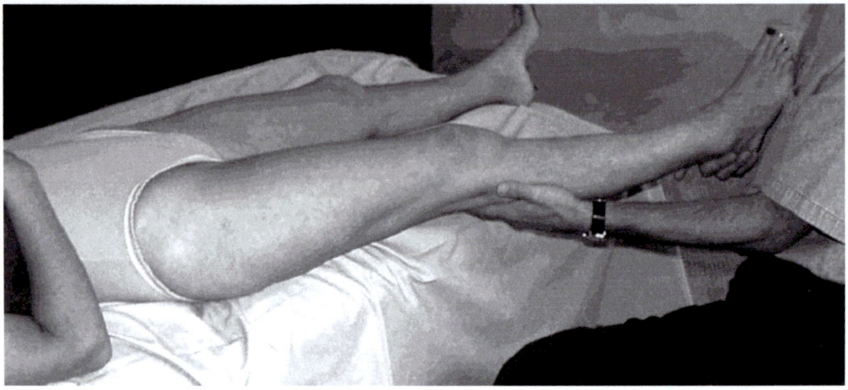

Abb. 2.31

- Rückenlage. Den senkrecht gehaltenen Oberschenkel in die Gelenkpfanne einsinken lassen und langsam kreisend im Hüftgelenk bewegen. Wahrnehmen, wo Dellen im Kreis sind. Dort ganz kleine Kreise machen. [Abb. 2.32].

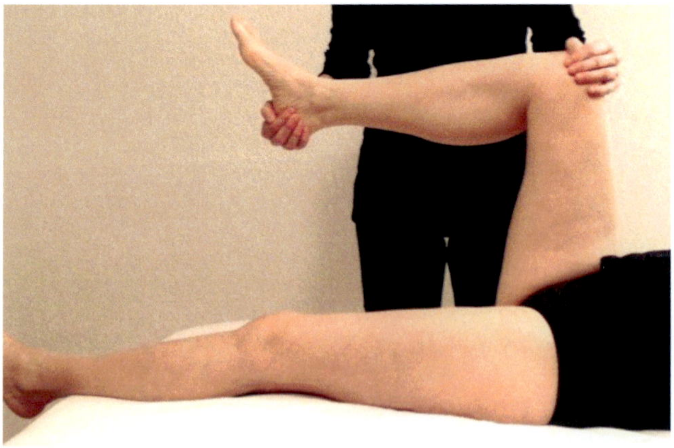

Abb. 2.32

- Arbeit um den großen Trochanter:
  - Seiten- oder Rückenlage. Das Gewebe um den großen Trochanter herum bearbeiten, während die Klientin das Knie etwas vor und zurück bewegt.

    Wenn der große Trochanter zu weit anterior festgehalten ist:

    ➢ Seitenlage. Mit einer Hand den Trochanter nach posterior halten und mit der anderen Hand oder dem Ellbogen das Gewebe vor dem Trochanter nach anterior arbeiten, um es so vom Trochanter zu separieren Währenddessen bewegt die Klientin das Knie etwas vor und zurück. [Abb. 2.33].

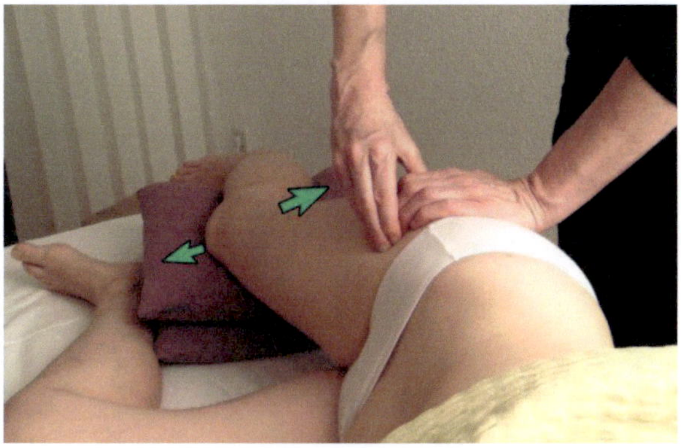

Abb. 2.33

    ➢ Rückenlage. Mit der Faust im Raum vor dem Trochanter einen Fixpunkt setzen, während die Klientin das Knie einige Male etwas hebt und senkt [Abb. 2.34, links] oder Zehen und Fuß nach dorsal beugt und wieder in die neutrale Position zurückkehrt [Abb. 2.34, rechts].

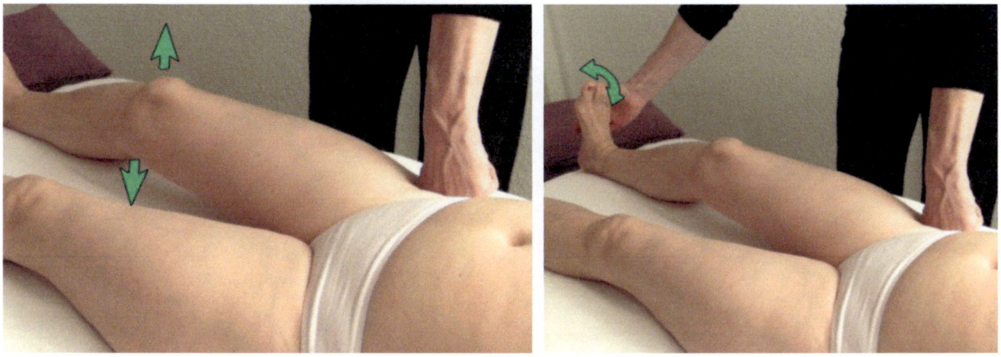

Abb. 2.34

Außenrotation der Beine

Tracking (siehe S.57 ff). Der Behandler umfasst von vorn her die Knie [Abb. 2.35]. Während der Bewegung der Klientin hält der Behandler das Knie mit Kraft in der korrekten Ausrichtung nach vorn.

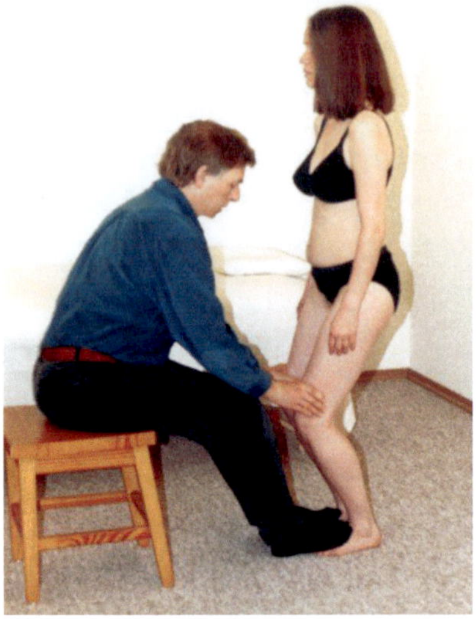

Abb. 2.35

Außenrotation des Femur

- Isometrische Technik. Bauchlage. Das im Knie gebeugte Bein (90°) wird an den Endpunkt der eingeschränkten Innenrotation gebracht und gehalten. Die Klientin wird aufgefordert, das Bein ca. 10 Sek. lang gegen den Widerstand der Behandlerin nach außen zu rotieren. Gegebenenfalls 2-7 x wiederholen. [Abb. 2.36]

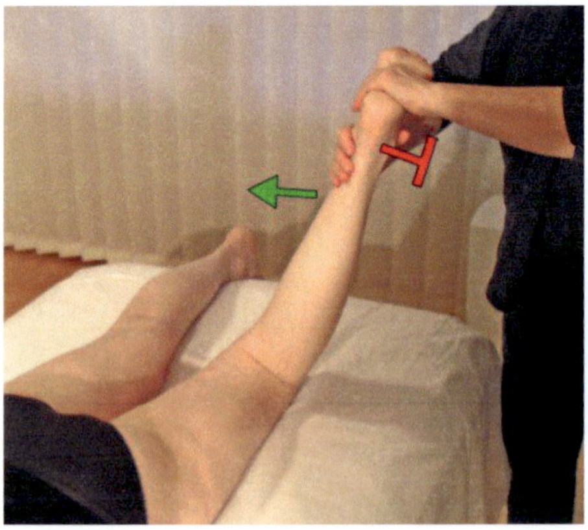

Abb. 2.36

- Rückenlage. Die Klientin dreht den Oberschenkel soweit nach innen, bis das Knie vertikal nach oben zeigt. Dann hält die Behandlerin den M. Vastus medialis und die Adduktoren nach medial und dorsal, während die Klientin das Knie hebt und senkt. [Abb. 2.37]

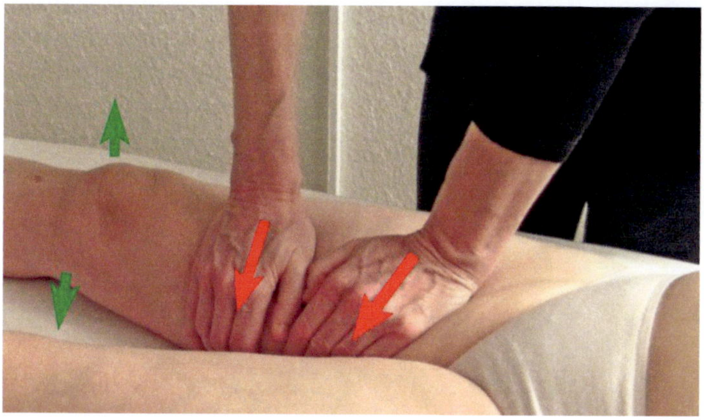

Abb. 2.37

- Rückenlage. Die Klientin dreht den Oberschenkel soweit nach innen, bis das Knie vertikal nach oben zeigt. Dann hält die Behandlerin den Oberschenkel in dieser Position fest, mit einer Hand am Beckenansatz der Ischiocruralen, mit der anderen Hand an der Beinvorderseite, während die Klientin das Knie hebt und senkt. [Abb. 2.38]

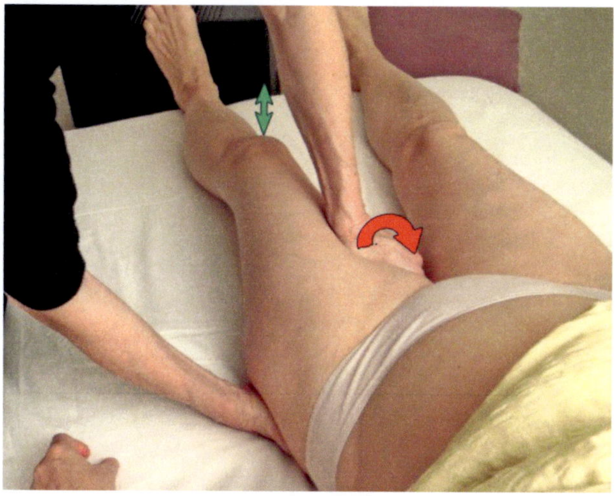

Abb. 2.38

- Rückenlage. Mit einer Hand umfasst die Behandlerin den großen Trochanter, mit der anderen Hand das Knie. Mit beiden Händen bewegt sie den Femur mobilisierend in sein bestehendes Muster hinein und wieder heraus. [Abb. 2.39]

  Diese Technik kann auch auf der Ebene der Motilität durchgeführt werden: Den Femur in sein bestehendes Muster der Außenrotation bewegen und dort halten. Dann auf einen Release warten und der Motilitäts-Bewegung folgen.

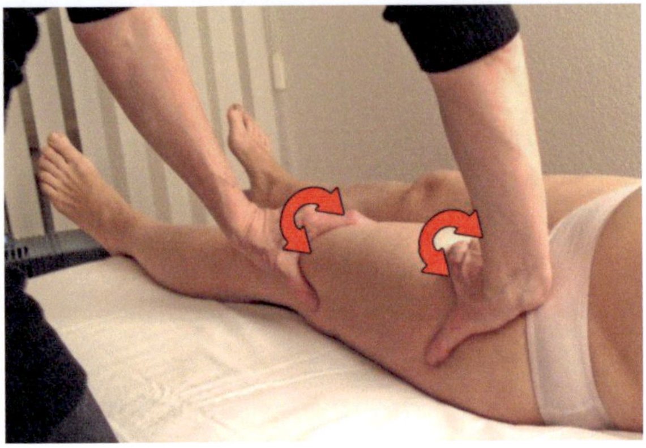

Abb. 2.39

Innenrotation der Beine

Tracking (siehe S. 57 ff). Die Behandlerin verhindert während der Tracking-Bewegung des Klienten mit ihrer Faust zwischen den Knien die Innenrotation und hält die Beinbewegung so „in der Spur" [Abb.2.40].

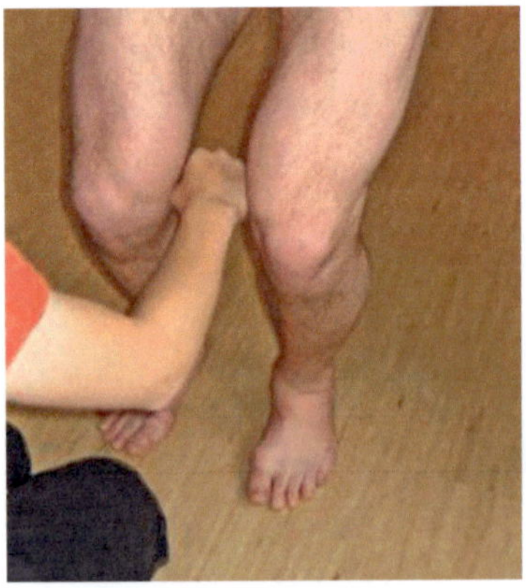

Abb. 2.40

Innenrotation des Femur

- Isometrische Technik. Bauchlage. Das im Knie gebeugte Bein (90°) wird an den Endpunkt der eingeschränkten Außenrotation gebracht und gehalten. Die Klientin wird aufgefordert, das Bein gegen den Widerstand der Behandlerin nach innen zu rotieren. Dauer: ca. 10 Sek. [Abb.2.41] Gegebenenfalls 2-7 x wiederholen.

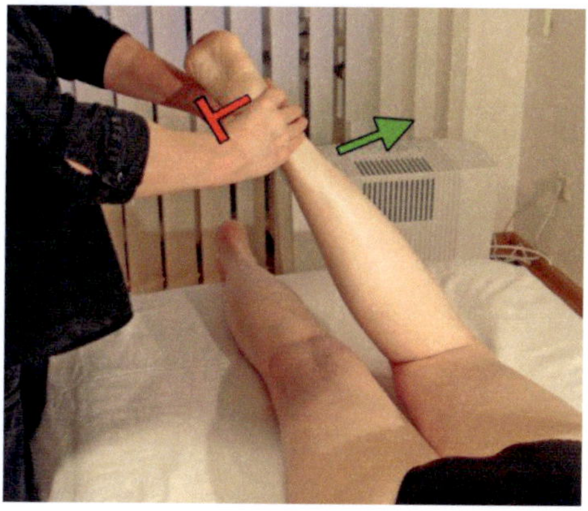

Abb. 2.41

- Rückenlage. Mit einer Hand umfasst die Behandlerin den großen Trochanter, mit der anderen Hand das Knie. Mit beiden Händen den Femur mobilisierend in sein bestehendes Muster hinein und wieder heraus bewegen. [Abb. 2.42]

  Diese Technik kann auch auf der Ebene der Motilität durchgeführt werden: Den Femur in sein bestehendes Muster der Innenrotation bewegen und dort halten. Dann auf einen Release warten und der Motilitäts-Bewegung folgen.

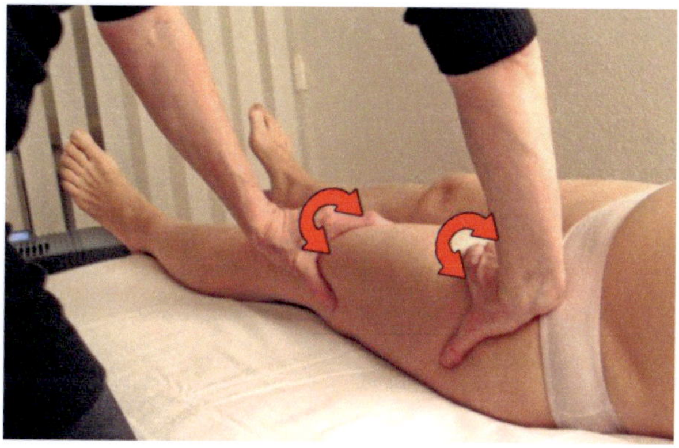

Abb. 2.42

- Seitenlage, unteres Bein gestreckt, oberes Bein angewinkelt auf einer Unterlage. Die Behandlerin umfasst von unten her den großen Trochanter. Die Klientin beugt das Knie, die Behandlerin folgt mit ihrer Hand dem großen Trochanter nach posterior. Wenn die Klientin das Knie nun wieder streckt, verhindert die Hand der Behandlerin die Bewegung des Trochanters nach vorn/innen. [Abb. 2.43]

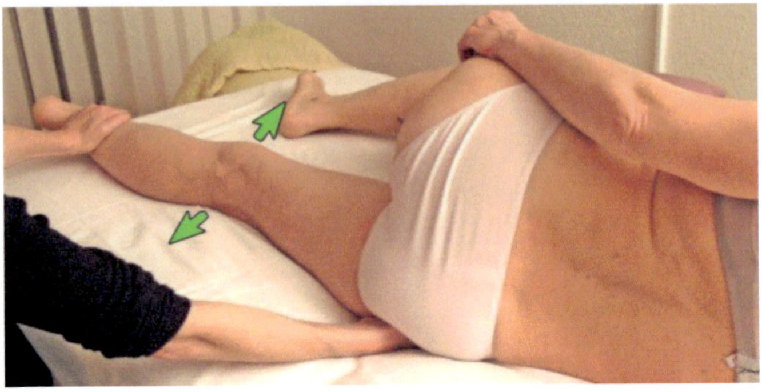

Abb. 2.43

Femur und Oberschenkelgewebe sind gegenläufig rotiert

(Rechter) Femur innenrotiert, Gewebe außenrotiert: In Rückenlage das Gewebe nach innen verschieben, während die Klientin das Bein nach außen dreht. [Abb. 2.44, links]

(Linker) Femur außenrotiert, Gewebe innenrotiert: In Rückenlage das Gewebe nach außen verschieben, während die Klientin das Bein nach innen dreht. [Abb. 2.44, rechts]

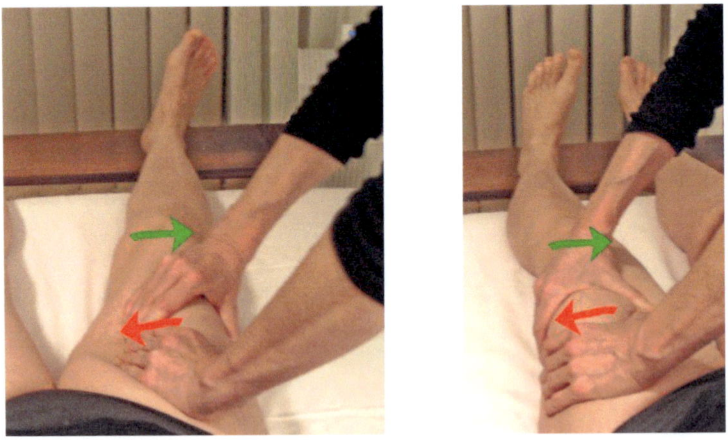

Abb. 2.44

Femur und Tibia sind gegenläufig rotiert

- Hier wird die Technik für den Fall beschrieben, dass der Femur nach innen rotiert ist, die Tibia nach außen. Wenn es umgekehrt ist, wird die Technik entsprechend abgewandelt.

  Rückenlage. Mit einer Hand bringt die Behandler das Fußgelenk in die normale Transversalachsenstellung. [Abb. 2.45, A] Da der Femur innenrotiert ist, zeigt das Knie nach medial.

  Während die Behandlerin nun das Bein unter dauerndem distalen Zug hält, dreht die Klientin den Femur nach außen. Die Behandlerin hält die Tibia mit einer Hand fest, um zu verhindern, dass Unterschenkel und Fuß mit in die Außenrotation gehen. Mit der anderen Hand stabilisiert sie zusätzlich den Fuß. [Abb. 2.45, B]

  Nun beugt die Klientin zusätzlich den Fuß nach dorsal, wobei das Sprunggelenk durch die Behandlerin nach distal offen gehalten wird.

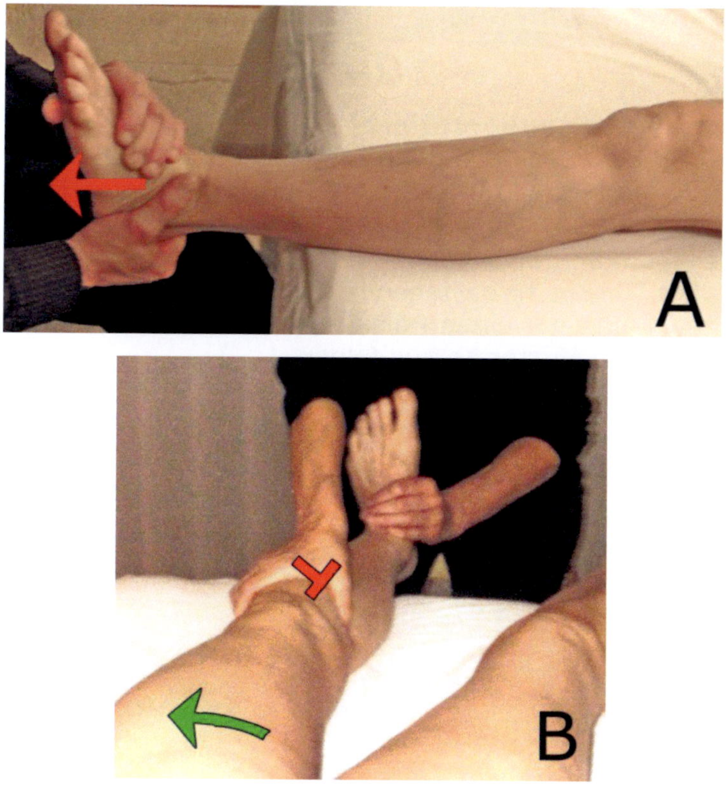

Abb. 2.45

- Rückenlage. Femurkondylen und Fuß in transversaler Ausrichtung halten und den Fuß mehrmals in eine Dorsalflektion bewegen [Abb. 2.46].

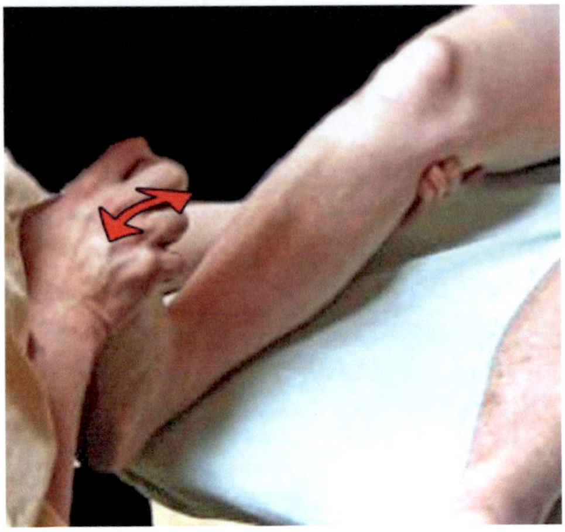

Abb. 2.46

Tibia innen- oder außenrotiert
Rückenlage. Mit einer Hand hält die Behandlerin die Femurkondylen fest, mit der anderen umfasst sie die Tibia. Mobilisierend bewegt sie die Tibia aus der jeweiligen Rotation heraus. [Abb. 2.47]

Diese Technik kann auch auf der Ebene der Motilität durchgeführt werden: Die Tibia in ihr bestehendes Rotationsmuster bewegen und dort halten. Dann auf einen Release warten und der Motilitäts-Bewegung aus dem Muster heraus folgen.

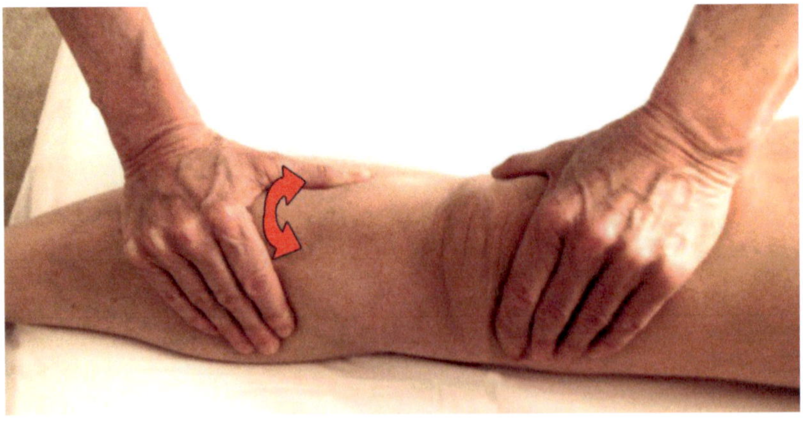

Abb. 2.47

Tibia nach außen rotiert und Fibula am proximalen Ende nach innen rotiert

- Rückenlage. Die Behandlerin hält mit einer Hand den Fibulakopf nach lateral, mit der anderen Hand drückt sie die Tibia nach medial. Die Klientin bewegt während der Intervention Zehen und Fuß einige Male in eine Dorsalflektion. [Abb. 2.48]

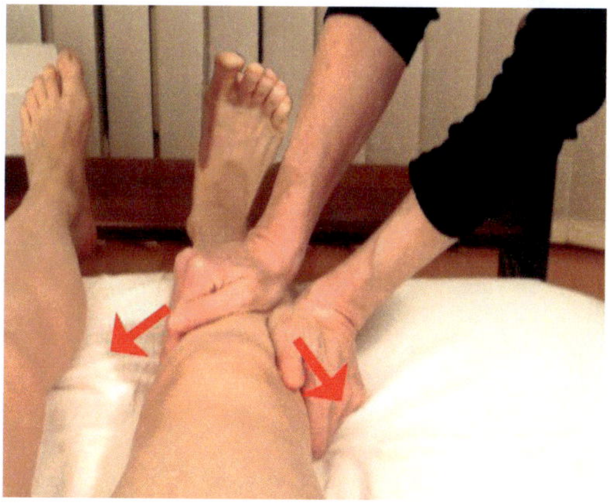

Abb. 2.48

- Tracking (siehe S. 57 ff). Der Behandler dreht Fibulakopf und Wadengewebe nach hinten-innen. [Abb. 2.49].

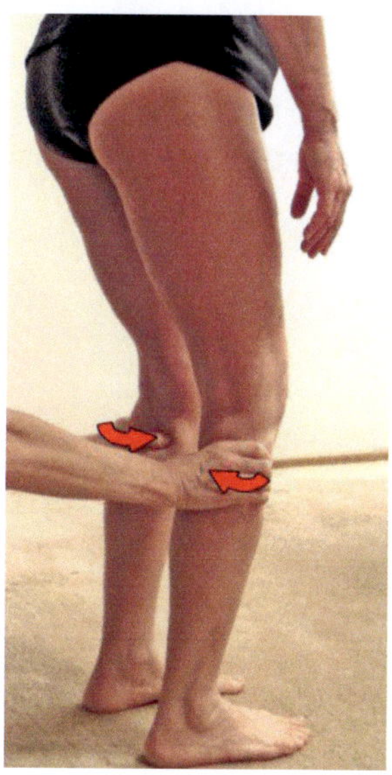

Abb. 2.49

X- und O-Beine

Tracking (siehe S. 57 ff). Da die Knie sich beim o-Bein während der Trackingbewegung voneinander entfernen wollen, verhindert der Behandler dies mit seinen Händen [Abb. 2.50, links]. Beim x-Bein wollen die Knie sich einander annähern. Dies kann der Behandler mit seiner Faust verhindern [Abb. 2.50, rechts].

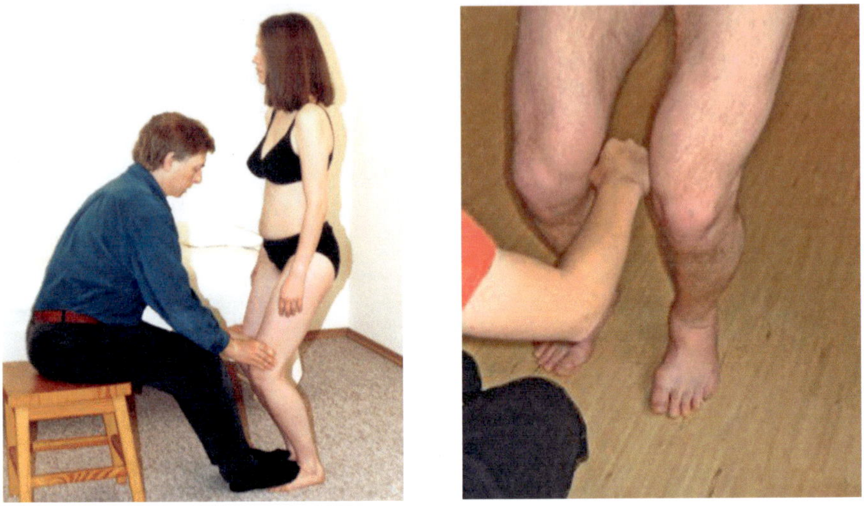

Abb. 2.50

Überstrecktes Knie

- Rückenlage. Die Extensorenmuskulatur des Unterschenkels verlängernd bearbeiten, während die Klientin das Knie auf und ab bewegt. [Abb. 2.51].

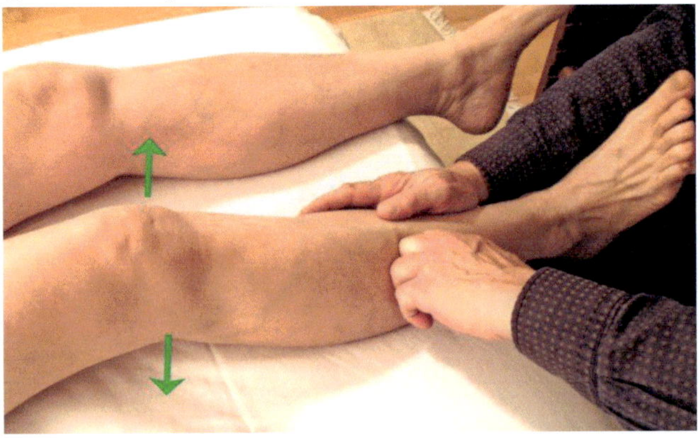

Abb. 2.51

- Gegen den hinhaltenden Widerstand der Klientin das Bein vom Knie her nach unten in eine gestreckte Lage drücken. [Abb.2.52].

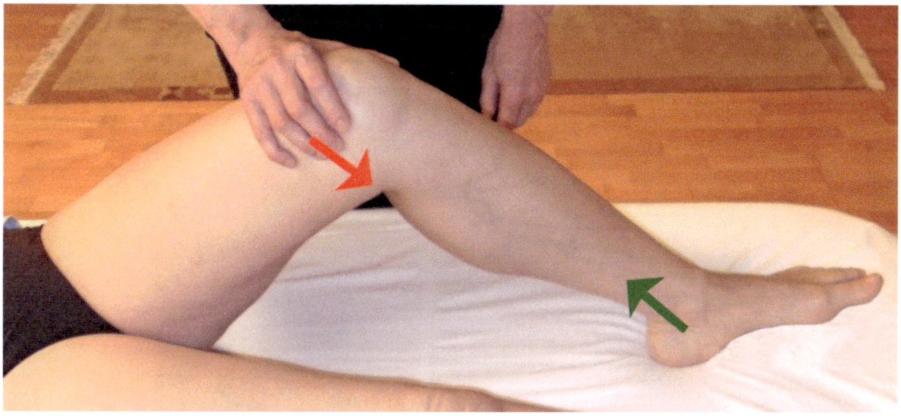

Abb. 2.52

Abduktoren des Beins

- Isometrische Dehnung: Rückenlage. Die Klientin drückt gegen den Widerstand der Behandlerin die Knie mit zunehmender Kraft für ca. 10 Sekunden auseinander. Gegebenenfalls 2-7 Wiederholungen. [Abb. 2.53].

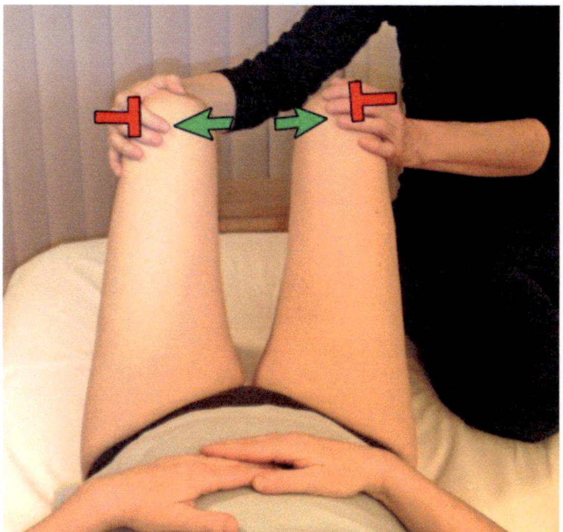

Abb. 2.53

- Rückenlage. Der Behandler hält mit der einen Hand das Becken nach kranial, während er mit der anderen Hand das Bein über die Mitte hinaus adduziert [Abb. 2.54].

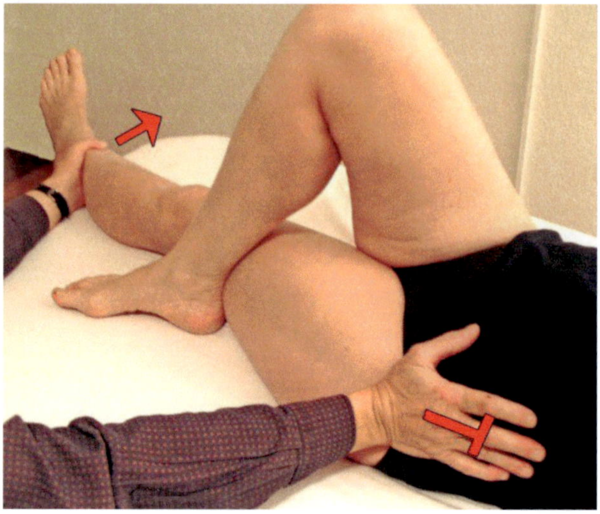

Abb. 2.54

Fascia lata
In Seitenlage den Tractus iliotibialis quer oder längs bearbeiten. [Abb. 2.55, links] sowie den Tractus vom M. Biceps femoris separieren [Abb. 2.55, rechts].

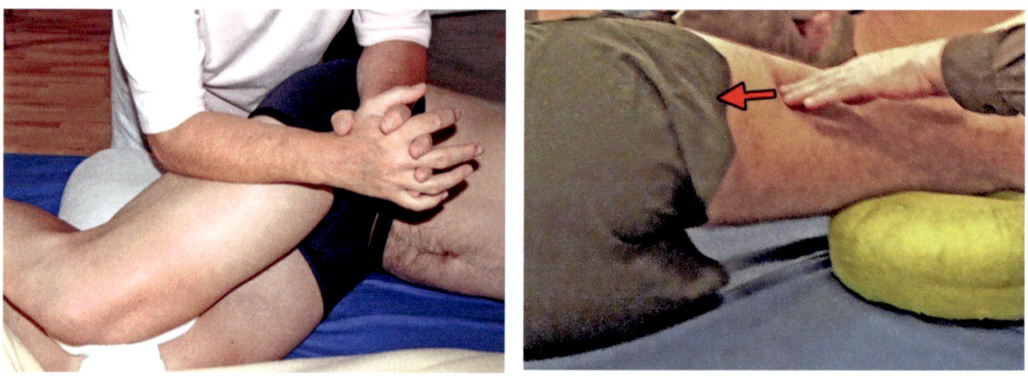

Abb. 2.55

Ischiocrurale Muskulatur

- Bauchlage. Muskelansätze am Rand der Tuberositi schmelzend behandeln. [Abb. 2.56, links]
- Bauchlage. Längs oder quer dehnen. [Abb. 2.56, rechts]

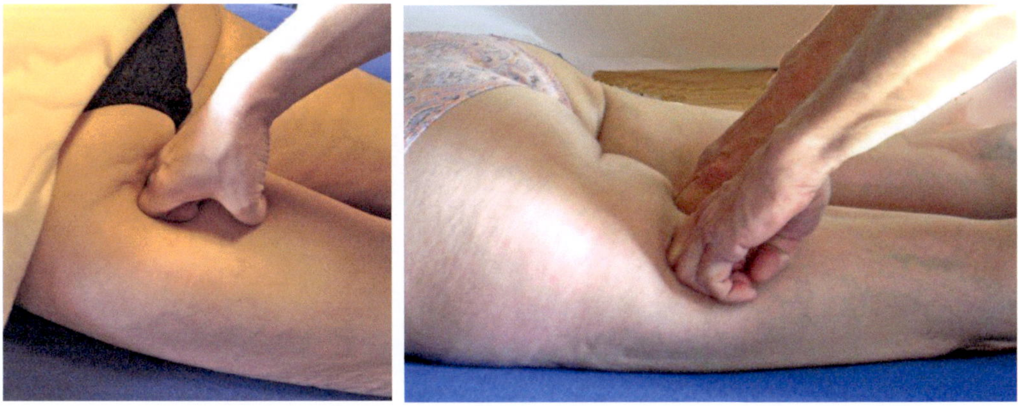

Abb. 2.56 *Schmelzend und quer zum Faserverlauf arbeiten*

- Bauchlage. Das Bein wird im Knie aufgestellt. Der Behandler arbeitet nach proximal an den Ischiocruralen, während er den Unterschenkel im Knie langsam beugt und streckt. [Abb. 2.57]

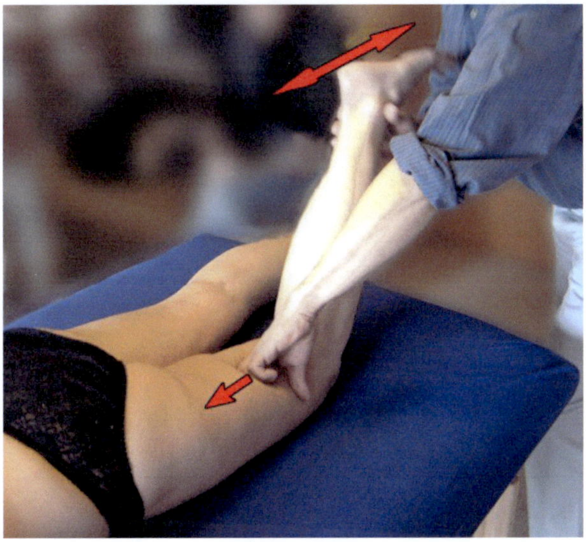

Abb. 2.57

- Bauchlage. Oberhalb der Kniekehle punktuell [Abb. 2.58, links] schmelzen oder in Rückenlage flächig arbeiten [Abb.2.58, rechts].

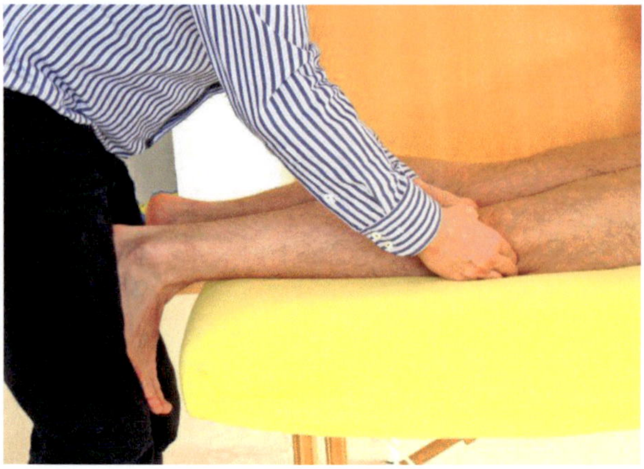

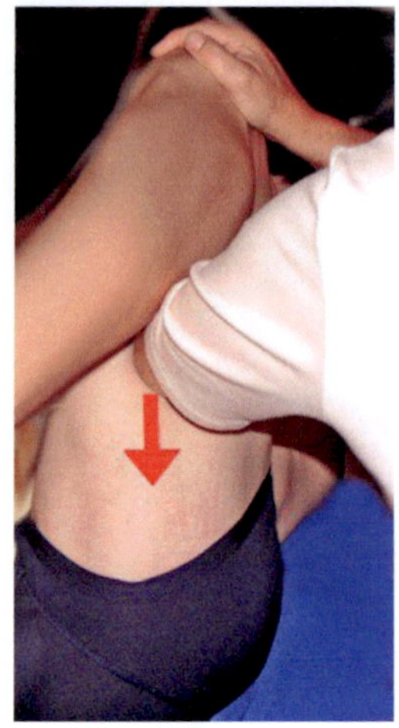

Abb. 2.58

- Behandlung kombinieren mit Streckung des Fußes Richtung Decke (Raumorientierung) und Druck des anderen Fußes gegen die Wand (Erdung) [Abb. 2.59].

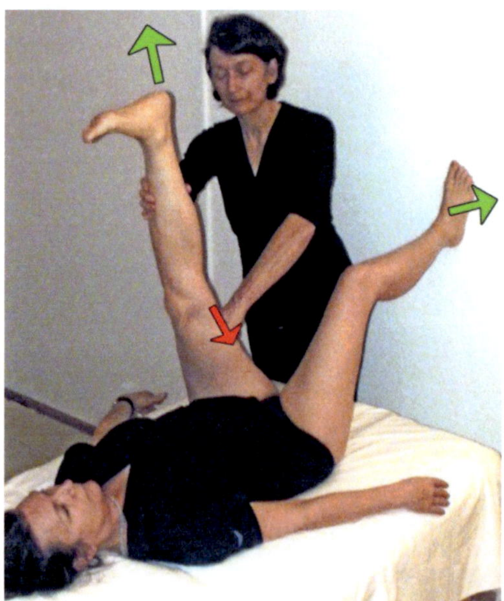

Abb. 2.59

- M. Biceps femoris vom M. Adductor magnus separieren: Bauchlage. Schmelzend das Septum zwischen beiden Muskeln (siehe Abb. 2.77 auf S. 100) bearbeiten [Abb. 2.60]

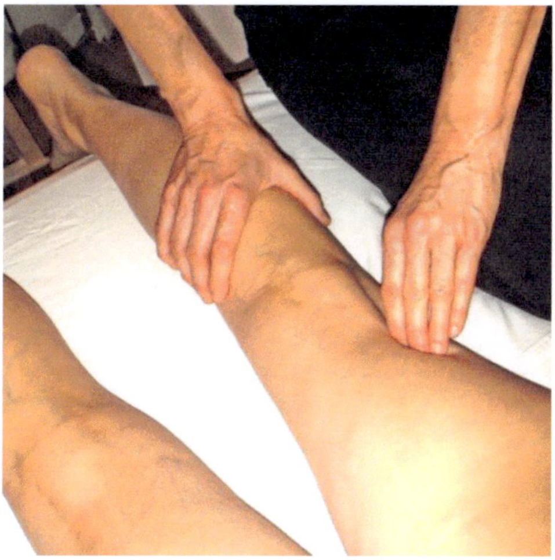

Abb. 2.60

- Wenn die Ischiocruralen miteinander verklebt sind: Bauchlage mit im Knie aufgestelltem Unterschenkel. Das Septum schmelzend bearbeiten. [Abb. 2.61] Der Klient schwenkt währenddessen den aufgestellten Unterschenkel langsam ein wenig nach innen und außen.

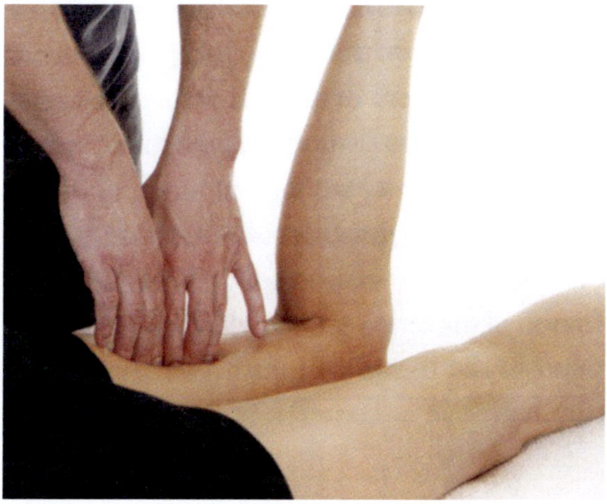

Abb. 2.61

M. Quadriceps

Rückenlage, Bein ausgestreckt. Quer oder längs bearbeiten. [Abb.2.62]

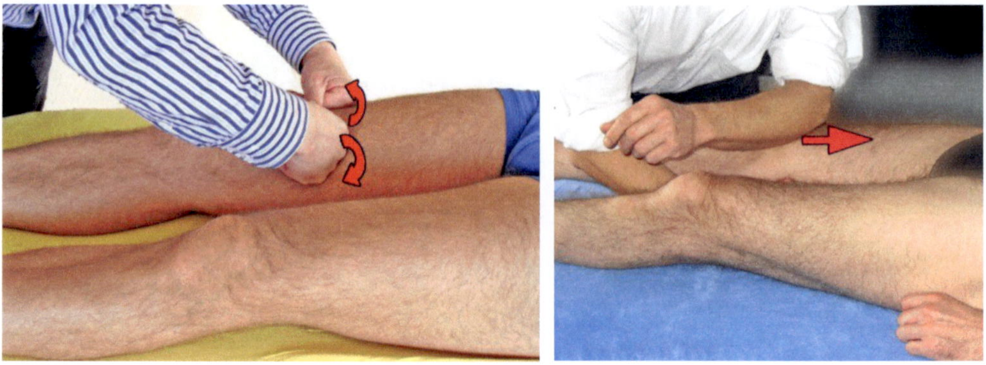

Abb. 2.62

M. Rectus femoris

- Proximale Sehne des M. Rectus femoris: Rückenlage. Zwischen M. Tensor fasciae latae und M. Sartorius schmelzend einsinken. [Abb.2.63]

  Man findet den Muskel medial vom M. Tensor, wenn der Klient den Oberschenkel etwas nach innen rotiert, was den M. Tensor aktiviert.

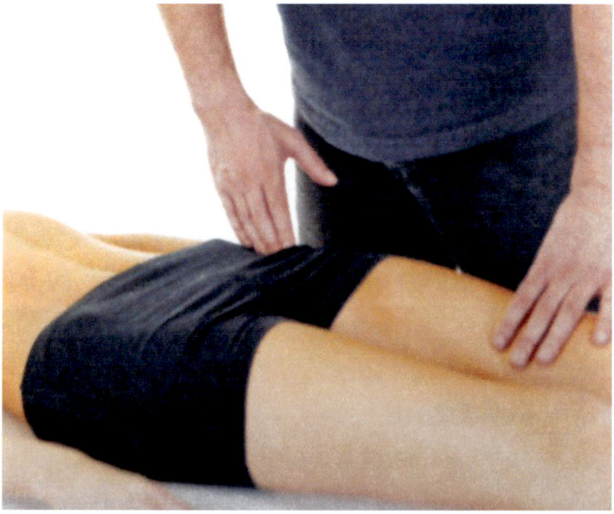

Abb. 2.63

- Proximale Sehne des M. Rectus femoris: Sitzend. Die Klientin beugt er sich von den Leisten aus nach vorn und richtet sich wieder auf, während der Behandler die Sehne des M. Rectus fixiert. [Abb. 2.64]

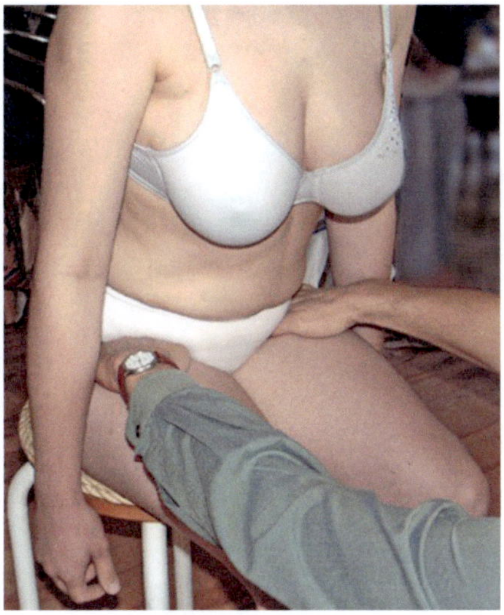

Abb. 2.64

- Rückenlage. Die Klientin streckt den kontralateralen Arm über den Kopf hinweg aus, die Unterschenkel hängen über den Liegenrand [Abb.2. 65]. Schmelzende oder andere Techniken sind über die ganze Länge des M. Rectus femoris anwendbar.

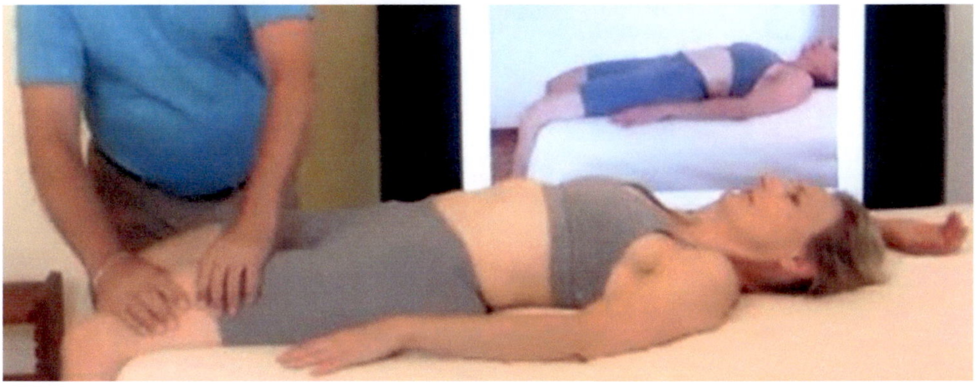

Abb. 2.65

Adduktoren

- Isometrische Dehnung: Rückenlage. Die Klientin presst gegen den Widerstand der Behandlerin die Knie mit zunehmender Kraft für ca. 10 Sekunden zusammen [Abb. 2.66]. Gegebenenfalls 3-5 Wiederholungen.

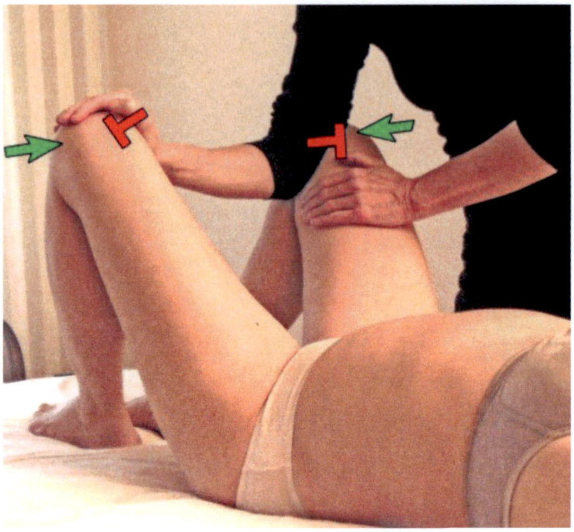

Abb. 2.66

- Rückenlage. Der Klient lässt beide Knie oder ein Knie zur Seite sinken. In dieser Positionierung an den Adduktoren arbeiten. [Abb. 2.67]

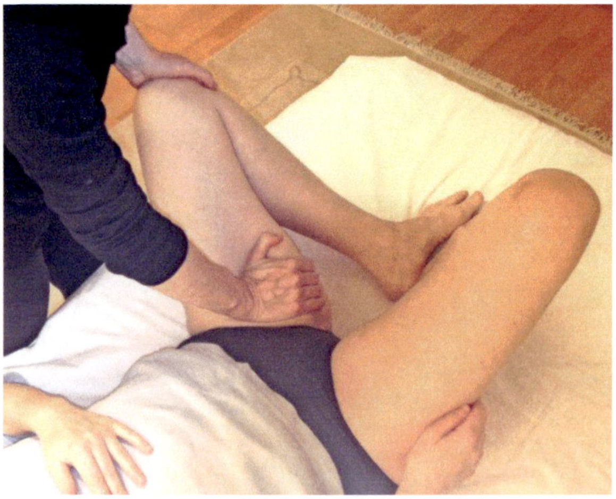

Abb. 2.67

- Die Adduktoren nach posterior arbeiten: Seitenlage. Mit der Faust oder dem Unterarm die Adduktoren nach posterior halten, während die Klientin das Knie vor und zurück bewegt. [Abb. 2.68]

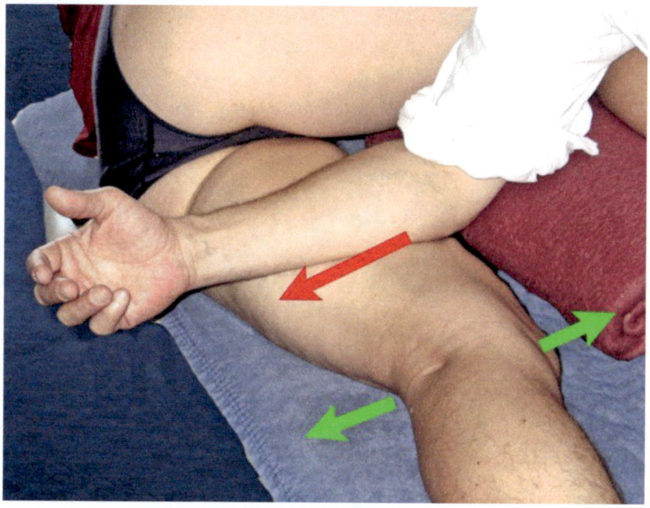

Abb. 2.68

- Die Adduktoren nach anterior arbeiten: Seitenlage. Mit der Faust oder dem Unterarm die Adduktoren nach anterior halten, während der Klient das Knie vor und zurück bewegt. [Abb. 2.69]

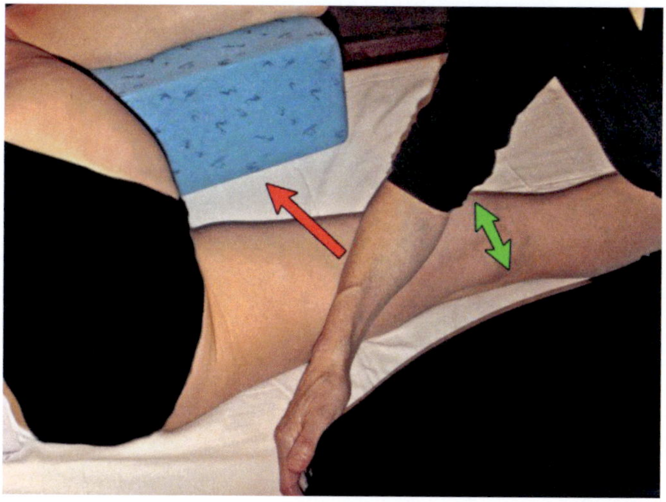

Abb. 2.69

- Die Adduktoren [Abb. 2.70] voneinander separieren: Seitenlage. Die andere Hand liegt unter dem großen Trochanter. Während der Intervention kann die Klientin das Knie langsam vor und zurück bewegen. [Abb. 2.71]

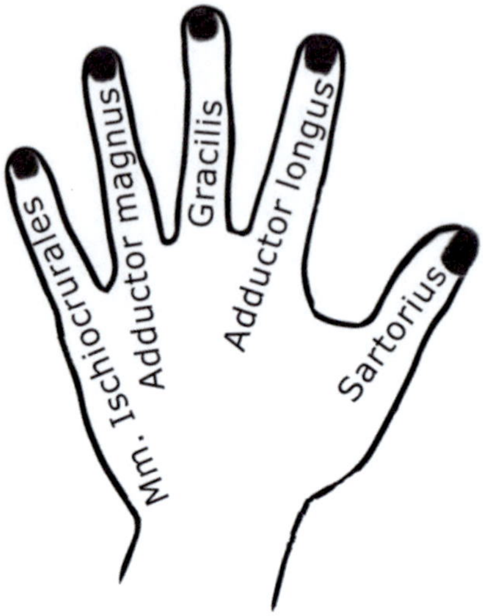

Abb. 2.70

Wenn man seine Hand am oberen Ende der Adduktoren auf den Oberschenkel legt, geben die gespreizten Finger die ungefähre Lage der Muskeln an.

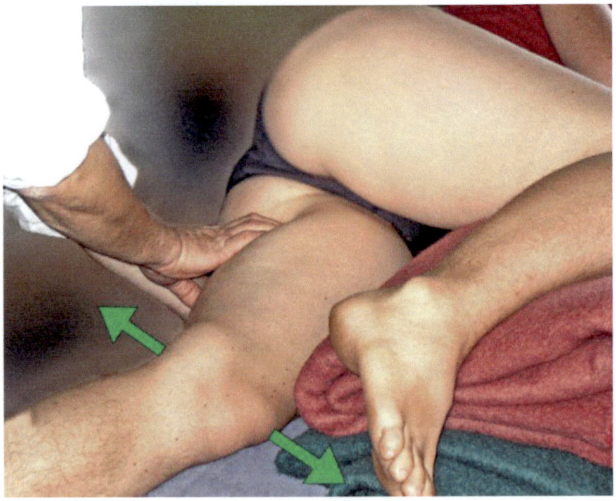

Abb. 2.71

Zwischen M. Psoas und M. Pectineus verlaufen Nerv und Arterie. Also die Stelle, an der der Puls fühlbar ist, meiden. [Abb. 2.72]

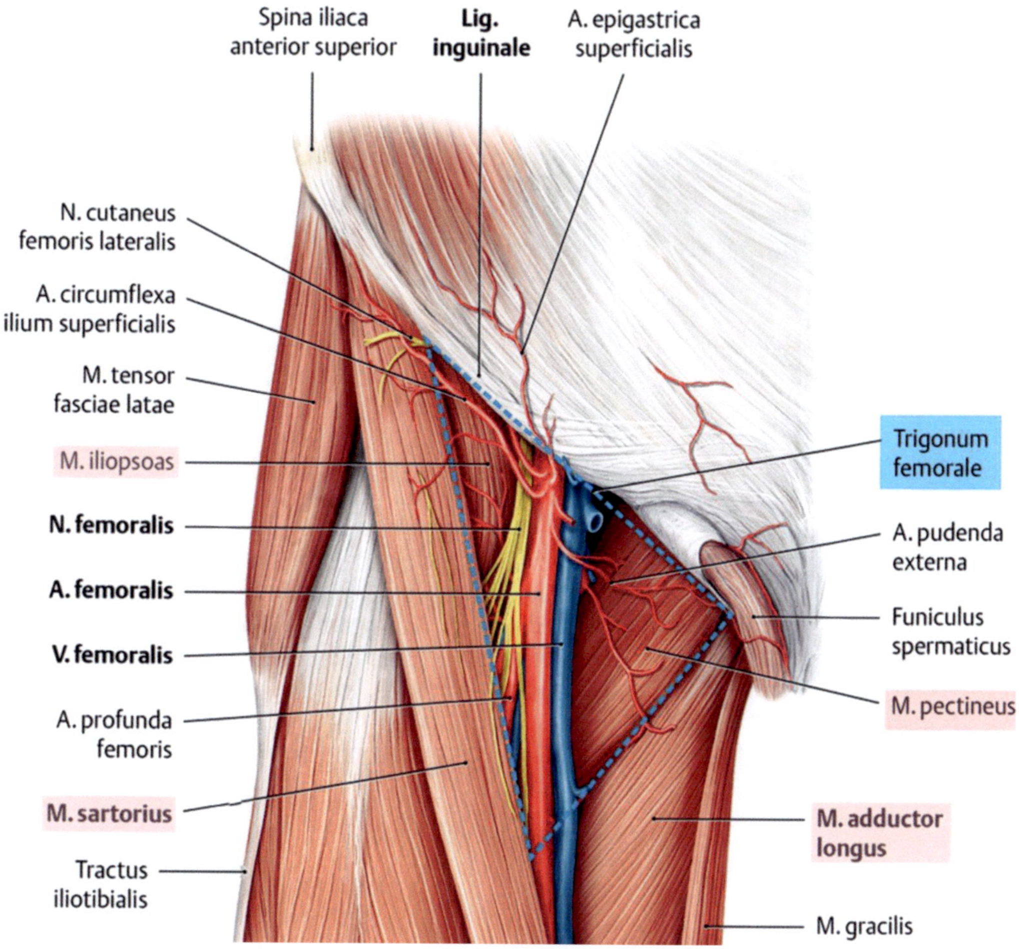

Abb. 2.72

- Seitenlage. Die Muskelansätze am Becken und die tiefst liegenden Adduktoren am Becken schmelzend behandeln. [Abb. 2.73] (Siehe auch Abb. 2.71 auf S. 96.)

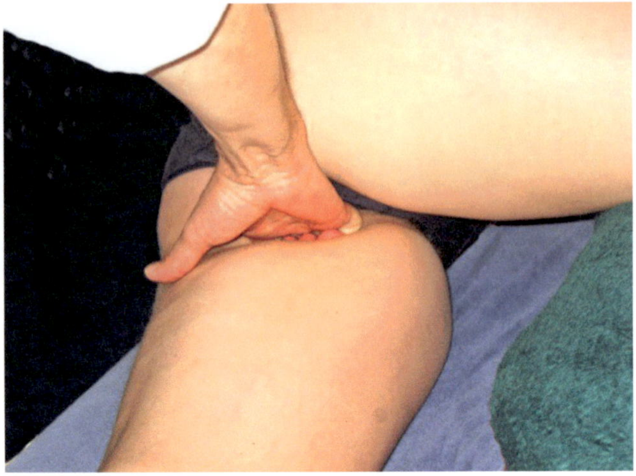

Abb. 2.73

- Rückenlage, das betreffende Bein aufgestellt. Die Klientin lässt das Knie etwas nach lateral sinken. Der Behandler lässt sich mit dem Unterarm in den entstehenden Raum einsinken und adduziert das Bein mit der andren Hand. Der Unterarm mit seinem schmelzenden Druck wirkt wie ein Keil zwischen Becken und Adduktoren. [Abb. 2.74]

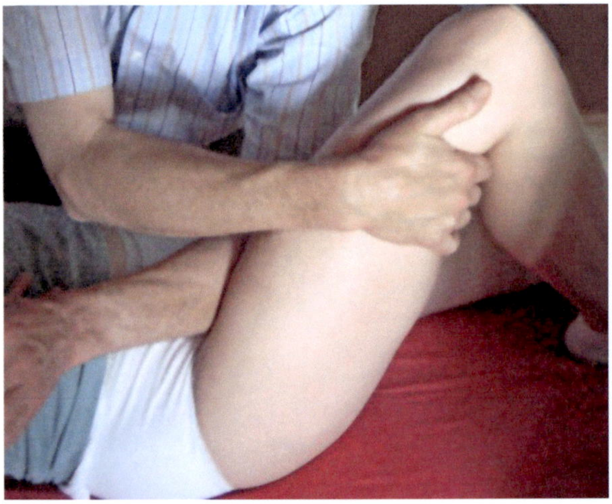

Abb. 2.74

- Das Adduktorengewebe um den kleinen Trochanter bearbeiten: Zwischen M. Gracilis und M. Adductor magnus einsinken und halten, während die Klientin das Bein streckt. [Abb. 2.75]

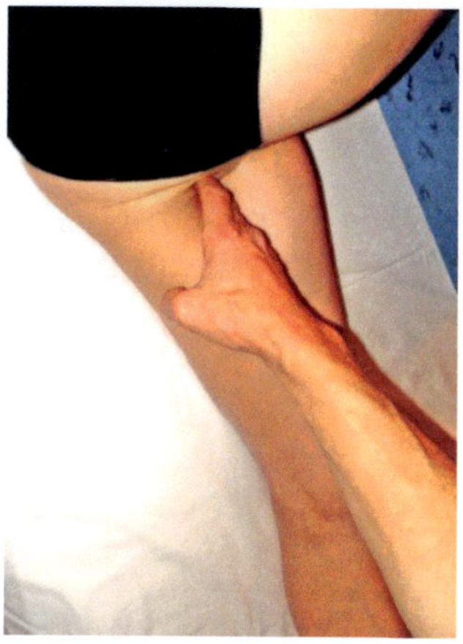

Abb. 2.75

- Arbeit am M. Pectineus [Abb. 2.76]: Rückenlage, Bein aufgestellt. Man findet den M. Pectineus, der wie in einer Grube lateral vom M. Adductor longus liegt (siehe Abb. 2.72 auf S. 97), wenn der Klient gegen den Widerstand des Behandlers das Knie zur kontralateralen Schulter hin bewegt.

  Während der Behandler am M. Pectineus ein Fulcrum Richtung Becken setzt, lässt der Klient zunächst das Knie nach außen fallen und in einem zweiten Schritt drückt er den Fuß gegen die Liege und dreht das Becken langsam zur kontralateralen Seite.

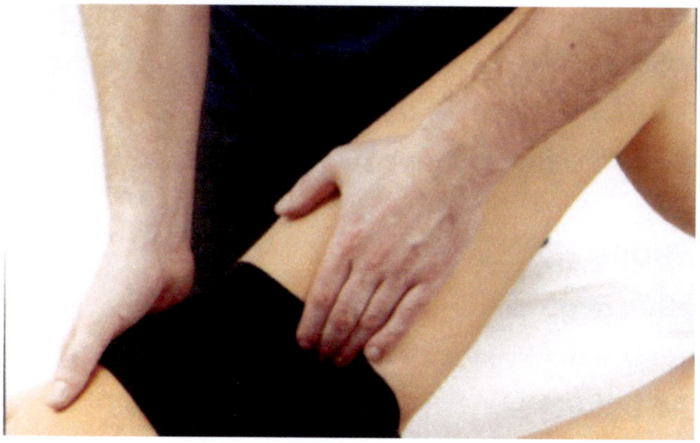

Abb. 2.76

- Die verschiedenen Septa des Oberschenkels [Abb. 2.77] bearbeiten: Seitenlage. Bei nach vorn gekipptem Becken nach kaudal hin arbeiten; bei nach hinten gekipptem Becken nach kranial.
  - hinteres Septum zwischen dem M. Semimembranosus und dem M. Adductor magnus [Abb. 2.78 und 2.79]
  - mediales Septum zwischen dem M. Vastus medialis und dem M. Sartorius
  - laterales Septum zwischen dem M. Vastus lateralis und dem M. Biceps femoris in der Seitenlage bearbeiten.

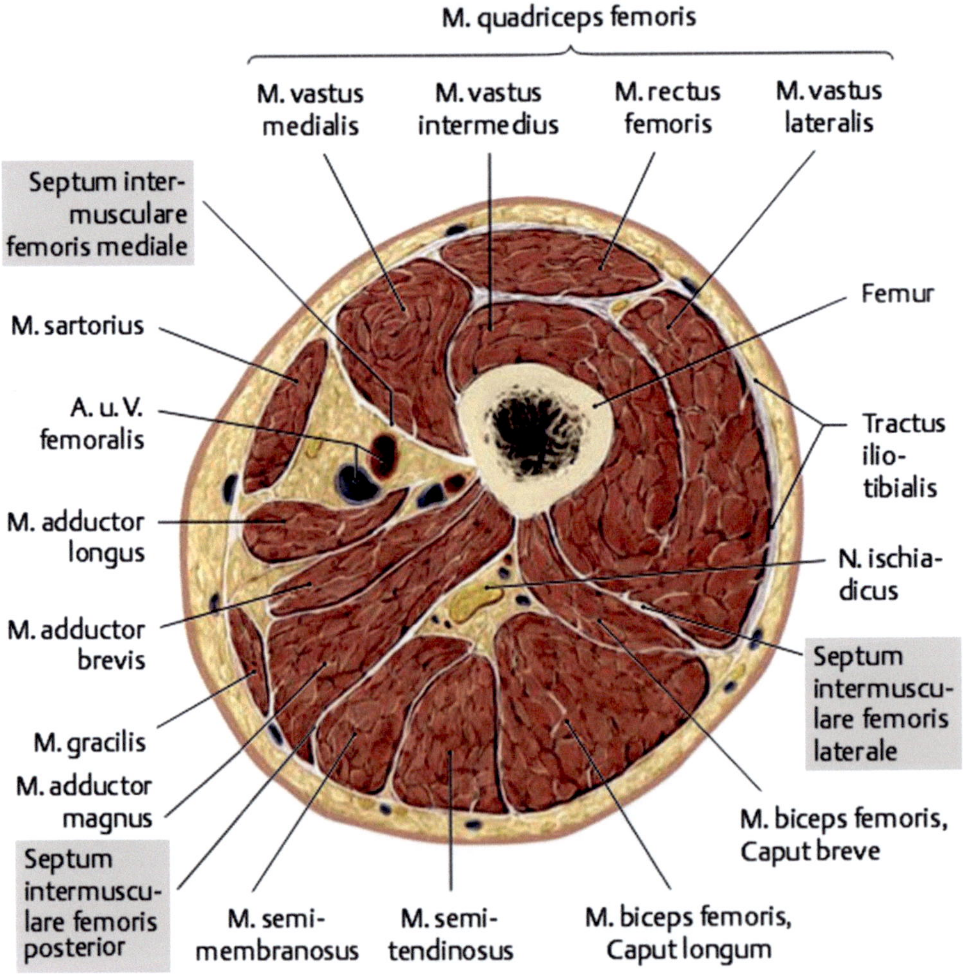

Abb. 2.77

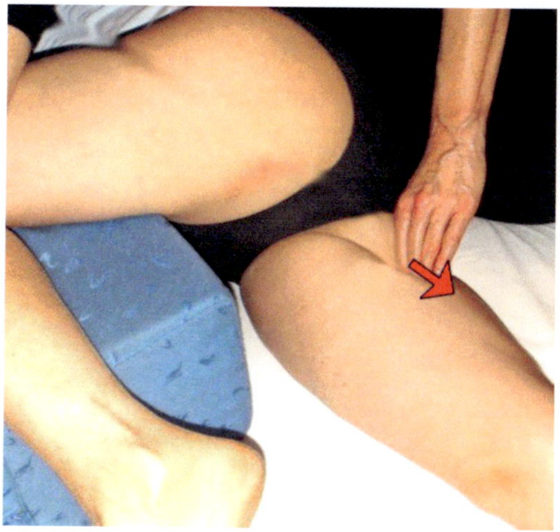

Abb. 2.78

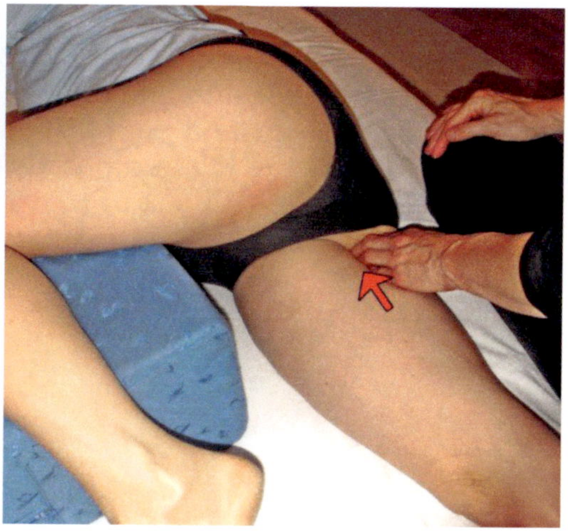

Abb. 2.79

Die Adduktorenbehandlung in der Seitenlage kann man kombinieren mit einem Druck des Fußes gegen die Wand und der kontralateralen Faust gegen die Unterlage. [Abb. 2.80] Dies schult die sensomotorische kontralaterale Verbindung von Becken- und Schultergürtel.

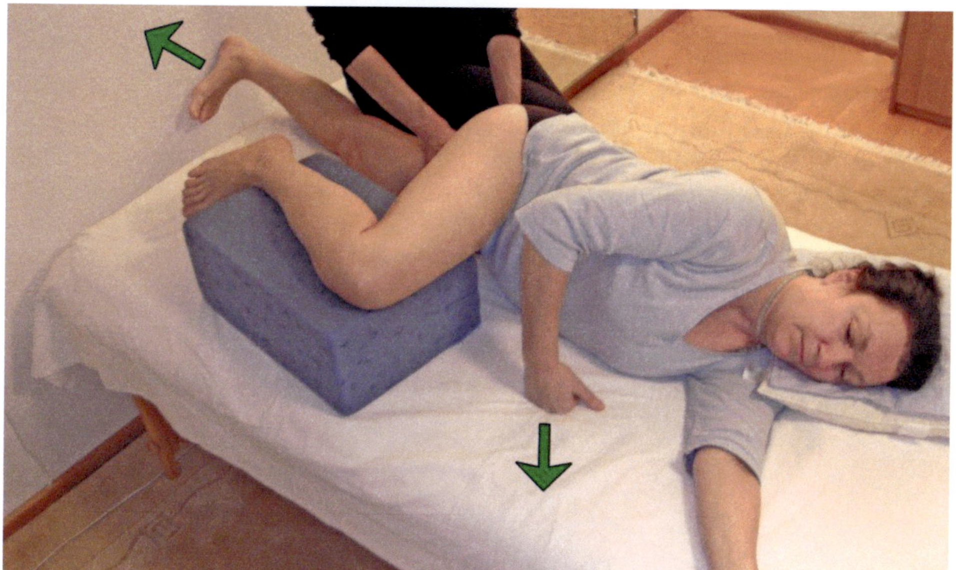

Abb. 2.80

M. Iliopsoas am Bein
Seitenlage. Das Knie des unteren Beins ist zunächst leicht gebeugt, das obere Bein in Hüfte und Knie angewinkelt. Während der Behandler mit der einen Hand am M. Iliopsoas einen schmelzenden Druck ausübt, streckt die Klientin das Knie. Die andere Hand des Behandlers hält den Fuß. [Abb. 2.81]

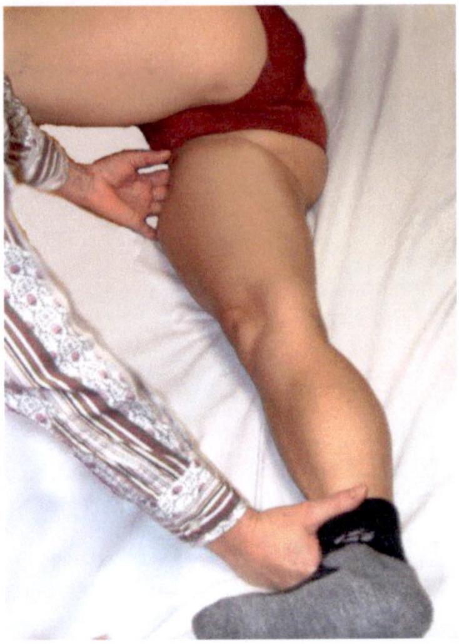

Abb. 2.81

M. Iliopsoas und M. Pectineus am kleinen Trochanter
Der kleine Trochanter ist zu ertasten durch das femorale Dreieck. (Siehe Abb. 2.72 auf S. 97): vom M. Pectineus herkommend unter das Gefäßbündel gehen Richtung Femurrückseite.

M. Tensor articularis genu [Abb. 2.82]

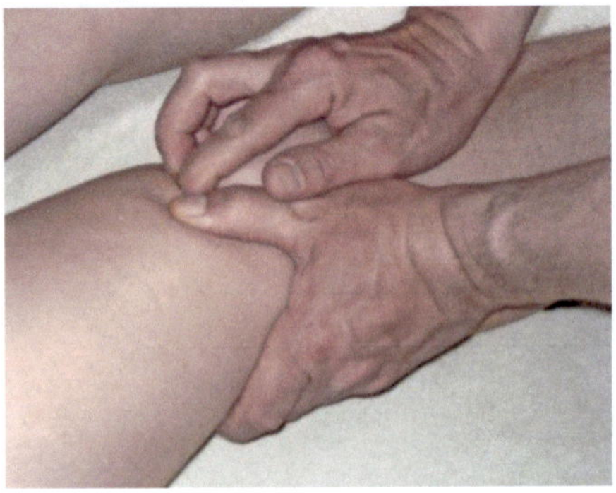

Abb. 2.82

Kniekehle weiten
Bauchlage. An der Kniekehle mit überkreuzten Fäusten das Gewebe von Unter- und Oberschenkel auseinanderbewegen. [Abb. 2.83]

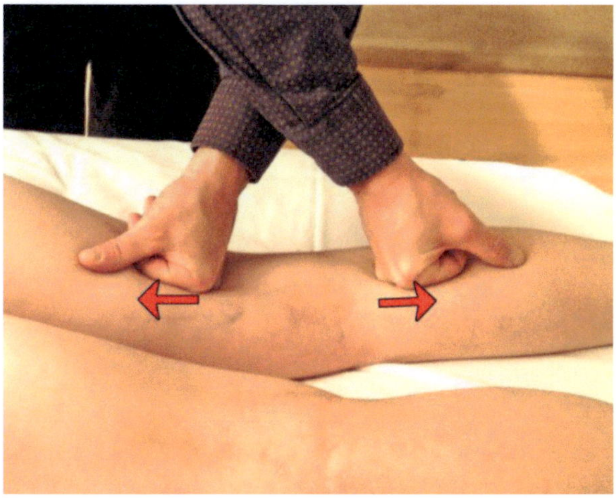

Abb. 2.83

M. Triceps surae
- Seitenlage, unteres Bein gestreckt, oberes Bein angewinkelt lagern. Bei der Arbeit an der Innenseite des Unterschenkels bewegt der Klient Zehen und Fuß in Dorsalflektion und zurück. [Abb.2.84]

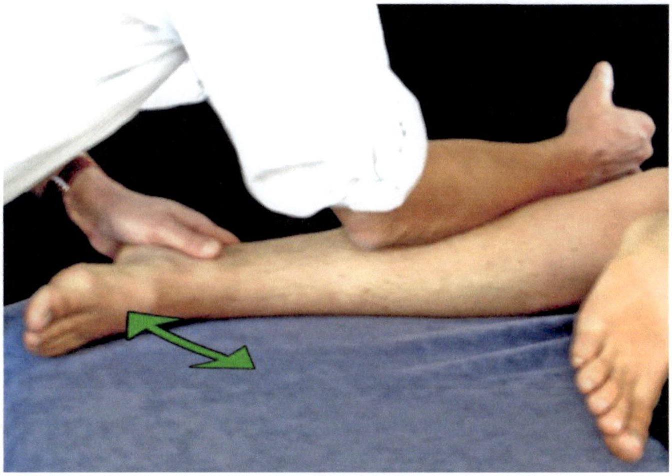

Abb. 2.84

- Bauchlage. Der Klient bewegt Zehen und Fuß in Dorsalflektion, während die Achillessehne [Abb. 2.85] und die Mm. Gastrocnemii [Abb. 2.86] behandelt werden.

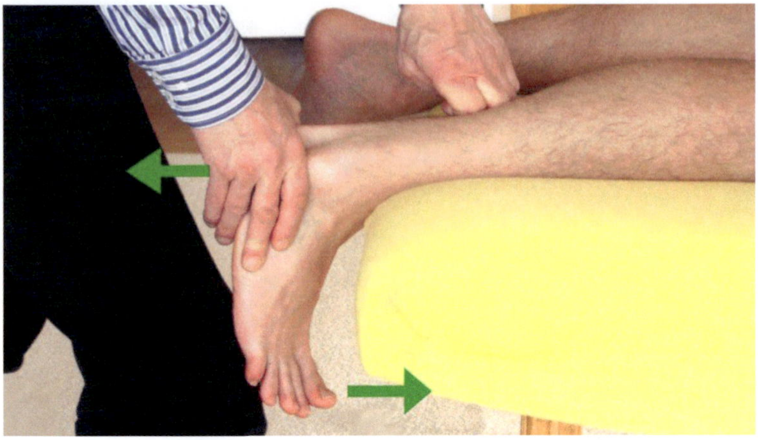

Abb. 2.85

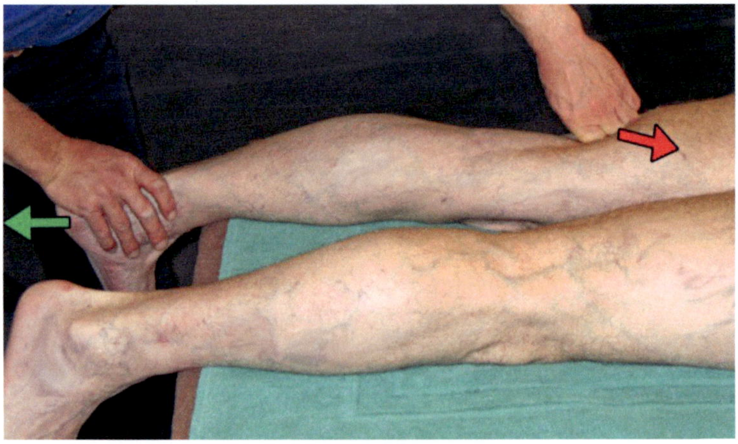

Abb. 2.86

- Mm. Gastrocnemii
  - Bauchlage. [Abb. 2.86]
  - Isometrische Dehnung: Rückenlage. Die Behandlerin bringt den Fuß in Dorsalflektion bis zur Barriere. Dann beugt die Klientin mit einer Muskelkraft von ca. 20 % den Fuß nach plantar gegen den Widerstand der Behandlerin. Dauer ca. 10 Sekunden. [Abb. 2.87]

Nach einer kurzen Entspannung bewegt die Behandlerin den Fuß wieder in die Dorsalflektion bis zur neuen Barriere. Das Ganze 3-5-mal wiederholen.

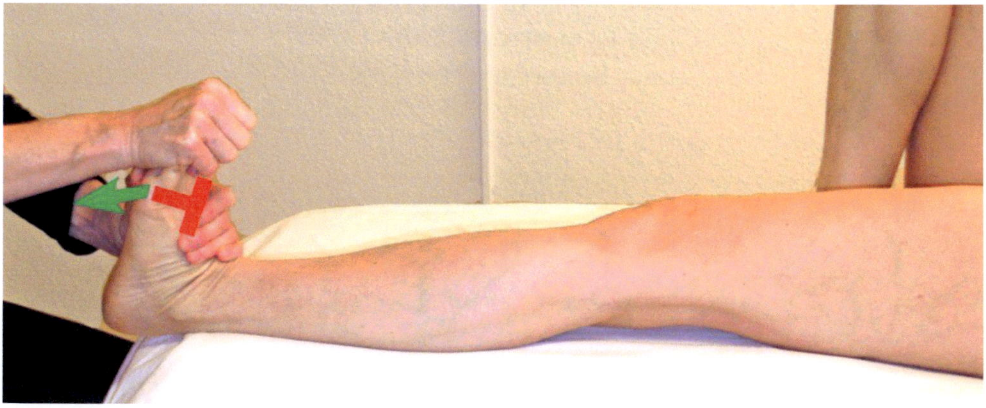

Abb. 2.87

- M. Soleus

  Isometrische Dehnung: Wie bei den Mm. Gastrocnemii. Aber: das Knie ist gebeugt, um gezielt den M. Soleus anzusprechen. [Abb.2.88]

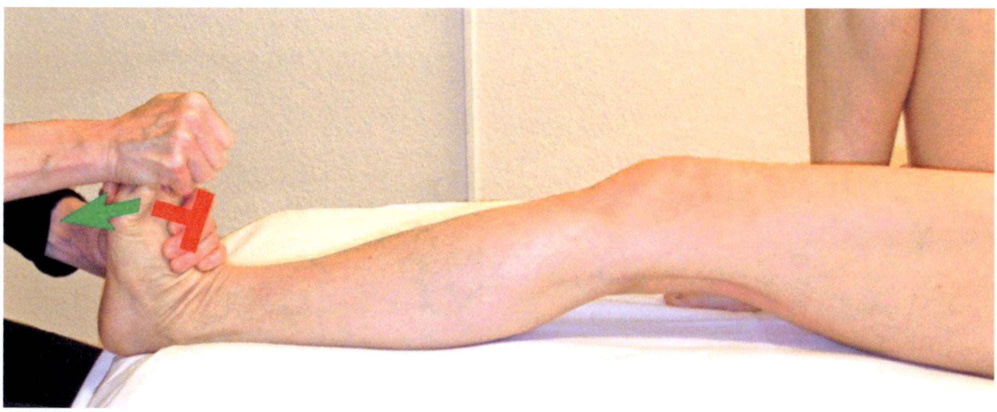

Abb. 2.88

Tiefe Flexoren des Unterschenkels

Der Behandler arbeitet jeweils hinter Fibula und hinter Tibia.

- Bauchlage. Der Behandler hält den senkrecht stehenden Unterschenkel und arbeitet Richtung Knie. [Abb. 2.89]
- Rückenlage. Das Bein ist gestreckt [Abb. 2.90]
- Arbeit hinter der Tibia. Seitenlage, unteres Bein gestreckt, oberes Bein angewinkelt lagern. Während der Behandlung bewegt der Klient Zehen und Fuß in Dorsalflektion und zurück.

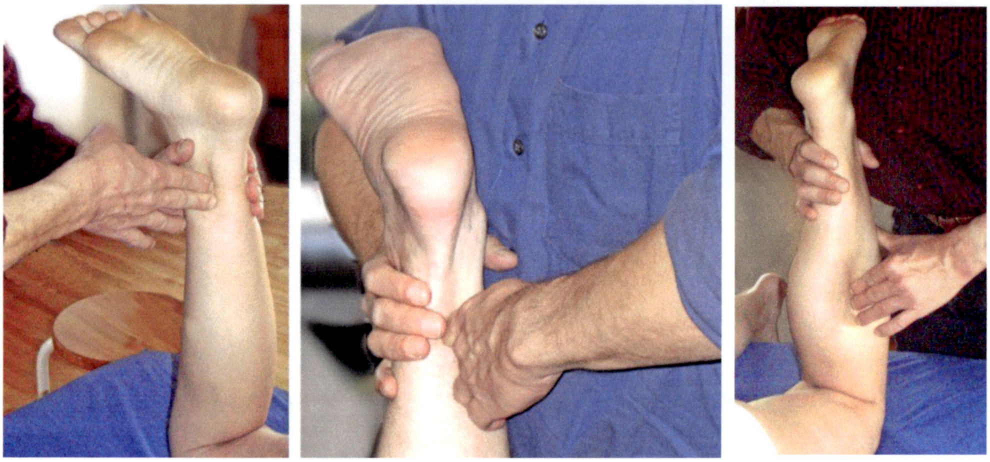

Abb. 2.89

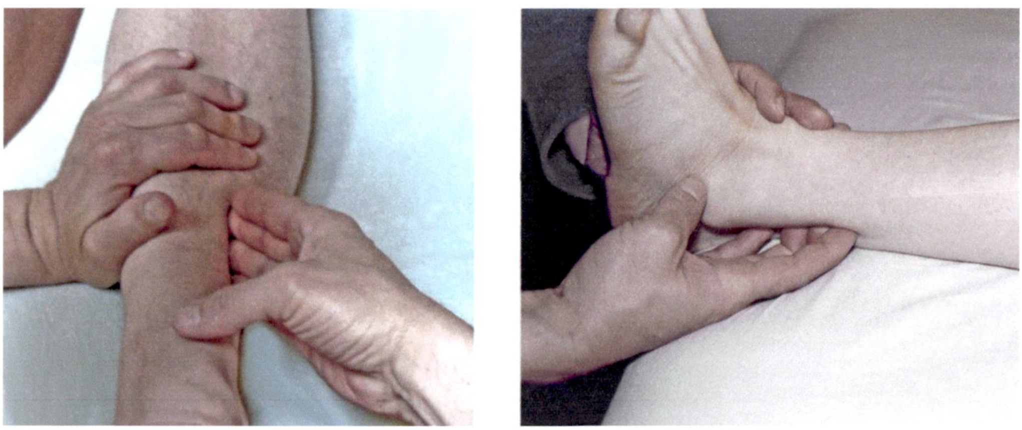

Abb. 2.90

Muskelabteilungen des Unterschenkels separieren

Die Intention richtet sich auf das tiefe Blatt der Fascia cruris und die Septa des Unterschenkels. [Abb. 2.91]

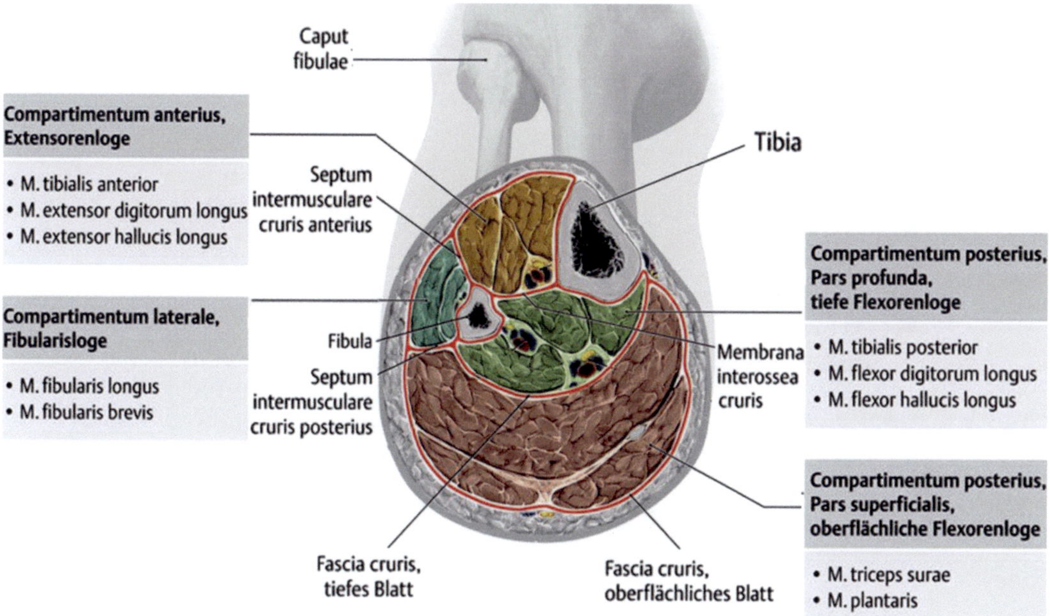

Abb. 2.91

- Rückenlage. An den Rändern von Tibia und Fibula entlang tief eindringend mit Intention arbeiten. [Abb. 2.92 und 2.93]

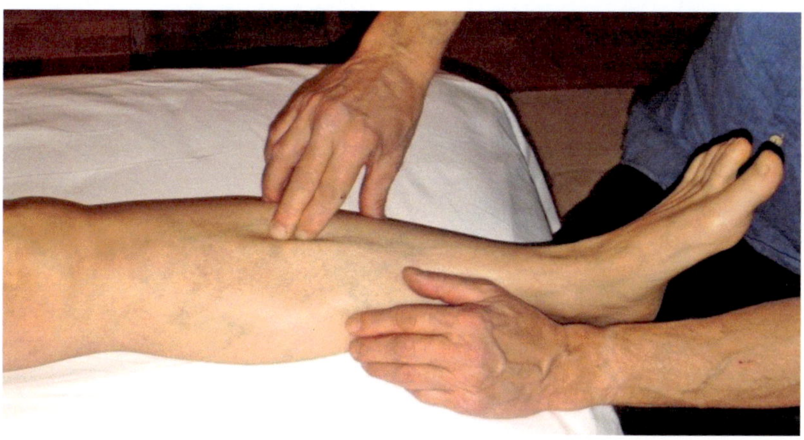

Abb. 2.92 *Arbeit entlang dem medialen Rand der Tibia*

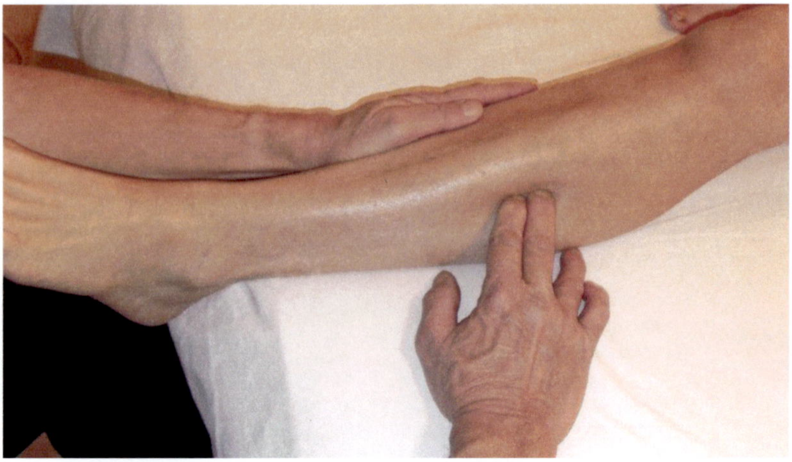

Abb. 2.93 *Arbeit entlang dem vorderen Rand der Fibula*

- Indirekt: Tibia und Fibula langsam zusammendrücken, Release abwarten und dann langsam loslassen.

Becken und Kreuzbein/Steißbein

1. Beckenregion

Mobilisieren der Iliosacralgelenke, der Symphyse und des lumbosacralen Übergangs

Rückenlage mit aufgestellten Beinen. Der Behandler fixiert die Beine mit seinem Oberkörper und seiner Schulter. Mit seinen Händen umfasst er die beiden Beckenschaufeln der Klientin und bewegt sie in einer sich wiederholenden *dreidimensionalen* Lemniskatenform. [Abb. 3.1] Der Fokus der Intention kann wahlweise auf den Iliosacralgelenken oder der Symphyse oder dem lumbosacralen Übergang liegen.

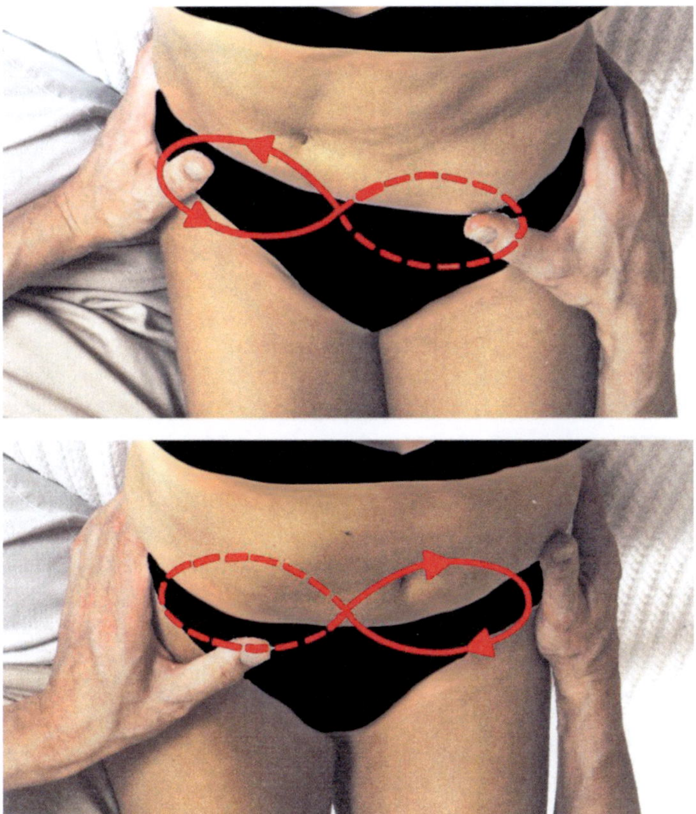

Abb. 3.1

Struktureller Becken-Lift

Indikationen:

- Iliosacrale Dysfunktionen
- Kippung des Kreuzbeins nach anterior oder posterior
- Kippung des Beckens nach anterior oder posterior

Schrittweise Durchführung:

1. Vorbereitung

   Rückenlage. Beine aufgestellt. Der Klient hebt das Becken, indem er die Sitzknochen Richtung Knie schiebt. Die rechte Hand des Behandlers positioniert sich unter dem Kreuzbein [Abb.3.2], der Klient lässt das Becken wieder auf die Unterlage sinken. Gegebenenfalls kann die linke Hand des Behandlers sodann die Beine des Klienten stabilisieren. [Abb. 3.3]

   Wichtig: Der Klient gibt sein ganzes Gewicht ab. Eine hilfreiche Vorstellung: Das Kreuzbein schwimmt in der Hand wie ein Boot auf dem See.

   Der Behandler drückt sein Handgelenk so in die Liege, dass sie ganz horizontal liegt.

   Der Behandler kann gegebenenfalls die linke Hand auf den Rippenbogen legen, damit der Klient im Brustbereich entspannt, was wiederum die Entspannung des unteren Rückens fördert und das Kreuzbein sinken lässt.

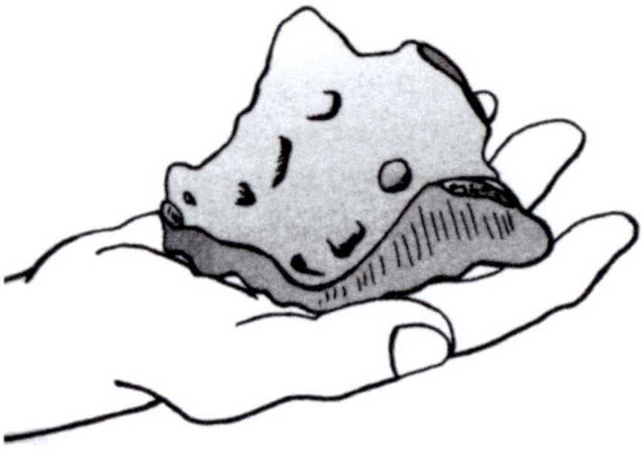

Abb. 3.2

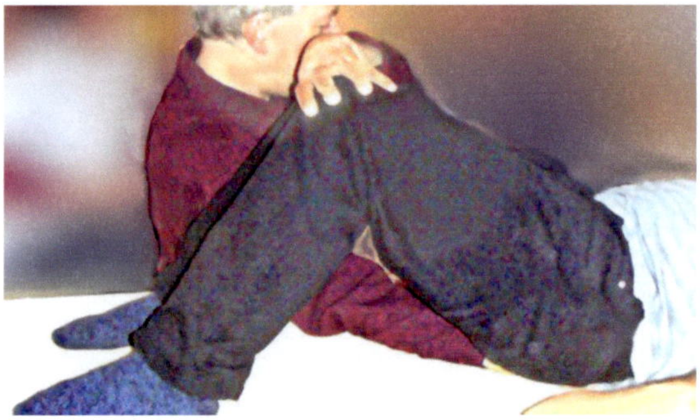

Abb. 3.3

2 a. Direkte Technik

- Bei einem nach anterior gekippten Becken/Kreuzbein:

  Mit den Fingerspitzen von kranial nach kaudal die Kreuzbeinbasis aus der Kippung herausziehen. Auf eine gerade Zugrichtung achten. Die Arme dabei locker lassen.

- Bei einem nach posterior gekippten Becken/Kreuzbein:

  Die Beine des Klienten liegen ausgestreckt. [Abb. 3.4] Bei einem nach hinten gekippten Becken ist die Lendenwirbelsäule wahrscheinlich zu steil. Die linke Hand des Behandlers kann durch leichtes Anheben der Lendenwirbel Richtung Rippenbogen mehr Kurve impulsieren. Die Basis des Kreuzbeins mit den Fingerspitzen der rechten Hand sanft, aber entschieden nach anterior drücken.

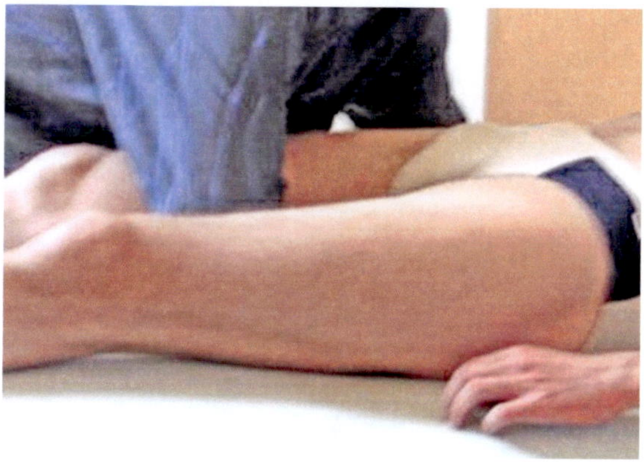

Abb. 3.4

- Falls es Restriktionen zwischen Kreuzbein und Becken gibt, mit dem linken Unterarm die beiden Spinae iliacae anterior superior umfassen und mit der rechten Hand Kreuzbein und Becken sanft schaukelnd gegeneinander bewegen. [Abb. 3.5]

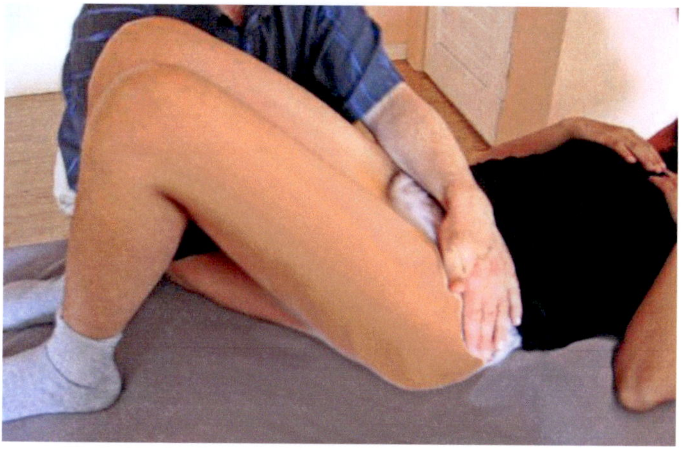

Abb. 3.5

2 b. Craniosacrale Technik (siehe S. 47 f)

Motilitätsbewegung des Kreuzbeins [Abb. 3.6] abwarten und ihr einige Zyklen lang passiv folgen, bis ein Release - eventuell verbunden mit einem unwillkürlichen tiefen Atemzug – erfolgt.

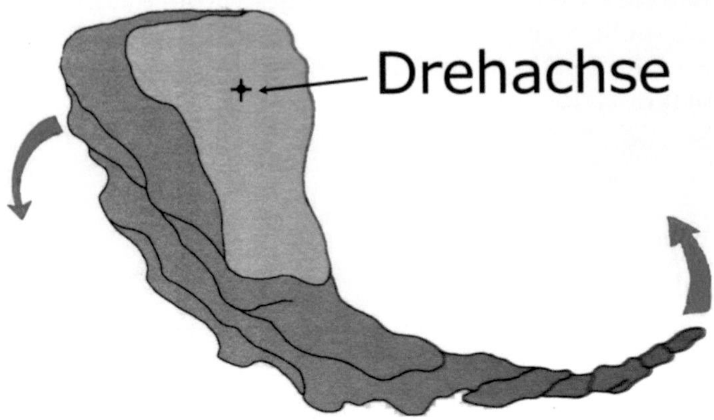

Abb. 3.6

2. Becken

In-flare / Out-flare der Ilia (=Innen-/Außen-Rotation eines Ilium oder beider Ilia um die Sagittalachse)

1. Out-flare (=Rotation um die Sagittalachse nach außen)

- Rückenlage. Das Bein der out-flare-Seite ist aufgestellt. Eine Hand umfasst das Ilium an der SIAS und drückt es nach medial, während die andere Hand die mediale Fläche des Sitzknochens umfasst und sie nach lateral zieht. [Abb. 3.7]

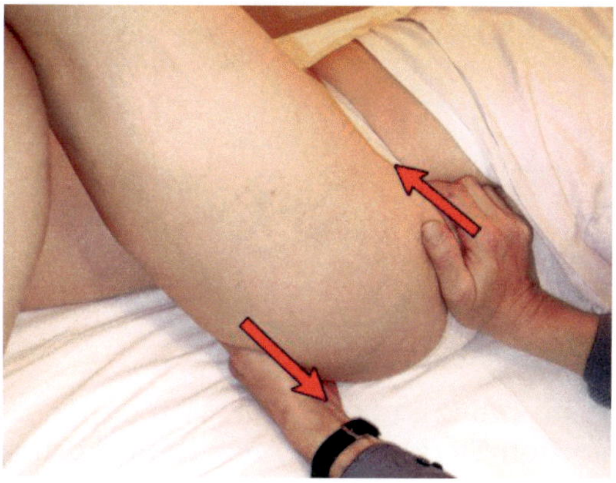

Abb. 3.7

- Indirekte Technik: Rückenlage, das Bein der out-flare-Seite ist aufgestellt. Der Klient abduziert das Bein ca. 10 Sekunden lang gegen den Widerstand des Behandlers. Gegebenenfalls mehrmals wiederholen. [Abb. 3.8]

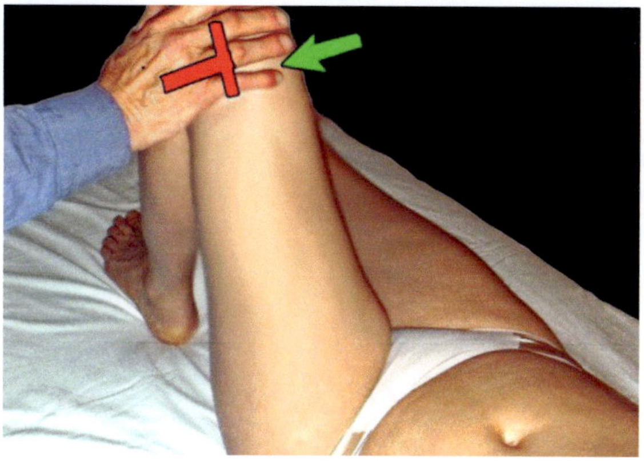

Abb. 3.8

- Mit der Hand das Lig. Sacrotuberale unterfassend den M. Glutaeus maximus vom Ligament wegziehen. [Abb. 3.9]

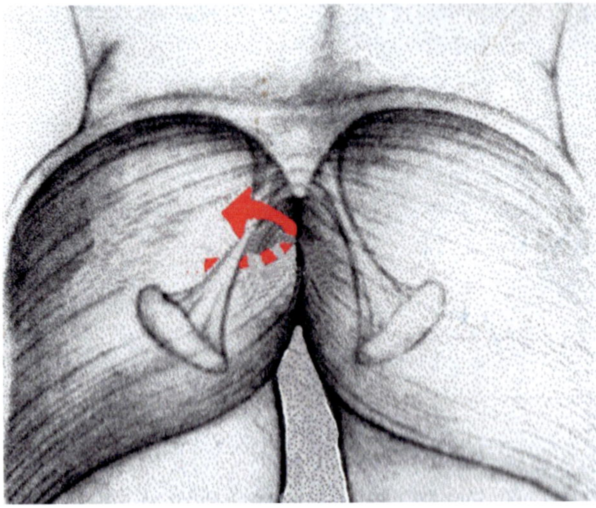

Abb. 3.9

- Seitenlage, unteres Bein gestreckt. Von der Innenseite des Sitzknochens her den Sitzknochen nach lateral drücken. [Abb.3.10]

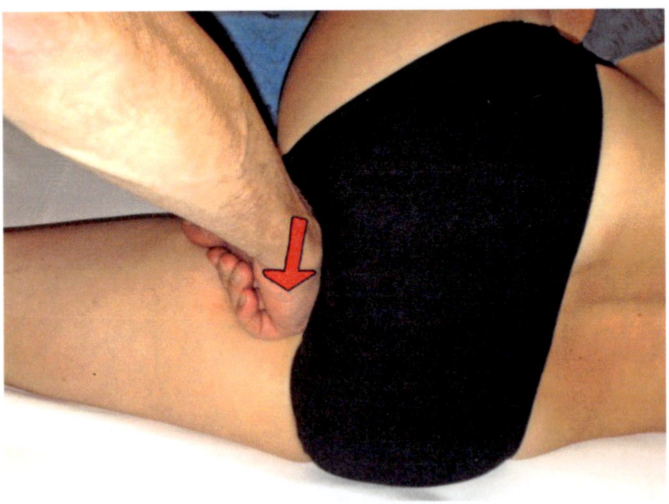

Abb. 3.10

- Behandlung des Lig. Sacrotuberale und des Lig. Sacrospinale (siehe S. 129 f)

2. In-flare (=Rotation um die Sagittalachse nach innen)

- Rückenlage. Der Behandler umfasst den im Knie angewinkelten Oberschenkel der in-flare Seite. Auf diese Weise zieht der das Bein zu sich heran. Mit dem Handballen der anderen Hand an der Innenseite der SIAS drückt er nun das Ilium nach lateral. [Abb. 3.11]
- Indirekte Technik: Rückenlage. Der Klient adduziert das Bein gegen den Widerstand des Behandlers für ca. 10 Sekunden. Gegebenenfalls mehrmals wiederholen. [Abb. 3.12]

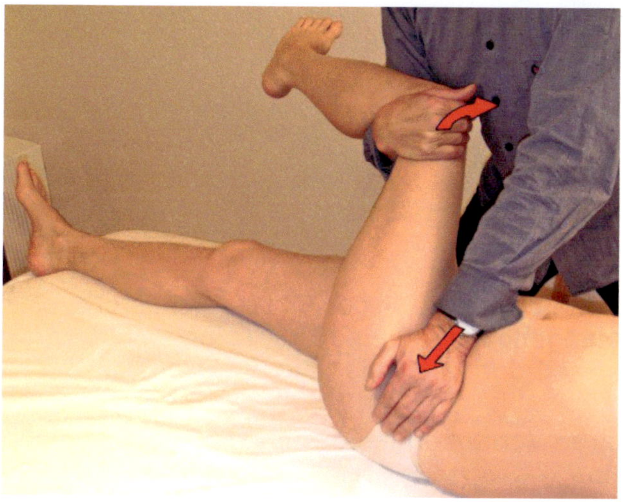

Abb. 3.11

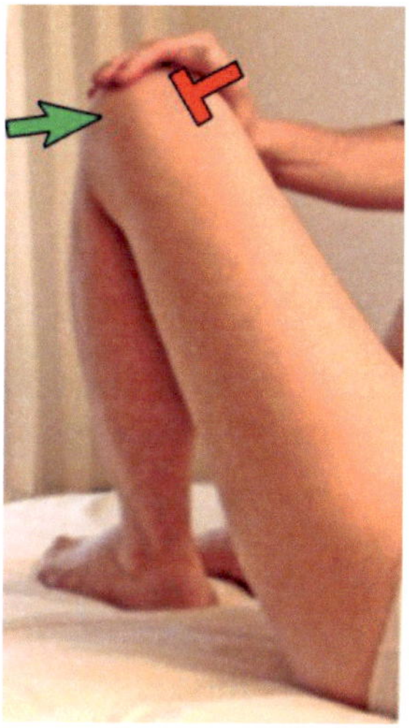

Abb. 3.12

Anterior/posterior Torsion der Ilia (=Rotation um Querachse plus Seitneigung, meist rechts anterior)

1. Anterior Torsion

Rückenlage. Die eine Hand auf die SIAS des anterior torsierten Iliums legen. Mit der anderen Hand den Femur in einen rechten Winkel zur Liege bringen, und mit dem Unterarm das gebeugte Knie umfassen und halten. Während die Hand auf der SIAS das Ilium nach posterior drückt, mit einem Teil des Körpergewichts auf dem Knie lehnen, um die posterior Torsion des Ilium zu ermutigen. [Abb. 3.13]

Außerdem die primären Verkürzungen des nach anterior gekippten Iliums behandeln.

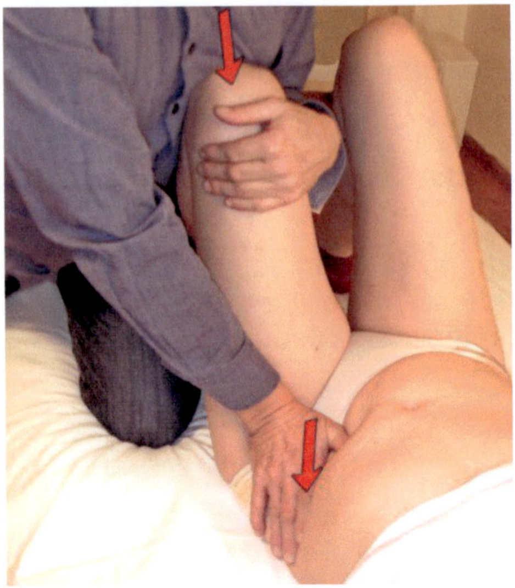

Abb. 3.13

2. *Posterior Torsion*

   Bauchlage. Der Behandler steht auf der Seite der posterior Torsion und lagert den angehobenen Femur auf seinem Oberschenkel. Mit der andren Hand drückt er das Ilium in Richtung anterior Torsion. [Abb. 3.14]

   Außerdem die primären Verkürzungen des nach posterior gekippten Iliums behandeln.

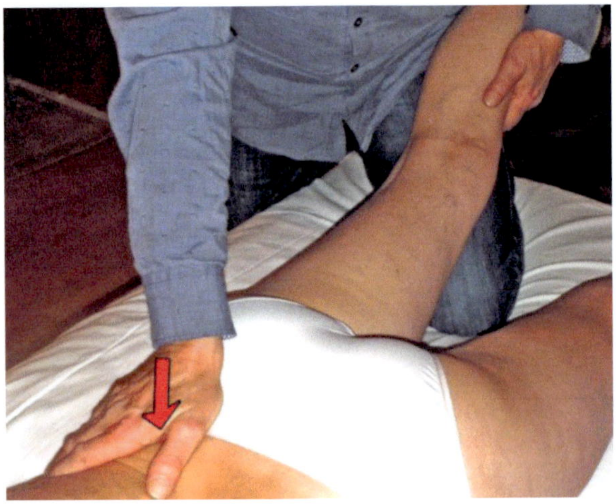

Abb. 3.14

Verschiebung eines Ilium entlang einer Schrägachse nach oben oder unten (superior shear = up slip / inferior shear = down-slip)

1. *Superior Verschiebung*

   Der Klient liegt auf der nicht betroffenen Seite. Das Bein des nach superior verschobenen Ilium sanft aber fest und stetig nach kaudal ziehen.

2. *Inferior Verschiebung*

   - Entweder wie unter 1. vorgehen oder das Bein des nach inferior verschobenen Ilium nach kranial schieben.
   - Der Klient hüpft einige Male auf dem Bein des nach unten verschobenen Ilium.

Anterior/posterior Verschiebung eines Ilium (einer Schambeinhälfte) **(anterior shear/posterior shear)**

1. *Anterior Verschiebung einer Schambeinhälfte*

   Bauchlage. Mit einer Hand unterfasst der Behandler die nach anterior verschobene Schambeinhälfte und drückt sie nach posterior. Gleichzeitig stabilisiert er mit dem Unterarm das andere Ilium nach anterior. [Abb. 3.15]

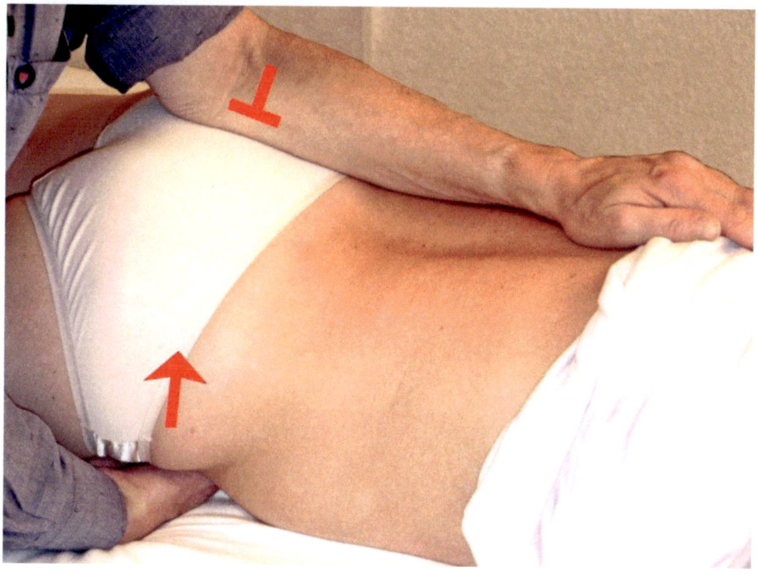

Abb. 3.15

2. *Posterior Verschiebung einer Schambeinhälfte*

Bauchlage. Dieselbe Positionierung der Arme/Hände wie unter 1. Mit dem Unterarm drückt der Behandler das nach posterior verschobene Ilium nach anterior. Gleichzeitig unterfasst er die andere Schambeinhälfte und stabilisiert sie nach posterior. [Abb.3.16]

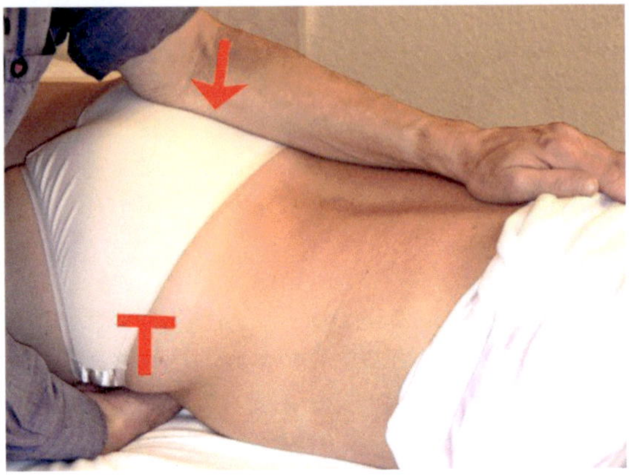

Abb. 3.16

3. *Beide Schambeinhälften ausbalancieren*

Rückenlage, Beine aufgestellt. Die Behandlerin bringt ihren Unterarm zwischen die Knie. Die Klientin presst die Knie gegen den Widerstand der Behandlerin ca. 10 Sekunden zusammen. Gegebenenfalls mehrmals wiederholen. [Abb. 3.17]

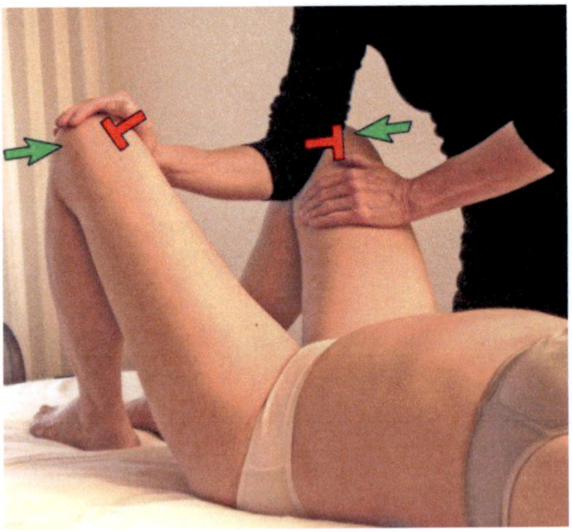

Abb. 3.17

Beckenrotation um die Vertikalachse

Der Klient sitzt aufrecht. Der Behandler setzt mit seinen Händen ein Fulcrum am M. Iliopsoas [Abb. 3.18]. Dann versucht der Klient gegen den Widerstand des Behandlers das Becken noch mehr in die Rotation zu drehen.

Lumbosacral-Lift zur Entspannung des Beckenbodens

Die Behandlerin bringt eine Hand unter den lumbosacralen Übergang. Mit der anderen Hand übt sie auf den Übergang zwischen Bauch und Schambein einen minimalen Druck aus. [Abb. 3.19]

Die Atmung der Klientin spürend nimmt die Behandlerin den Raum zwischen ihren Händen wahr. Im Idealfall hat sie eine Empfindung, als ob die obere Hand beim Ausatmen der Klientin mit der unteren Hand in Berührung kommt.

Diese Empfindung stellt sich ein, wenn Bauch und lumbodorsaler Übergang sich entspannen, eventuell begleitet von einem vertieften spontanen Atemzug der Klientin.

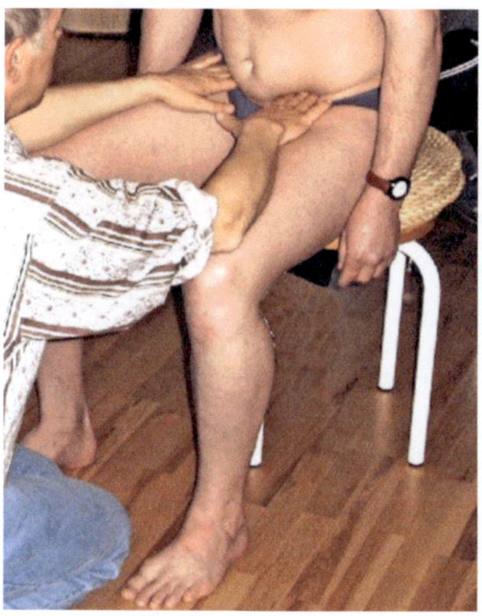

Abb. 3.18

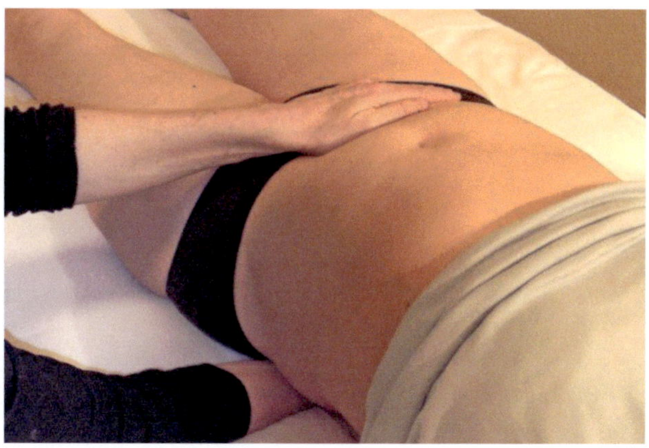

Abb. 3.19

Entspannen des vorderen Teils des Beckenbodens

Die Blase der Klientin sollte leer sein. Rückenlage, Beine aufgestellt. Die Klientin rollt das Becken nach posterior, indem sie die Sitzknochen in Richtung Knie bewegt. Währenddessen lässt der Behandler die Finger seiner Hände unmittelbar am oberen Rand des Schambeins einsinken, wo die Faszien des M. Rectus abdominis in die Beckenbodenfaszien übergehen. [Abb. 3.20, links]

Während die Klientin dann das Becken wieder in die Ausgangslage rollt, lässt der Behandler seine Fingerspitzen unter den Schambeinrand nach kaudal gleiten. [Abb. 3.20, rechts]

Vorsicht beim Mann: Samenleiterverlauf [Abb. 3.21].

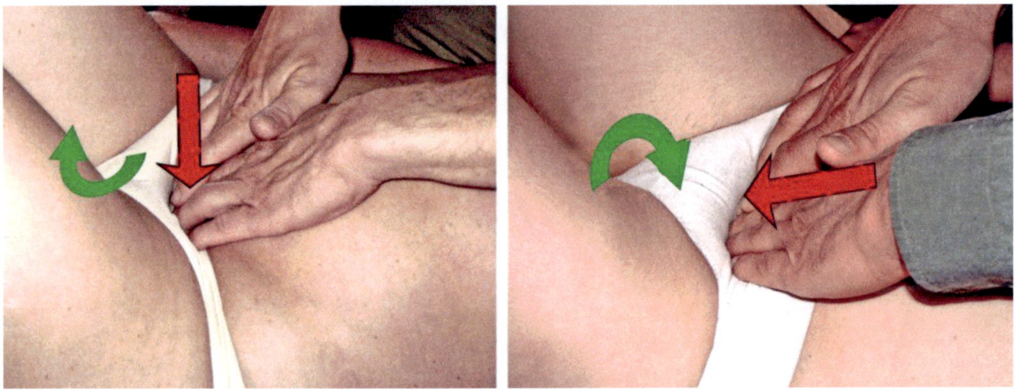

Abb. 3.20

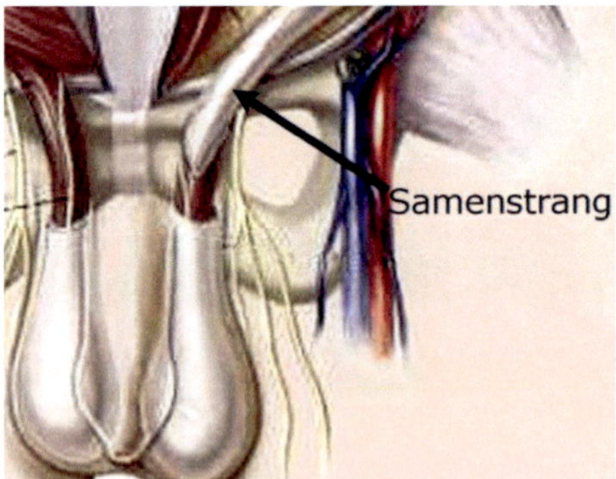

Abb. 3.21

Entspannen des hinteren Teils des Beckenbodens

- Aufgrund der Kontinuität der Faszien von M. Obturator internus und Beckenboden [Abb. 3.22] ergibt sich die Möglichkeit, über den Obturator internus indirekt den Beckenboden zu erreichen.

  Seitenlage. Die Klientin schiebt ihre Sitzknochen nach hinten. Nun kann man über schmelzenden Druck auf die Faszie des M. Obturator internus den Beckenboden beeinflussen [Abb. 3.23].

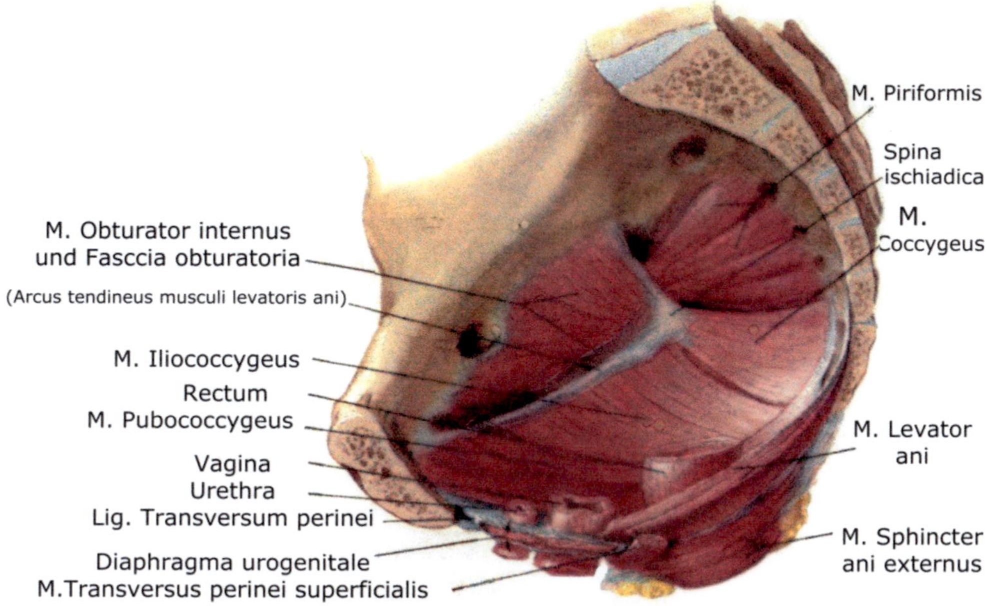

Abb. 3.22

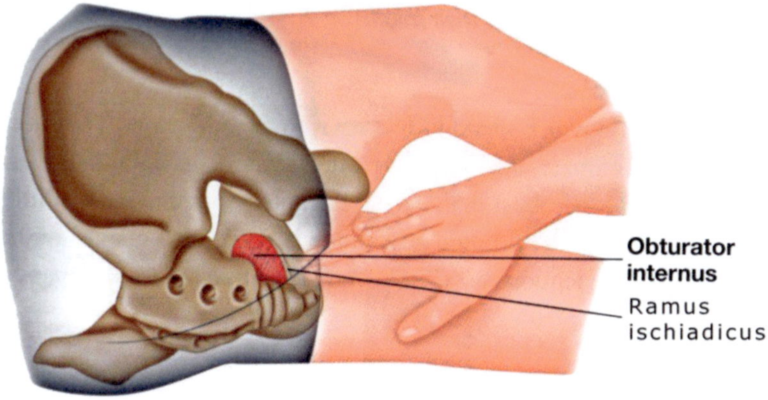

Abb. 3.23

- Bauchlage. Mit derselben Intention wie oben schmelzender Druck auf den M. Obturator internus in der Incisura ischiadica minor. [Abb. 3.24].

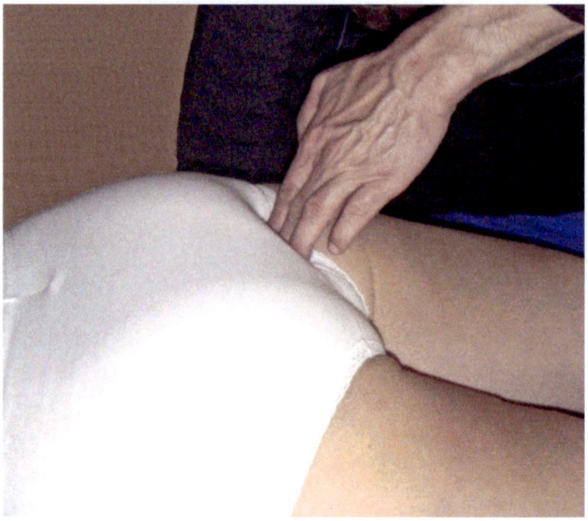

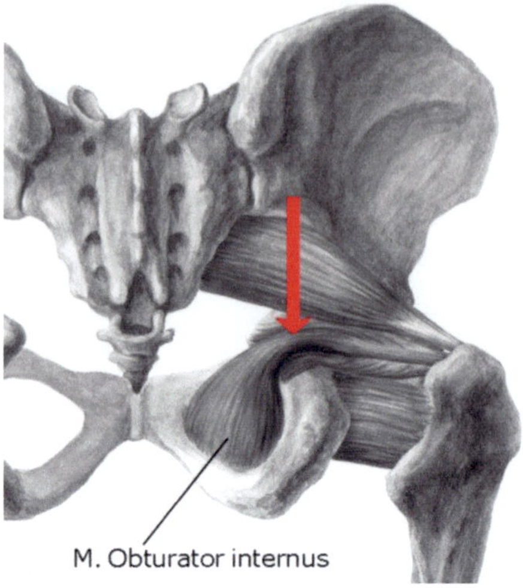

Abb. 3.24

Beckenrotatoren [Abb. 3.25]

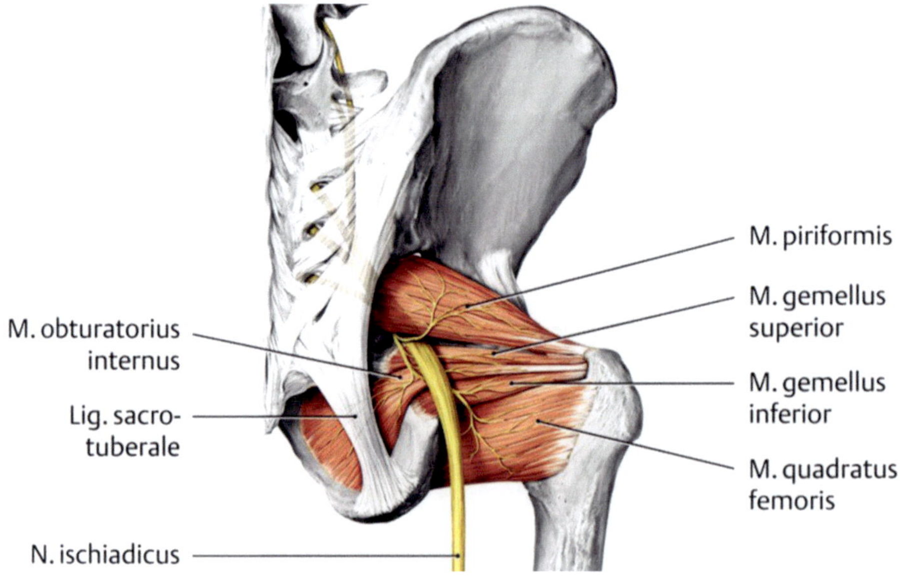

Abb. 3.25

Bauchlage. Den Unterschenkel senkrecht aufgestellt halten und während der schmelzenden Arbeit an den Rotatoren das Bein langsam nach innen und außen rotieren. Der Behandler kann Finger, Ellbogen oder Knöchel einsetzen. [Abb. 3.26, links]

Anschließend mit den Fingerkuppen die tiefen Rotatoren voneinander separieren. [Abb. 3.26, rechts]

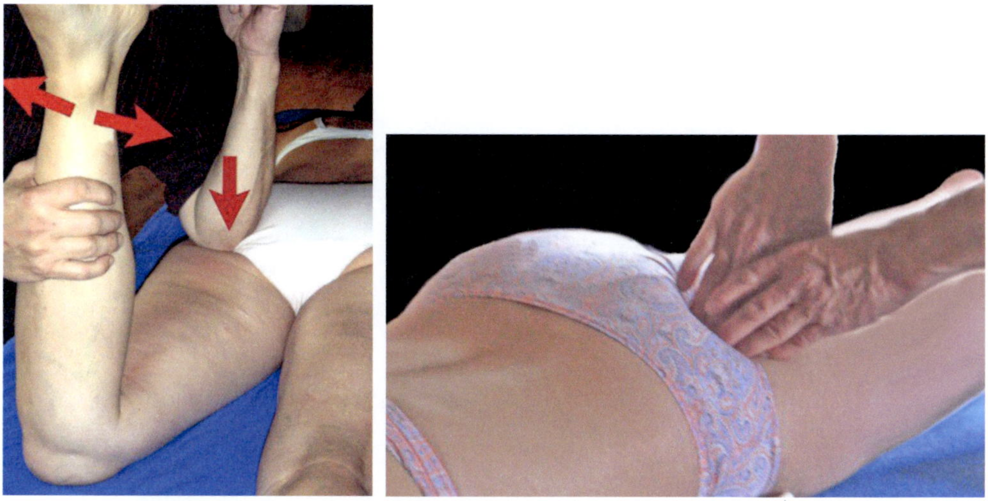

Abb. 3.26

M. Obturator internus: Siehe S. 121 f.

M. Glutaeus minimus

Seitenlage. Mit der einen Hand das im Knie gebeugte Bein anheben, mit dem Ellbogen des anderen Armes tief einsinken. [Abb. 3.27, links] Dann das Bein langsam sinken lassen, während der dehnende Druck des Ellbogens beibehalten wird. [Abb. 3.27, rechts]

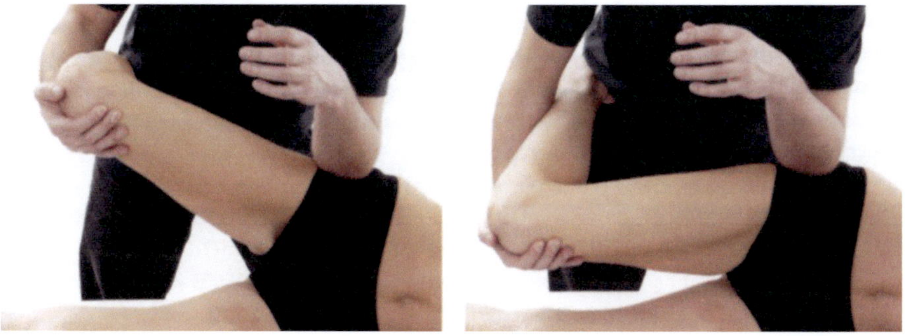

Abb. 3.27

Nervus ischiadicus (siehe auch Abb. 3.25 auf S. 122)

Die Klientin sitzt zusammengesunken, die Arme vor dem Brustkorb verschränkt. Die Streckung des aufgelegten Beins verstärkt sie durch eine Dorsalflektion des Fußes. Mit einer Hand hilft der Behandler der Klienten, das Knie gestreckt zu halten. Mit dem anderen Arm unterstützt er die zusammengesunkene Haltung. [Abb. 3.28]

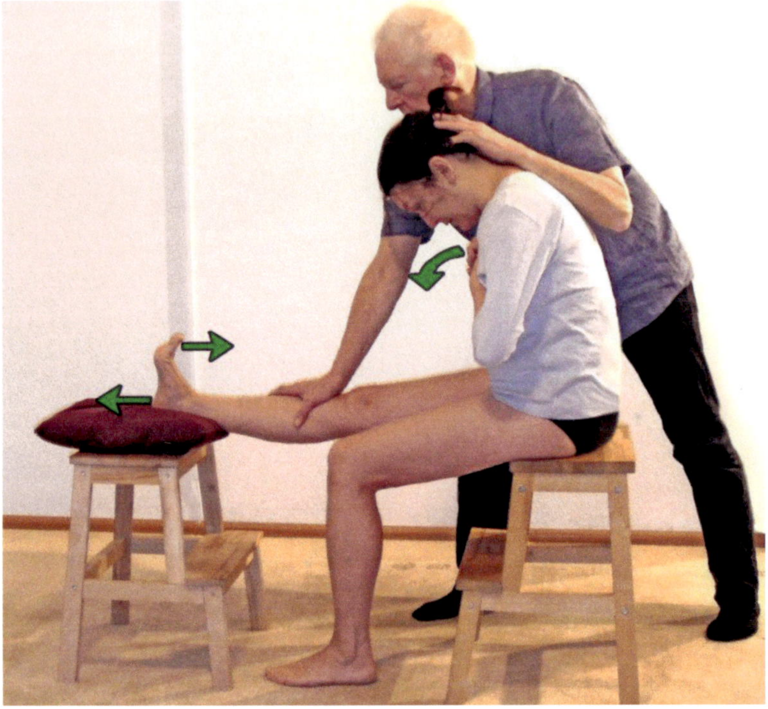

Abb. 3.28

M. Iliacus [Abb. 3.29, links]

- Rückenlage. Bein aufgestellt. Langsam in den M. Iliacus einsinken, ganz eng am Iliumknochen [Abb. 3.29, rechts]. Schmelzend bleiben, während die Klientin den Fuß langsam wegschiebt und so das Bein ausstreckt. [Abb. 3.30]
- Das im Knie angewinkelte Bein anheben und halten. Langsam mit der anderen Hand in den M. Iliacus einsinken, ganz eng am Iliumknochen. Schmelzend bleiben, während die andere Hand das Bein langsam nach medial und lateral bewegt. [Abb. 3.31]

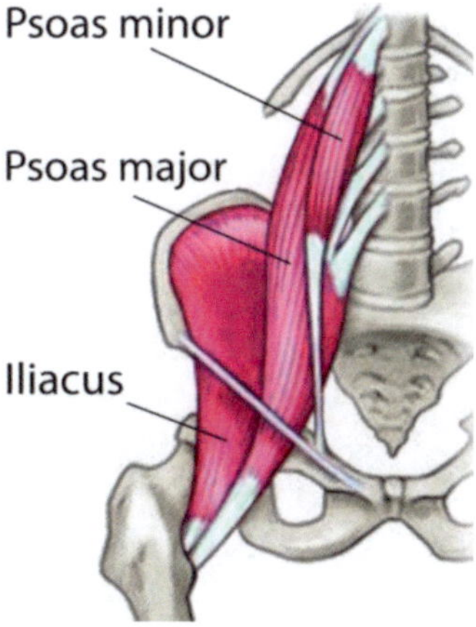

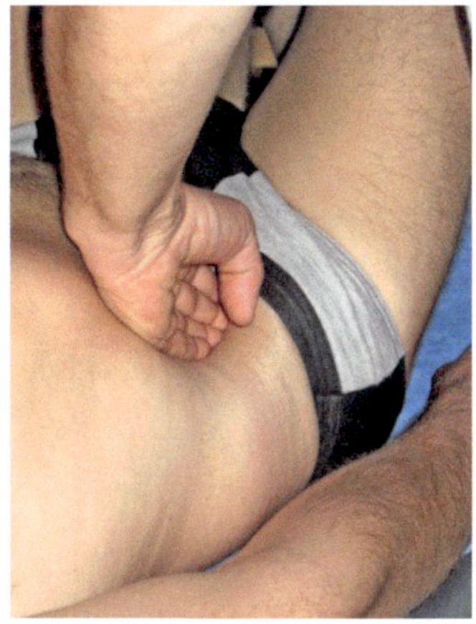

Abb. 3.29

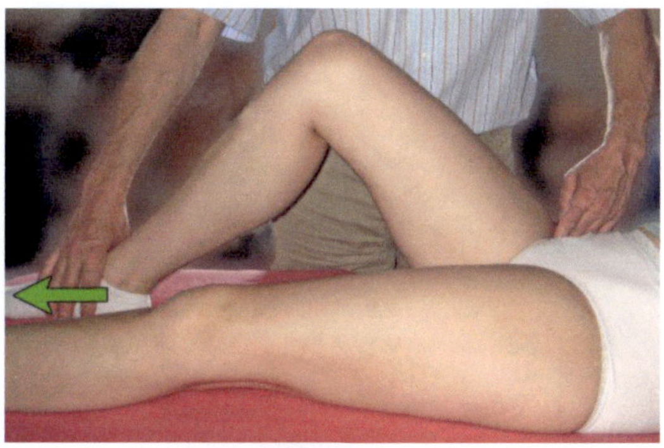

Abb. 3.30

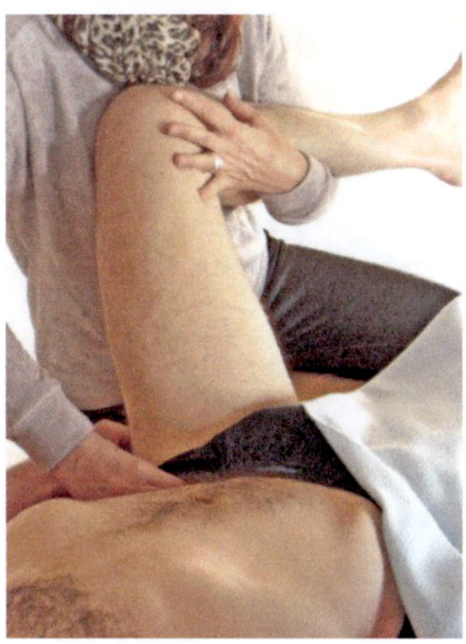

Abb. 3.31

Differenzieren der Gewebe am Lig. Inguinale [Abb. 3.32] Rückenlage, Beine aufgestellt. Der Behandler umfasst mit leicht gerundeter Hand von medial her das Ligament und arbeitet sich von der SIAS bis zum Schambeinrand vor, wobei er durch kleinste Bewegungen der Fingerkuppen das Ligamentum von den Bauchmuskelfaszien separiert. [Abb. 3.33]

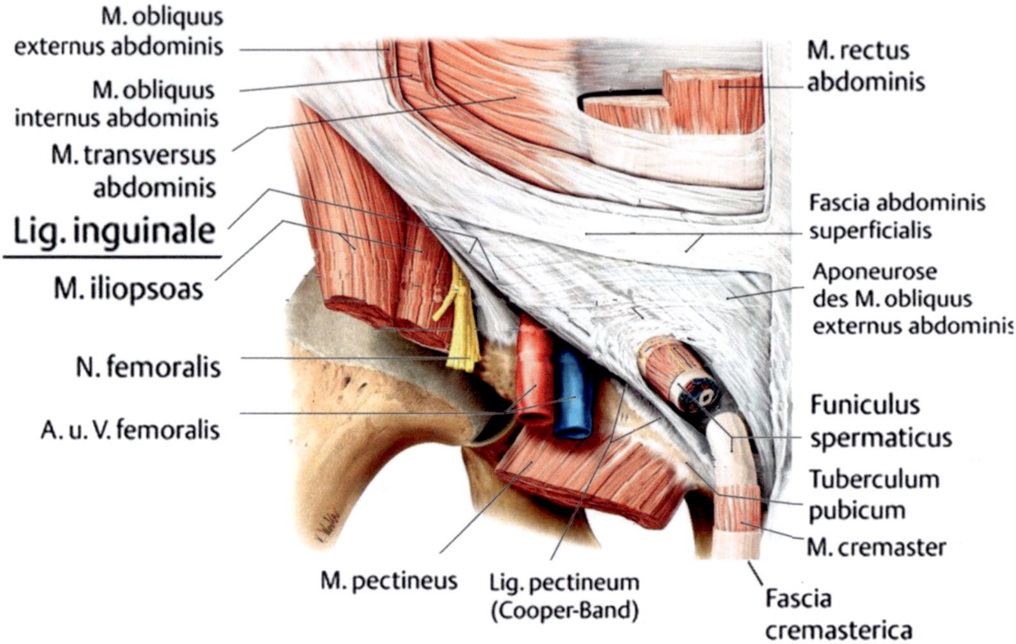

Abb. 3.32

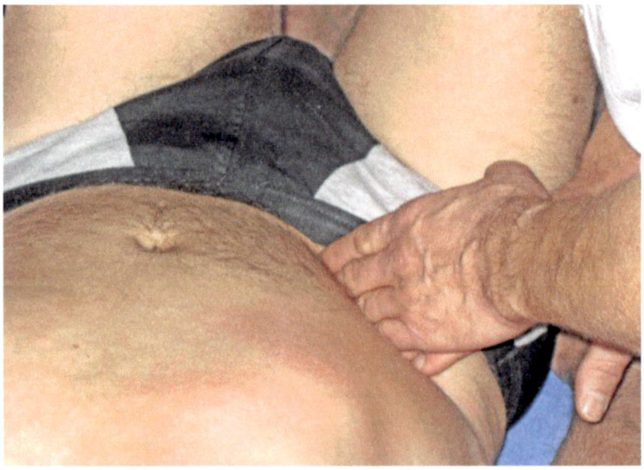

Abb. 3.33

3. Kreuzbein

Das Kreuzbein bewegt sich nicht mit der Atmung

Normalerweise bewegt sich das Kreuzbein beim Einatmen in eine Kippung nach posterior, beim Ausatmen in eine Kippung nach anterior. Wenn diese *Mobilität* eingeschränkt ist:

Bauchlage. Die Hand auf das Kreuzbein legen. Das Kreuzbein beim Einatmen leicht nach kranial ziehen und den Zug beim Ausatmen aufrechterhalten. Sobald die Einatmung wieder einsetzt, loslassen.

Das Kreuzbein ist anterior gekippt

- Bauchlage, Kissen unter dem Unterbauch: Ligg. Sacroiliaca und Ligg. Iliolumbalia bearbeiten [Abb. 3.34 und 3.35].

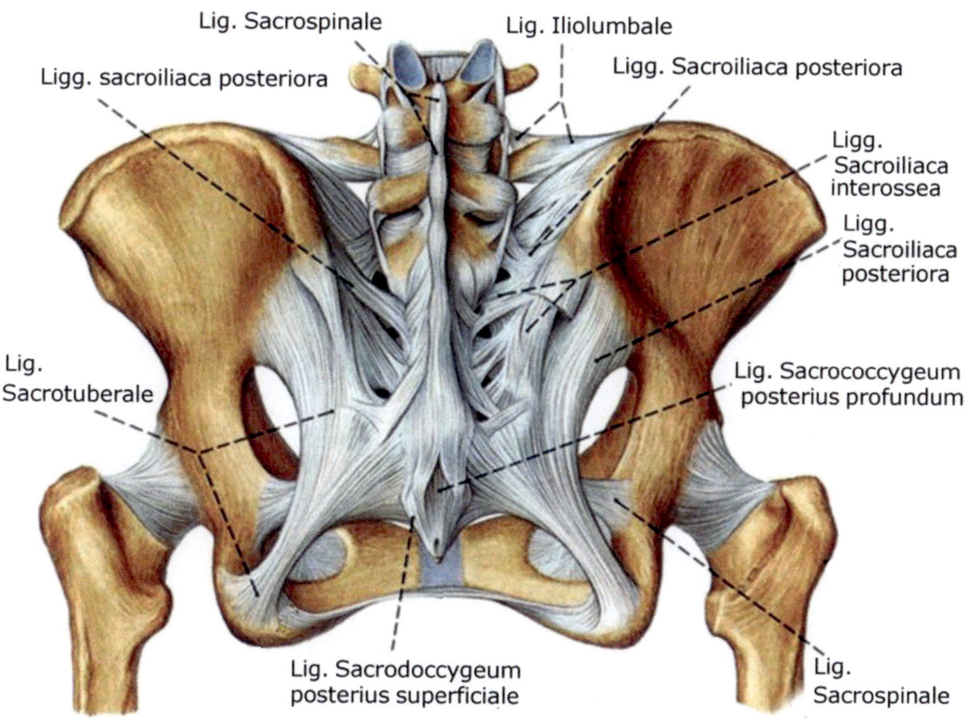

Abb. 3.34

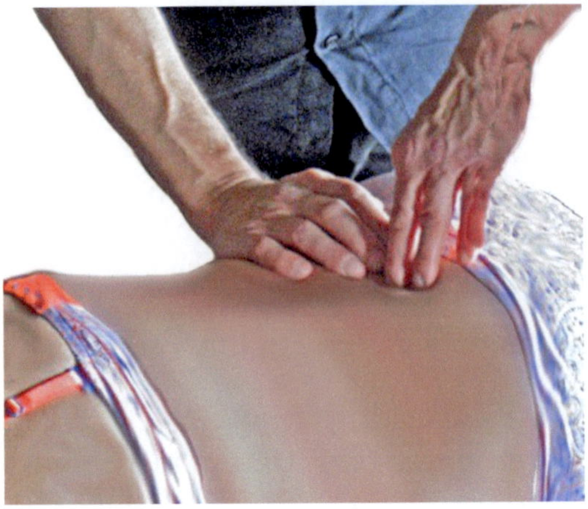

Abb. 3.35 *Lig. Iliolumbale bearbeiten*

- In Bauchlage (Kissen unter dem Bauch) [Abb. 3.36, links] oder vorgebeugt sitzend [Abb. 3.36, rechts] die Sacrumbasis nach kaudal arbeiten.
- Struktureller Becken-Lift (siehe S. 110 ff)

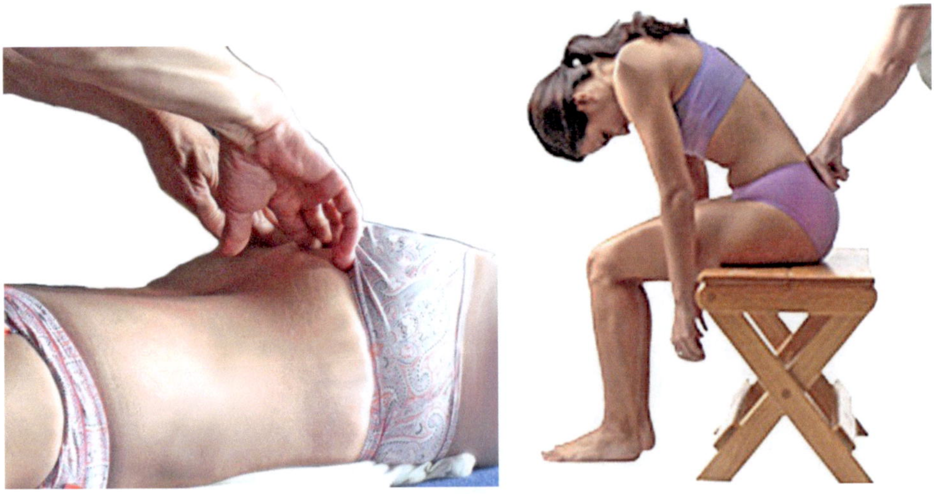

Abb. 3.36

Das Kreuzbein ist posterior gekippt

- Die Ligg. Sacrotuberalia und Ligg. Sacrospinalia [Abb. 3.34 und 3.37] schmelzend bearbeiten: in Bauchlage und in Seitenlage. [Abb. 3.38 und 3.39].

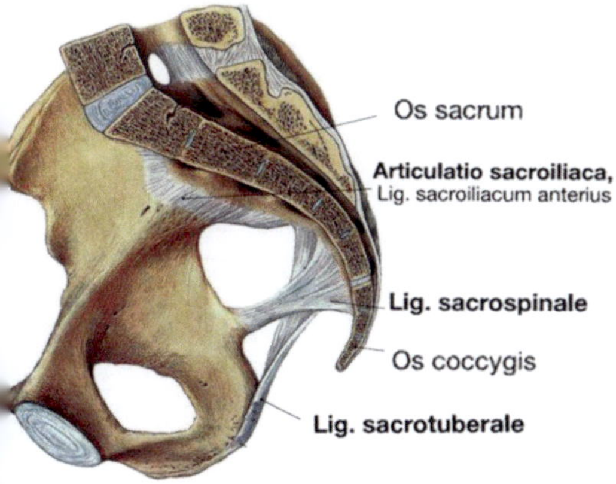

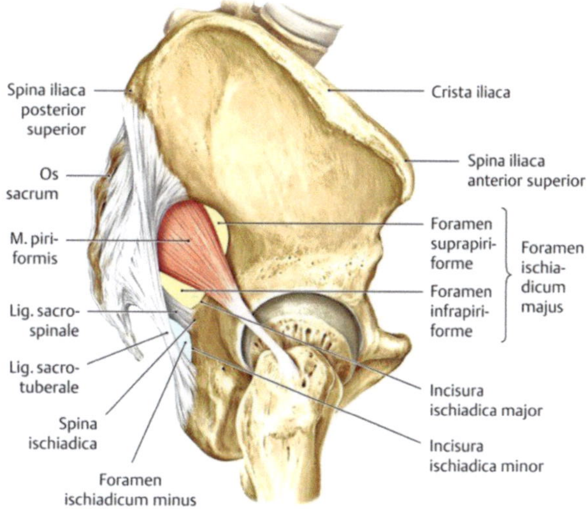

Abb. 3.37 *Ansicht der Bänder von medial (links) und von lateral (rechts)*

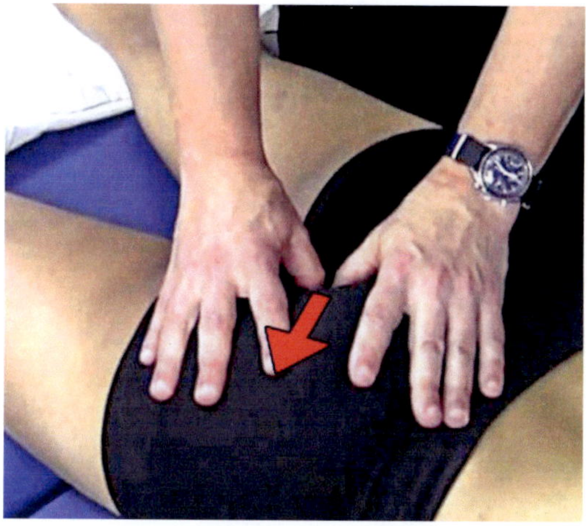

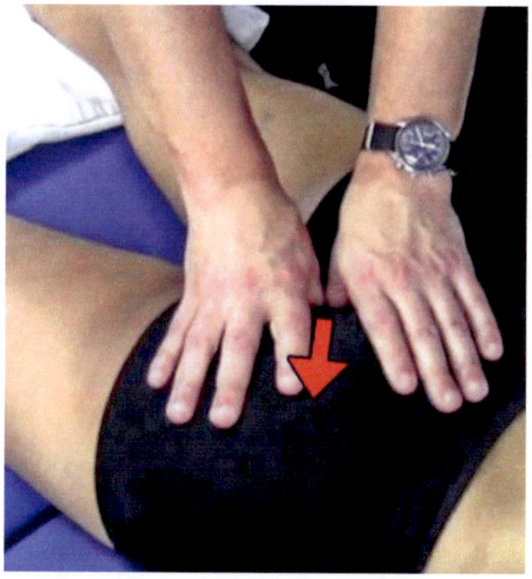

Abb. 3.38

Behandlung Lig. Sacrotuberale (links) und Lig. Sacrospinale (rechts)

Das Lig. Sacrospinale liegt tiefer als das Lig. Sacrotuberale und ist über einen leicht veränderten Winkel erreichbar.

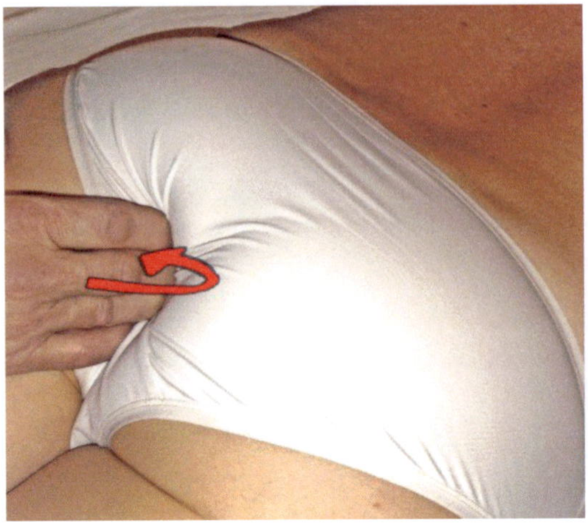
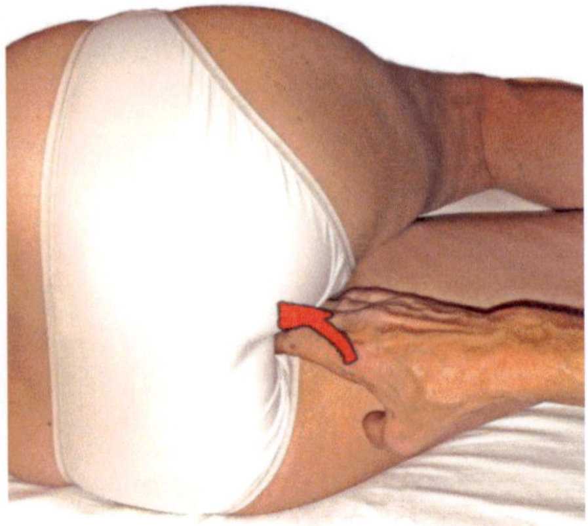

Abb. 3.39

Behandlung Lig Sacrotuberale. (links) und Lig. Sacrospinale (rechts)

- Ligg. Sacroiliaca interossea [Abb. 3.34]. Bauchlage, Beine leicht innenrotiert. Mit den Fingerspitzen auf der Höhe des vierten Kreuzbeinsegments beginnend tief durch das Gewebe hindurch langsam nach kranial wandernd schmelzenden Druck in kranialer Richtung ausüben. Bis knapp unter den oberen Rand des Kreuzbeins.
- Bauchlage mit aufgestützten Armen. Die Kreuzbeinbasis nach anterior drücken [Abb. 3.40]. Vorsicht bei LWS-Problemen.

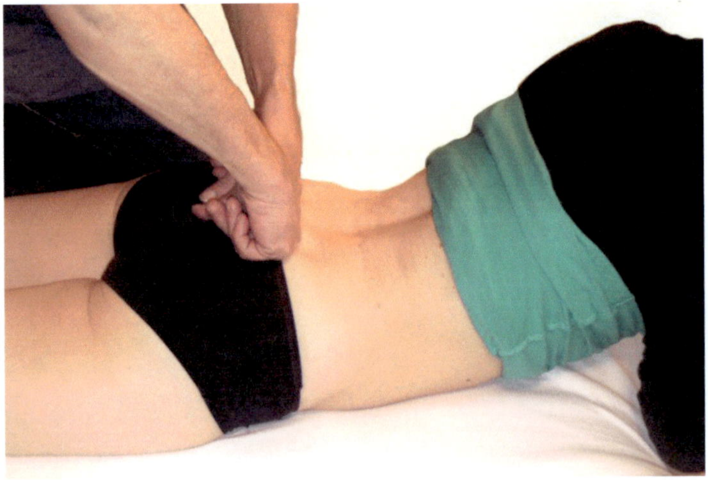

Abb. 3.40

- Sitzend, der Rumpf stark gestreckt. Die Sacrumbasis nach anterior und etwas nach inferior drücken [Abb. 3.41].

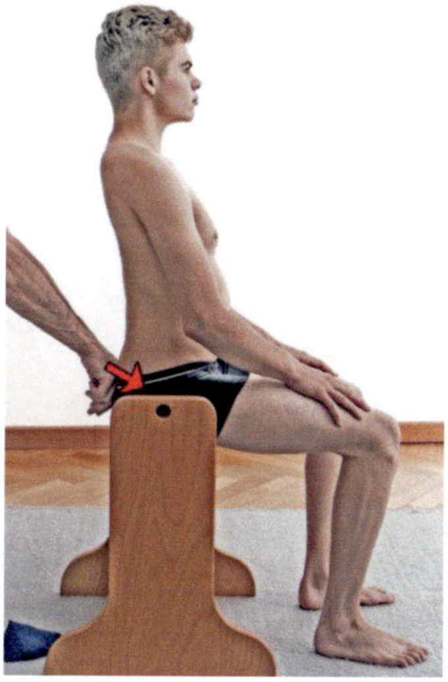

Abb. 3.41

- Struktureller Becken-Lift (siehe S. 110 ff)

Einseitige oder beidseitige Blockierung des Iliosacralgelenks

- Rückenlage, beide Beine aufgestellt. Die Klientin abduziert die Knie gegen den Widerstand der Behandlerin. Ca. 10 Sekunden lang. Mehrmals wiederholen. [Abb. 3.42]

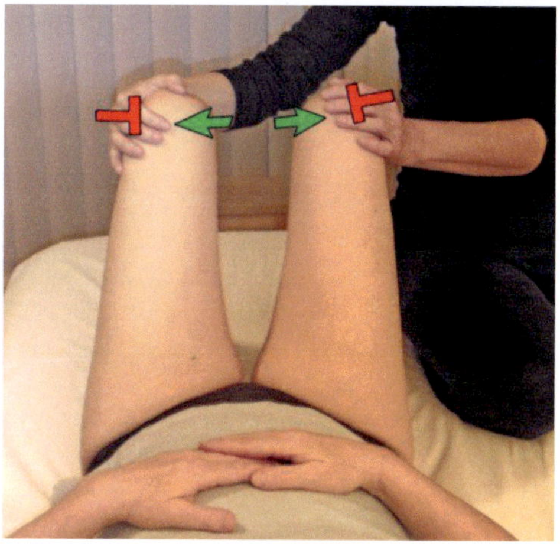

Abb. 3.42

- Rückenlage. Mit den Händen auf den SIAS abwechselnd rechts und links federnd Druck ausüben und so die freiere Seite ermitteln. Dann auf der freieren Seite den Druck verstärken, für einige Sekunden aufrechterhalten und plötzlich loslassen (Rückstoß-Technik). Anschließend erneut testen. Eventuell mehrfach wiederholen.
- Eigenmobilisation: Die Klientin kniet auf einem Hocker, die Unterarme auf einem Tisch o.ä. aufgestützt. Den Fuß des frei hängenden Beins legt sie über den Fuß des stabil ruhenden Beins, auf dessen Seite sich das blockierte ISG befindet. Dann bewegt sie das Knie des freien Beines auf und ab. [Abb. 3.43].

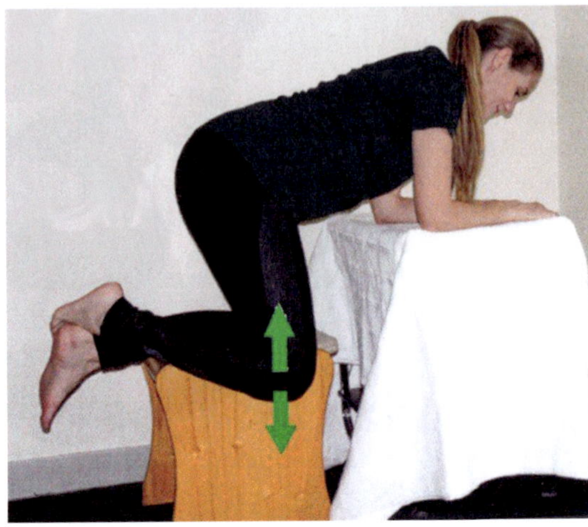

Abb. 3.43

- Rückenlage, Beine gestreckt. Eine Hand unter dem Kreuzbein, die andere quer auf den SIAS. Die Spinae zusammendrücken und das Kreuzbein sanft nach anterior/posterior und rechts/links bewegen. [Abb. 3.44]

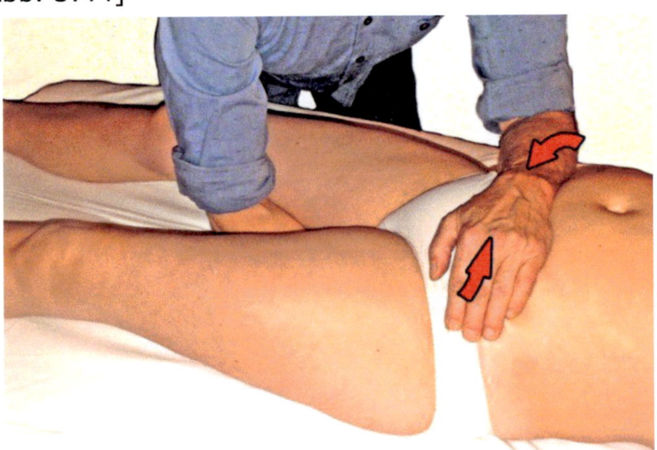

Abb. 3.44

Anterior/posterior Torsion (=Seitneigung plus Rotation um die Schrägachse; Seitneigung und Rotation zu entgegengesetzten Seiten)

1. Anterior Torsion [Abb. 3.45]

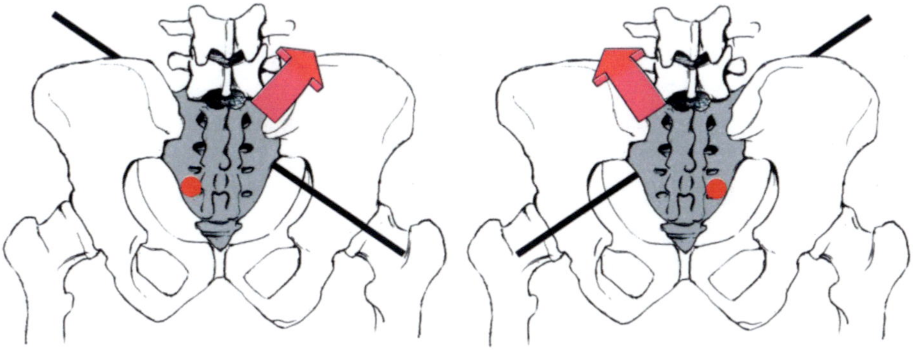

Rechte Sacrumbasis anterior	Linke Sacrumbasis anterior
Linke Sacrumspitze posterior	Rechte Sacrumspitze posterior

Abb. 3.45 *Anterior Torsion*

In Bauchlage (mit Kissen unter dem Bauch) [Abb. 3.46, links] oder vorgebeugt sitzend [Abb. 3.46, rechts] die posterior stehende Seite der Sacrumbasis nach anterior drücken. Gleichzeitig die kontralaterale, nach posterior torsierte Sacrumspitze nach anterior drücken.

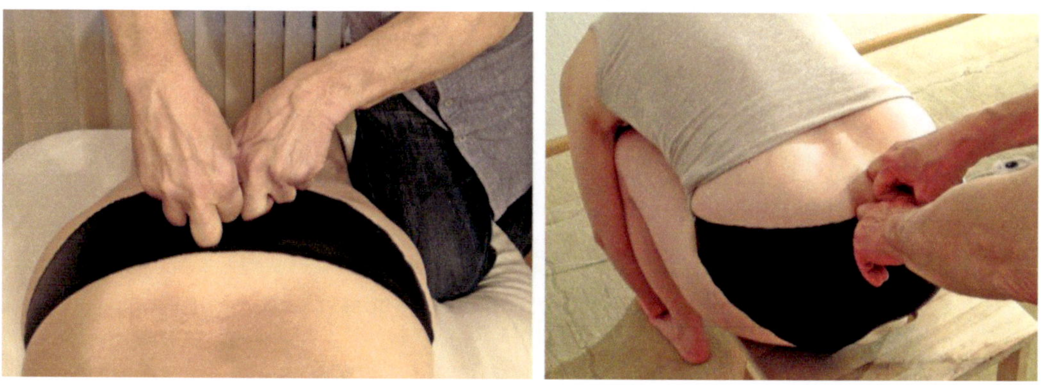

Abb. 3.46 *Beispiel: Linke Sacrum-Basis anterior torsiert*

2. Posterior Torsion [Abb. 3.47]

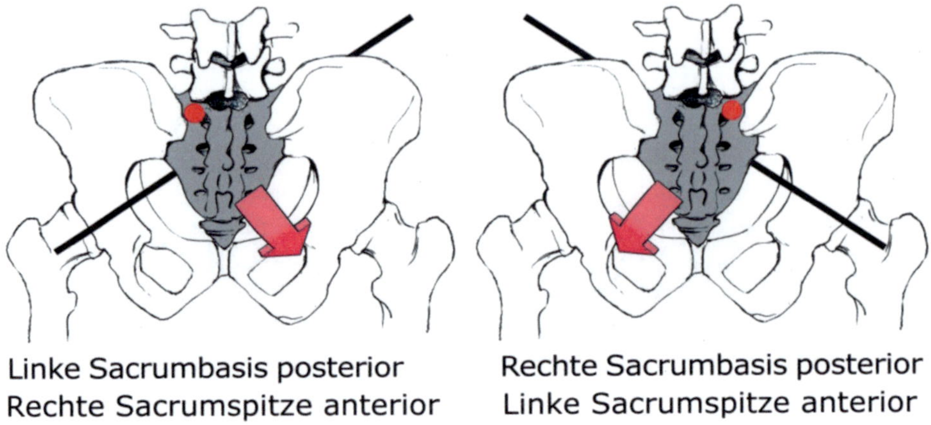

Abb. 3.47 *Posterior Torsion*

Bauchlage, Arme aufgestützt [Abb. 3.48, links]. Oder mit stark gestrecktem Rumpf sitzend [Abb. 3.48, rechts] die nach posterior torsierte Seite der Sacrumbasis nach anterior und etwas nach kaudal drücken.

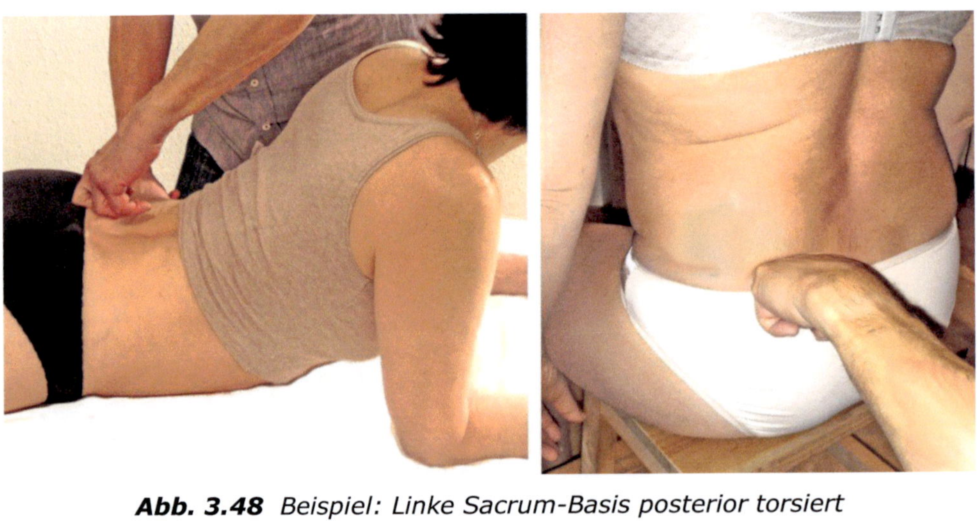

Abb. 3.48 *Beispiel: Linke Sacrum-Basis posterior torsiert*

4. Steißbein

Nach anterior geknickte Steißbeinspitze

- Bauchlage, ein Kissen unter der Leistengegend. Dadurch wird das Steißbein zugänglicher.

  Die Finger der einen Hand schieben das Gewebe der Rückseite des Steißbeins nach kaudal, während ein Finger der anderen Hand behutsam unter die Vorderseite der Steißbeinspitze gleitet in das Lig. Anococcygeum [Abb. 3.49 und 3.56]. Die Steißbeinspitze vorsichtig nach kaudal-posterior ziehen [Abb. 3.50], während die Finger der Hand an der Rückseite des Steißbeins das Gewebe nach kranial ziehen.

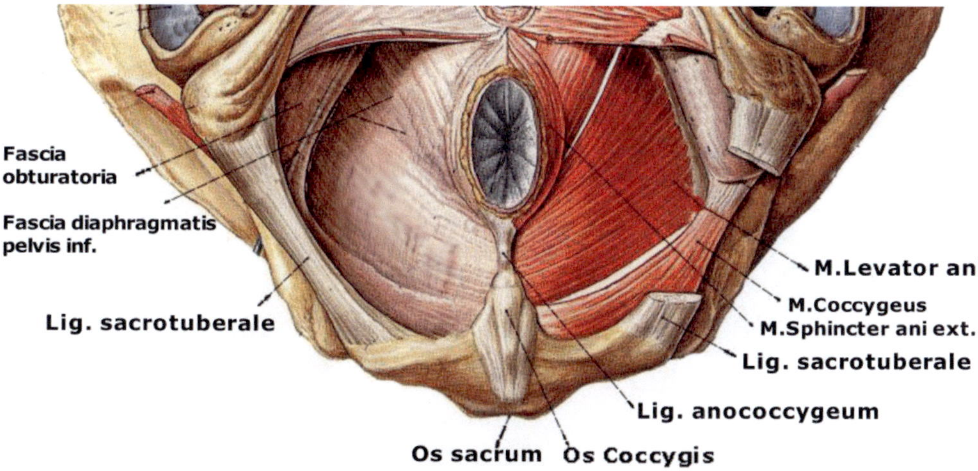

Abb. 3.49 *Steißbein und Beckenboden von kaudal aus gesehen*

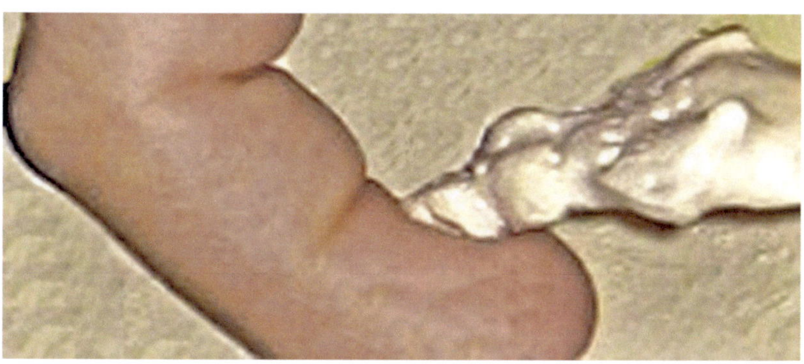

Abb. 3.50

- Bauchlage, ein Kissen unter der Leistengegend. Nacheinander auf beiden Seiten von lateral unter das Steißbein gleiten [Abb. 3.51] und die Bänder der ventralen Seite des Steißbeins [Abb. 3.52] schmelzend bearbeiten.

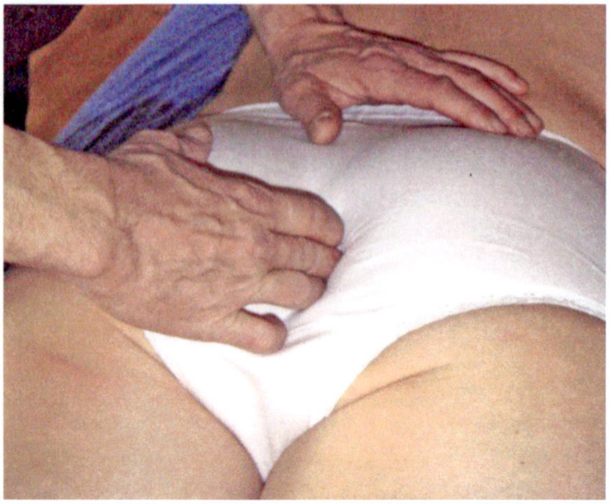

Abb. 3.51

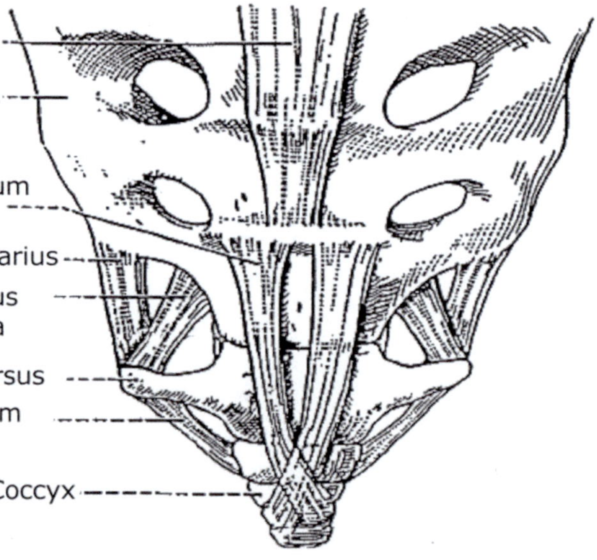

Abb. 3.52 *Die Bänder an der ventralen Seite von Kreuz- und Steißbein*

Nach posterior geknickte Steißbeinspitze

Seitenlage oder sitzend oder Bauchlage: Behutsam die Steißbeinspitze über das Lig. Sacrococcygeum [Abb. 3.53] mobilisieren. Vorsicht bei alten Menschen (Verknöcherung).

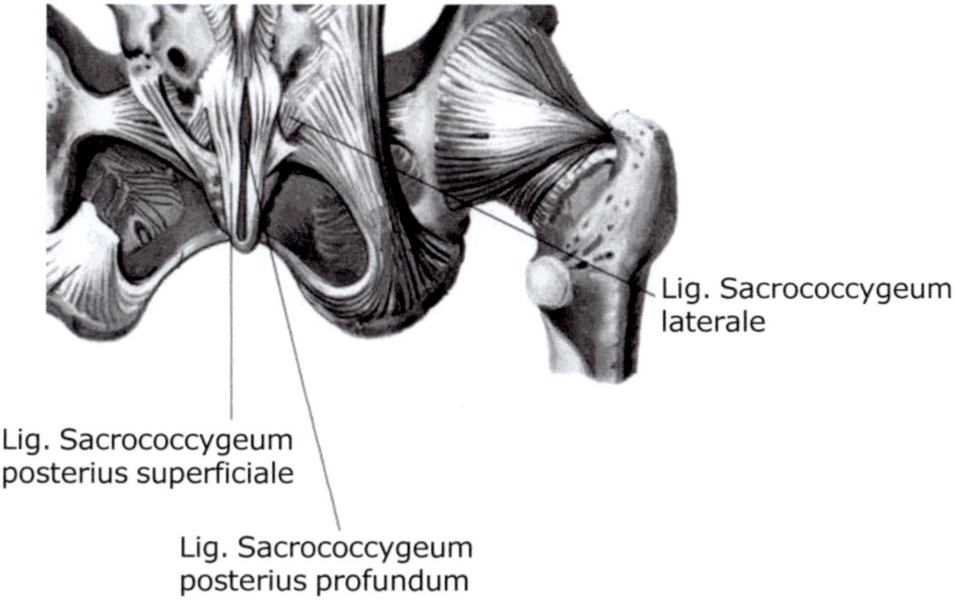

Abb. 3.53

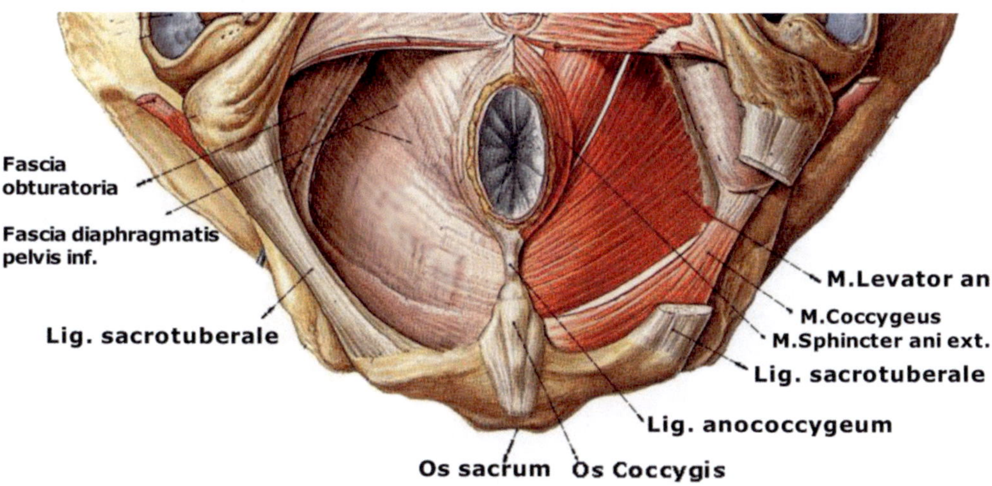

Abb. 3.54 *Steißbein und Beckenboden von kaudal aus gesehen*

Seitliche Fixierung des Steißbeins

Der Klient sitzt mit leicht nach hinten gekipptem Becken. Es ist darauf zu achten, dass die Füße baumeln, also keinen Bodenkontakt haben.

Der Behandler nimmt auf der fixierten Seite mit Zeige- und Mittelfinger lateral vom Steißbein Kontakt auf mit dem M. Levator ani und dem Lig. Sacrotuberale [Abb. 3.54 und 3.55, links]. Mit der anderen Hand beugt er den Rumpf des Klienten zur anderen Seite. [Abb. 3.55, links]

In dieser ersten Phase wird die Seitbeugung des Rumpfes das Steißbein weiter in die Fixierung drängen und dadurch indirekt ein Loslassen der Bandstrukturen auslösen. Die Finger bleiben genau neben dem Steißbein und geben beim Spüren dieser Tonusveränderung einen leichten Impuls nach kranial in den M. Levator ani, um seine Faszienhülle zu dehnen.

Dann führt der Behandler die Rumpfbeugung weiter [Abb. 3.55, rechts]. Während dieser zweiten Phase der Rumpfbeugung wird das Steißbein indirekt in die Bewegung zur anderen Seite geführt.

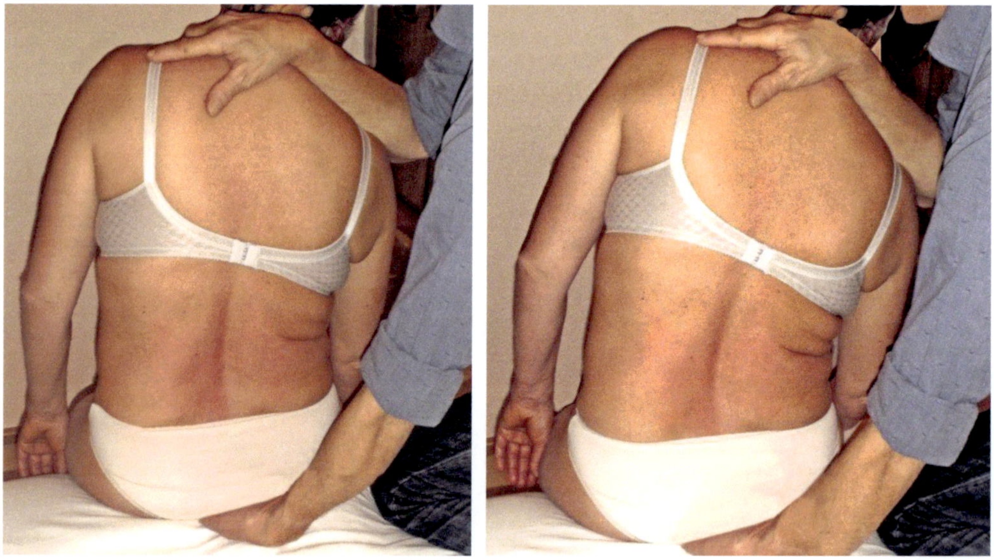

Abb. 3.55

Stimulation des vegetativen Nervensystems am Ganglion Impar
Rücken-, Seit- oder Bauchlage. Mit einem Finger an der Vorderseite des Steißbeins behutsam entlang gleiten bis zum obersten Steißbeinsegment, an dessen Front sich das Ganglion befindet. [Abb.3.56]

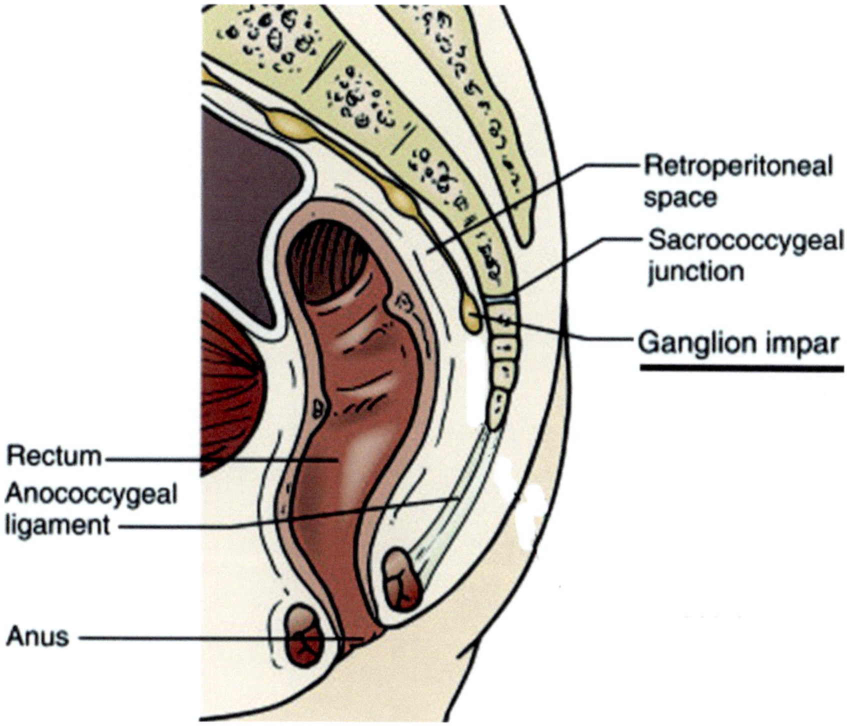

Abb. 3.56

Rumpf, Brustkorb und Bauchraum

1. Rumpf

Separieren und Verbinden der Körpersegmente durch den Rumpf hindurch

Bei der manuellen Arbeit an myofaszialen Strukturen der Rumpfregion können Becken, Beine, Schultergürtel und Arme sowie Hals und Kopf miteinbezogen werden. Der Klient wird dabei aktiv beteiligt durch spiralförmige Positionierungen. [Abb. 4.1 bis 4.3]

- Position 1

  Rückenlage, Arme seitlich in den Raum ausgestreckt, Beine aufgestellt [Abb. 4.1, links].

  Die Beine zu jeweils einer Seite sinken lassen. Den Fuß des unten liegenden Beins auf dem Oberschenkel des anderen platzieren, um den Dehnungseffekt zu erhöhen. Der Kopf dreht sich um die eigene Achse zur anderen Seite. [Abb. 4.1, rechts]

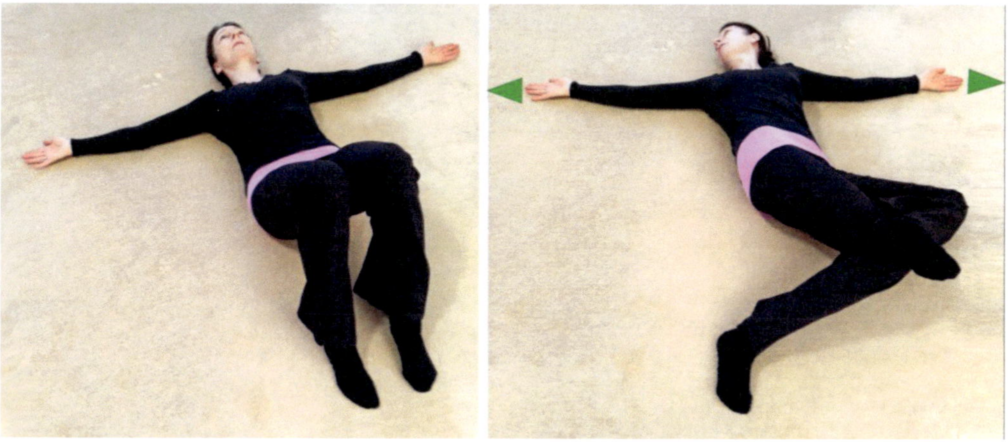

Abb. 4.1

- Position 2

  Seitenlage, angewinkelte Beine, Arme nach vorn gestreckt [Abb.4.2, links].

  Rumpf und Kopf drehen sich auf den Rücken. Das Becken darf sich jedoch nicht mitdrehen. Die Arme werden seitlich in den Raum ausgestreckt. Das oben liegende Bein wird nach vorn ausgestreckt, das untere nach kaudal. Zehen und Füße beider Beine gehen in eine Dorsalflektion, indem die Fersen ganz lang werden. [Abb. 4.2, rechts]

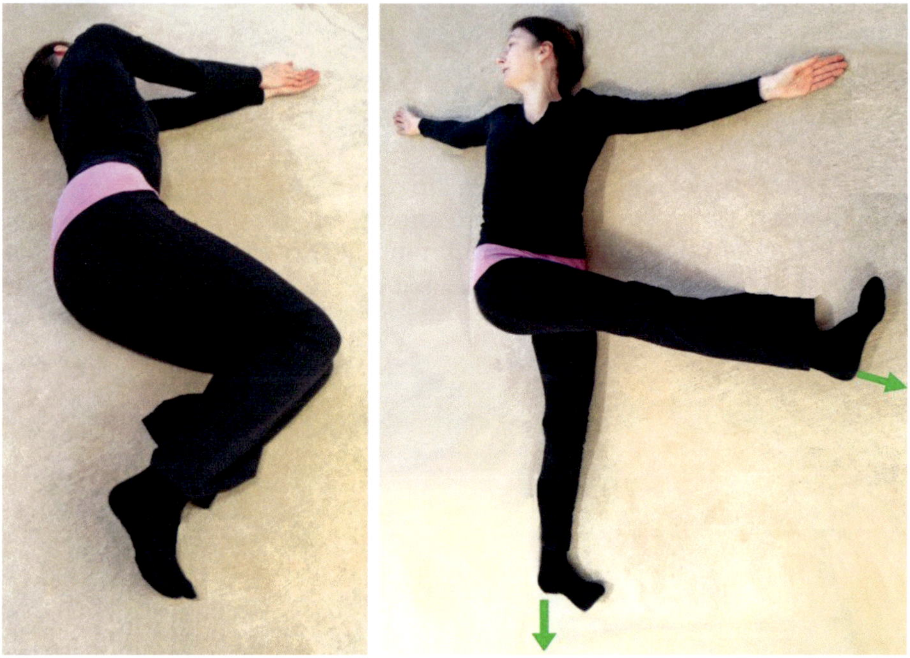

Abb. 4.2

- Position 3

  Seitenlage [Abb. 4.3, oben]

  Der obenliegende Arm zieht den Brustkorb zum Boden hin. Das Becken darf sich jedoch nicht mitdrehen. Beide Arme strecken sich in den Raum aus. [Abb. 4.3, unten]

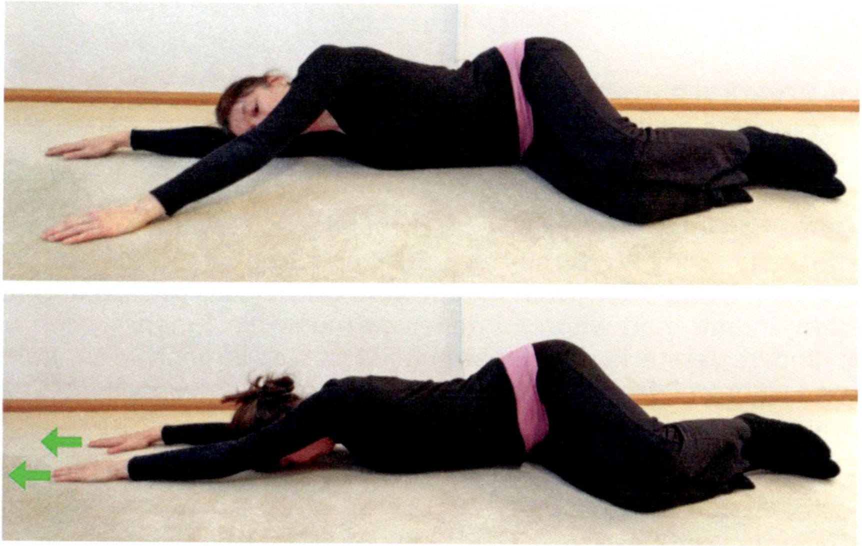

Abb. 4.3

Die Arbeit an unterschiedlich langen Rumpfseiten

Ein Beckenschiefstand wird oft kompensiert durch einen entgegengesetzten Schulterschiefstand. Grund: Die Person verlagert ihr Gewicht auf die Seite des höherstehenden Iliums. Der Rumpf ist auf dieser Seite dann konkav, also kürzer (locked short).

Normalerweise ist es sinnvoll, zunächst die locked short Gegenden zu bearbeiten, bevor man die zugehörigen Kompensationen (locked-long-Gegenden) behandelt. Das würde für die oben geschilderte Gegebenheit bedeuten, erst die kürzere Rumpfseite zu behandeln.

In diesem Fall könnte es jedoch die bessere Strategie sein, erst die short-long-Seite des Rumpfes zu behandeln. Auf diese Weise erreicht man nämlich unter Umständen eine Verlagerung des Gewichts zurück zur Mitte. Durch diese Gewichtsverlagerung könnte der Klient dann die längere konvexe Rumpfseite ausgleichen.

2. Brustkorb

Den Brustkorb mobilisieren und das Zwerchfell befreien

- Rückenlage oder Bauchlage. Eine Hand umfasst vorn den Rippenbogen, die andere Hand umfasst den Brustkorbzylinder vom Rücken her. Schmelzend mit der oberen Hand arbeiten.

  Oder man bewegt den Brustkorbzylinder nach außen und innen rotierend – im Rhythmus des Ein- und Ausatmens der Klientin [Abb. 4.4 und 4.5]. Dabei kann man gezielt die Ausatmung fördern, indem man während der Ausatmung die Innenrotation des Zylinders verstärkt. Die Einatmung lässt sich intensivieren, indem man während der Einatmung die Außenrotation des Zylinders verstärkt.

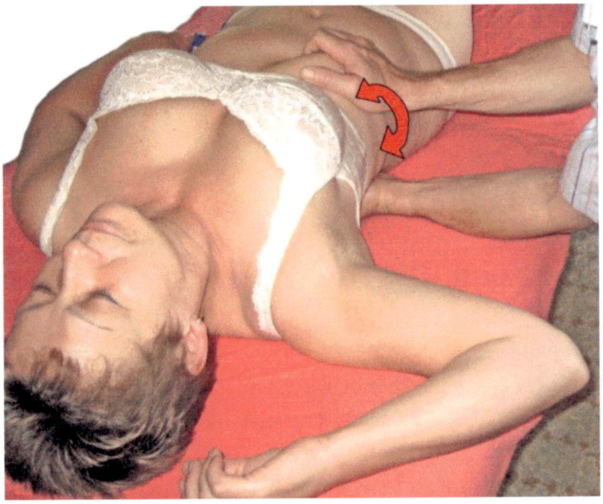

Abb. 4.4

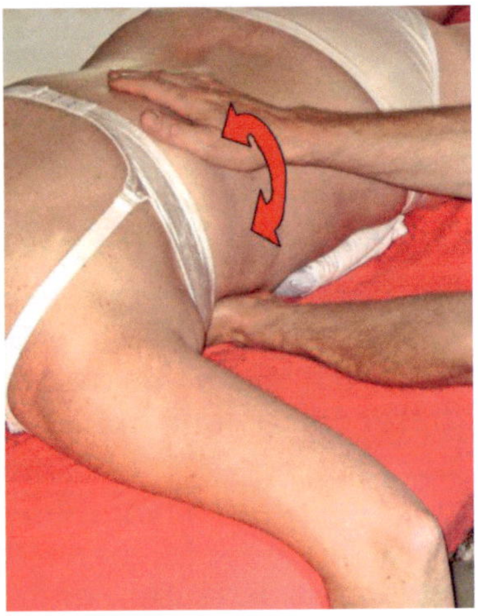

Abb. 4.5

- Rückenlage. Entlang dem Rippenbogen Richtung Zwerchfell arbeiten. Entweder schmelzend oder indem man sich langsam von lateral-kaudal nach medial-kranial bewegt. [Abb. 4.6]
- Seitenlage. Der Behandler schiebt die Finger seiner gerundeten Hand behutsam unter den Rippenbogen und zieht beim Einatmen der Klientin den Rippenbogen sanft nach lateral. [Abb. 4.7]

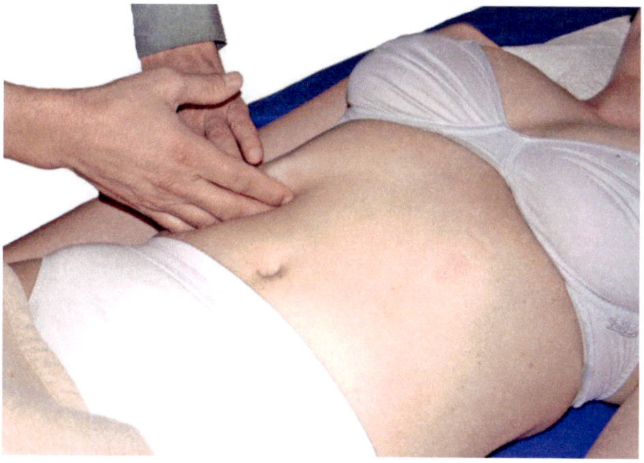

Abb. 4.6

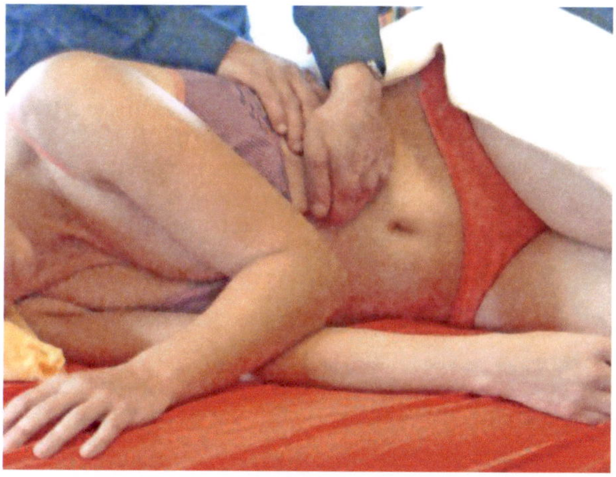

Abb. 4.7

- Rückstoß-Technik I

  Indikation:
  - Unbeweglicher oder eingefallener Brustkorb
  - Fixierung in Ein- oder Ausatmung
  - Brustatmung eingeschränkt
  - Blockierung sternocostaler Gelenke

  Vorgehensweise:

  Rückenlage. Der Behandler positioniert seine Hände auf dem Brustkorb. [Abb. 4.8]. Die Klientin atmet einige Male hintereinander hoch bis in die Lungenspitzen ein und wieder aus. Beim Einatmen machen die Hände des Behandlers die Brustkorbbewegung mit. Dem Ausatmen folgen sie ebenfalls, aber mit zunehmendem Druck, der dadurch eine vollständige Ausatmung forciert. Der Behandler verfährt in dieser Weise mehrere Atemzyklen lang.

Bei einem dann folgenden Zyklus passt er den Moment ab, in dem nach vollendeter Ausatmung die erneute Einatembewegung vom Bauch her seine Hände erreicht. In genau diesem Moment lässt er plötzlich los und erzeugt so einen Atemsog in den Brustkorb hinein.

- Rückstoß-Technik II

  Indikation:

  - Unbeweglicher Brustkorb
  - „Fassbrustkorb"
  - Bauchatmung eingeschränkt

  Vorgehensweise:

  Rückenlage. Der Behandler positioniert seine Hände auf dem Brustkorb [Abb. 4.8]. Die Klientin atmet einige Male hintereinander in den Bauch ein und aus. Während des Einatmens hindert der Behandler durch einen starken Druck die Klientin daran, in den Brustkorb einzuatmen und forciert dadurch die Bauchatmung. Der Behandler verfährt in dieser Weise mehrere Atemzüge lang.

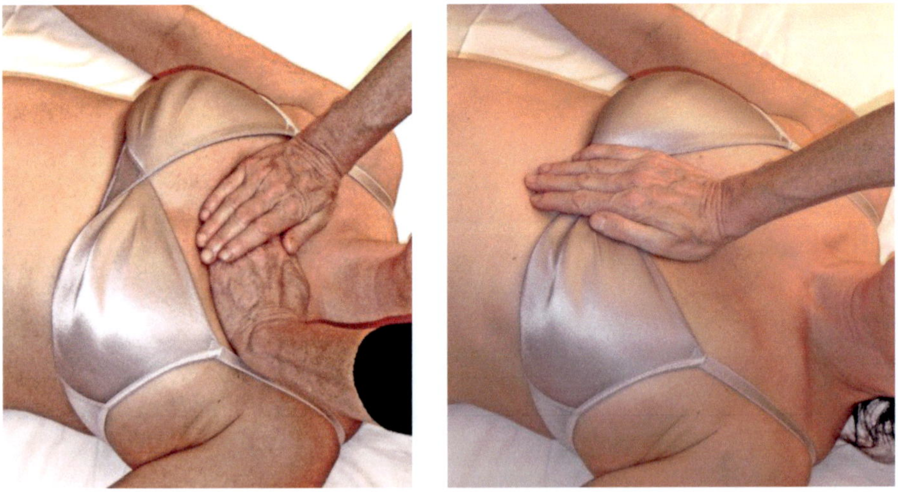

Abb. 4.8

Gleitfähigkeit zwischen Brustkorb (Rippen, Zwerchfell) und Pleura (Lungenfell)

Hintergrund: Beim Einatmen verlängert sich die Lunge nach kranial und kaudal, während sich das Zwerchfell nach kaudal absenkt.

- Global: In Rücken- und Seitenlage mit der flachen Hand den Brustkorb nach kranial schieben und während der nächsten Einatmung dort halten. [Abb. 4.9]
- An der Selle einer Adhäsion: Dasselbe mit dem Handballen machen. [Abb.4.10]

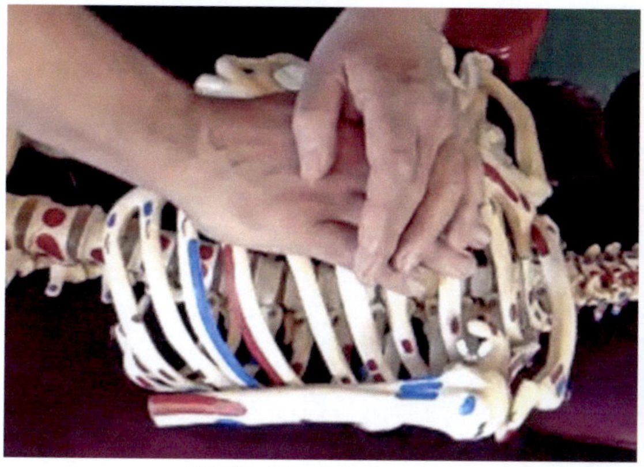

Global in Rückenlage

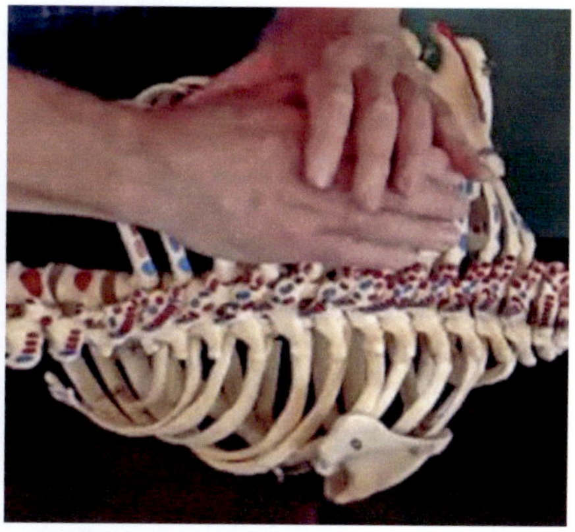

Global in Seitenlage

Abb. 4.9

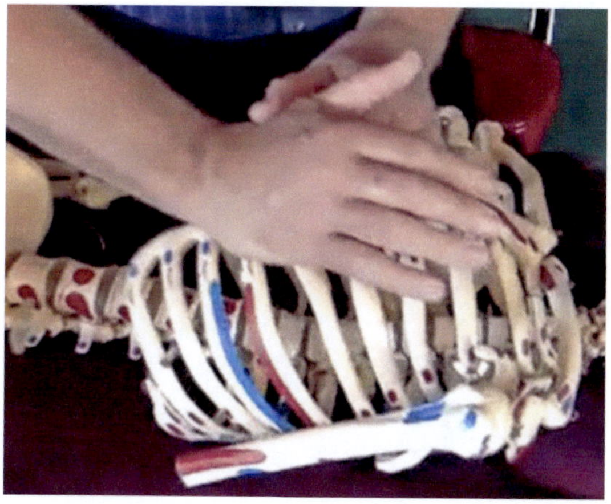

In einer Adhäsionsgegend

Abb. 4.10

Gleitfähigkeit zwischen Parietal Pleura (äußeres Blatt der Pleura) und dem Zwerchfell

Hintergrund: Beim Einatmen verlängert sich die Lunge nach kranial und kaudal, während sich das Zwerchfell nach kaudal absenkt.

In Rückenlage mit der flachen Hand den Brustkorb vom Rippenbogen her nach kranial schieben und während der nächsten Einatmung dort halten. [Abb. 4.11]

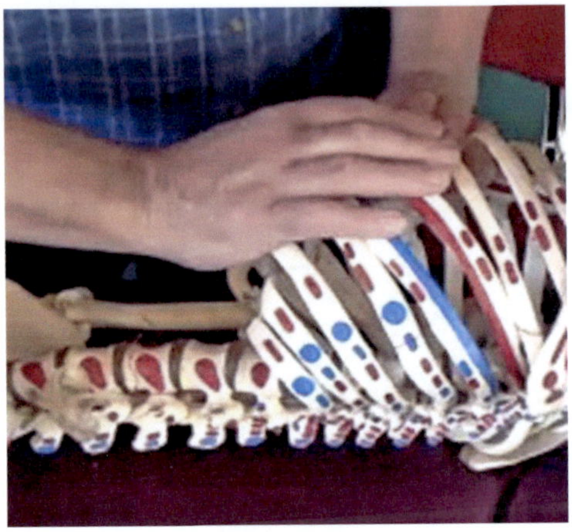

Abb. 4.11

Parietal Pleura (äußeres Blatt der Pleura) dehnen

Rücken- und Seitenlage. Größere und kleinere Abschnitte dehnen, indem man die Rippen behutsam auseinanderzieht. [Abb. 4.12]

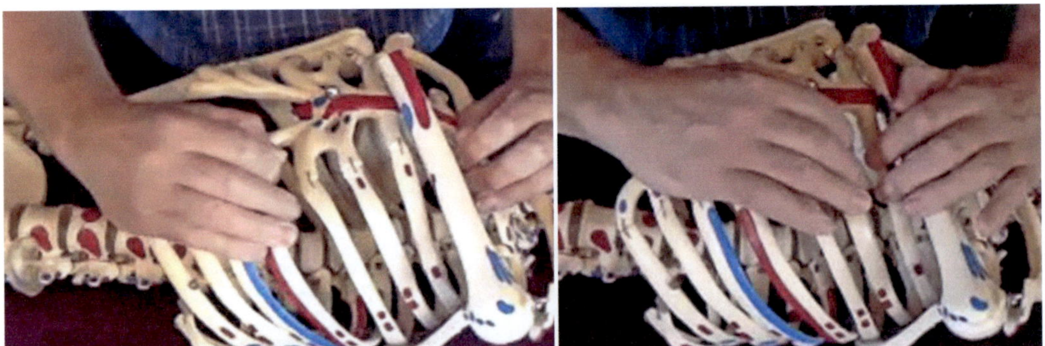

Rückenlage: Größere Abschnitte (links) und kleinere Abschnitte (rechts)

Abb. 4.12

Gleitfähigkeit zwischen Lunge und Zwerchfell

In Rücken- und Seitenlage die Hände kranial und kaudal der 5.Rippe (Ansatz des Zwerchfells) positionieren und während der Atmung am Brustkorb Scherbewegungen durchführen [Abb. 4.13]. Wo Adhäsionen spürbar sind, beim Einatmen die Rippen halten.

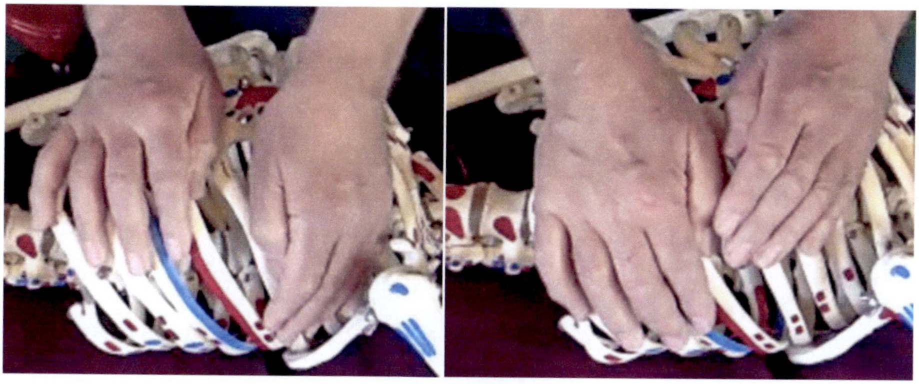

Abb. 4.13

Der Brustkorb ist nach hinten geneigt

Sitzend. Die Klientin beugt sich rund nach vornüber. Am Rücken das Gewebe lateral der Wirbelsäule nach kaudal arbeiten, während die Klientin sich langsam aufrichtet [Abb. 4.14]. Während der Intervention gewährleistet die Klientin eine Verbindung von ihren Füßen zu den Händen des Behandlers, indem sie mit den Füßen einen entsprechenden Druck gegen den Boden ausübt.

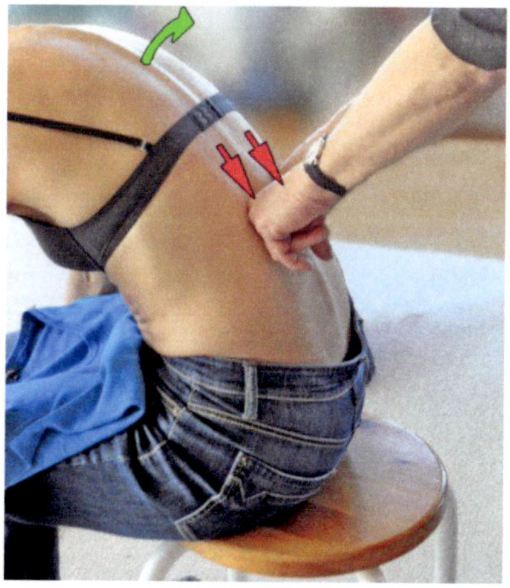

Abb. 4.14

Dehnung einer verkürzten Brustkorbseite

- Seitenlage. Mit einer Hand zieht der Behandler den Arm der Klientin behutsam Richtung Kopfende. Mit dem Handballen der anderen Hand wird das Gewebe am seitlichen Rumpf Richtung Becken unter Zugspannung gehalten, bis eine Dehnung des Gewebes spürbar ist. [Abb. 4.15]

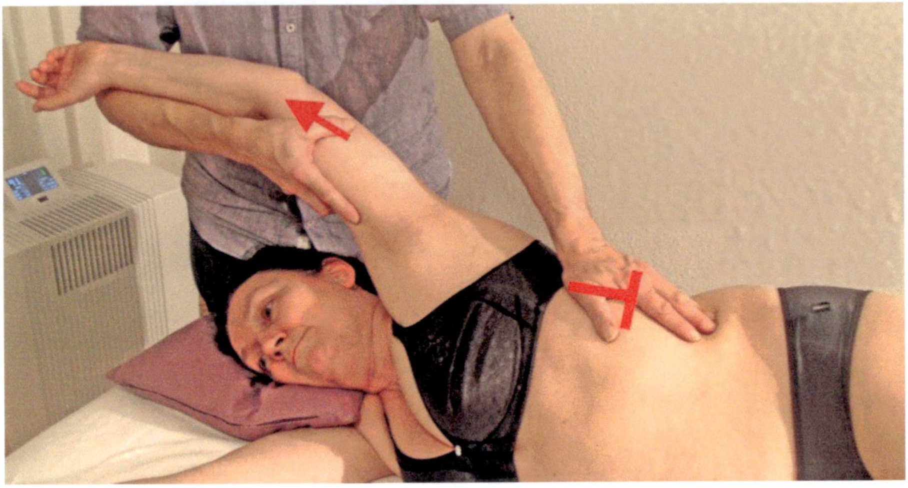

Abb. 4.15

- Sitzend oder Bauchlage. Der Klient beugt den Rumpf zur Konvexseite, während er den Arm der (verkürzten) Konkavseite kopfwärts ausstreckt. Mit dem Handballen hält die Behandlerin das Gewebe am an der konkaven Brustkorbseite Richtung Becken unter Zugspannung, bis eine Dehnung des Gewebes spürbar ist. Dies ist auch in Bauchlage möglich, die Arme werden dann Richtung Kopf ausgestreckt.
- An den verkürzten (also konkaven) Seitenabschnitten Dehnung des M. Quadratus lumborum (siehe S.171 f), der Mm. Obliqui abdominis (siehe S. 170) und der Mm. Intercostales (siehe S.160 f), während Klient in die entsprechende Region atmet.

Der Brustkorb ist zu einer Seite rotiert

Sitzend. Der Behandler sitzt hinter der Klientin, mit dem Oberkörper am Rücken des Klienten. Seine Hände umfassen den Rippenbogen Richtung Zwerchfell. Die Klientin lässt sich in die Hände des Behandlers einsinken. [Abb. 4.16 a]
Während sie sich dann wieder von innen her aufrichtet, bewegt der

Behandler den Brustkorb zunächst weiter in die bestehende Rotation hinein [Abb. 4.16 b], verlängert dann durch Zug nach kranial die Wirbelsäule und dreht dabei den Brustkorb aus seiner Rotation heraus [Abb. 4.16 c].

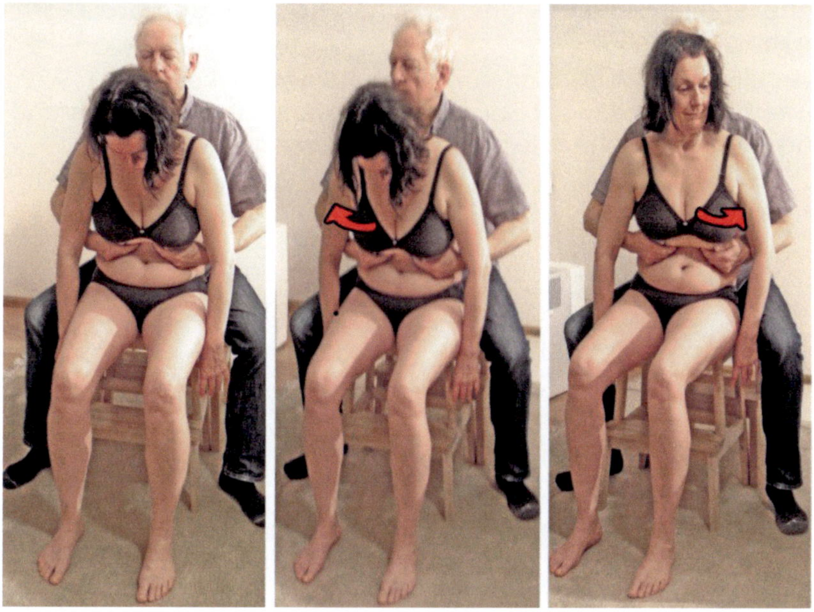

a *b* *c*

Abb. 4.16

M. Pectoralis major

- Rückenlage. Der Behandler lässt das proximale Drittel seines Unterarms langsam in die Grube zwischen Schulter und Brustkorb einsinken und bleibt dort schmelzend. [Abb. 4.17]

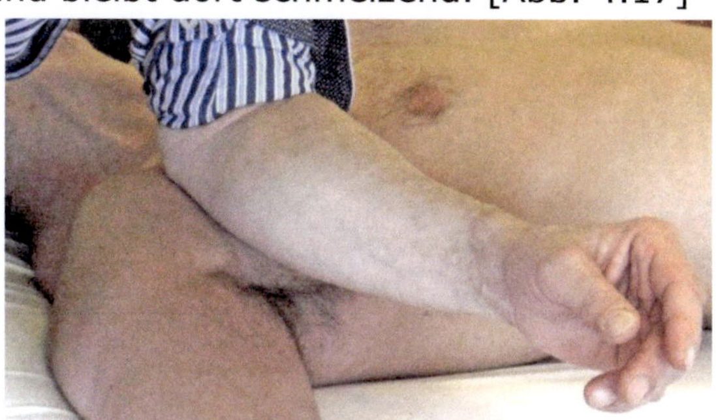

Abb. 4.17

- Rückenlage. Die zunächst aufgestellten Beine werden von den Knien her zur kontralateralen Seite auf der Liege abgelegt, ebenso der Kopf. Arm und Hand des Klienten sind nach lateral ausgestreckt. Der Behandler lässt das proximale Drittel seines Unterarms langsam in die Grube zwischen Schulter und Brustkorb einsinken.

  Der Klient bewegt langsam den ausgestreckten Arm Richtung Rumpf und wieder zurück in die Ausgangsstellung, während der Unterarm des Behandlers wie ein Keil wirkt. [Abb. 4.18]

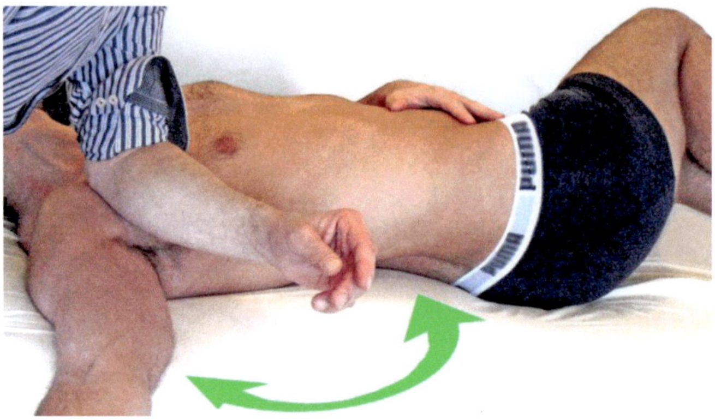

Abb. 4.18

- Rückenlage. Mit dem Faserverlauf oder schräg dazu arbeiten. Die andere Hand kreiert ein Fulcrum Richtung Arm. [Abb. 4.19]

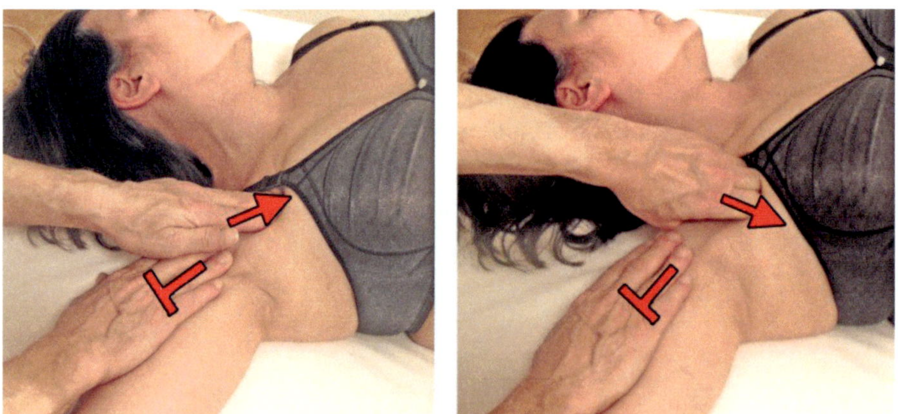

Mit dem Faserverlauf *Schräg zum Faserverlauf*

Abb. 4.19

M. Pectoralis minor

- Rückenlage. Der Behandler bearbeitet schmelzend den M. Pectoralis minor, während die Klientin den Arm nach lateral austreckt. [Abb. 4.20]

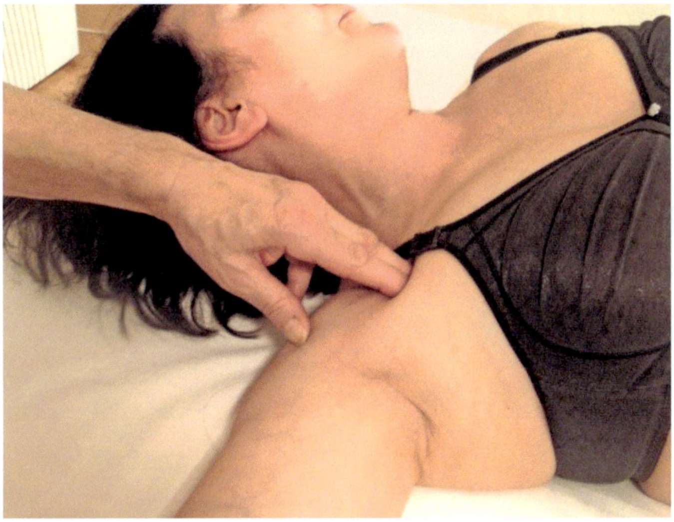

Abb. 4.20

- Rückenlage. Der Behandler bearbeitet den M. Pectoralis minor von der Achselhöhle her. [Abb. 4.21]

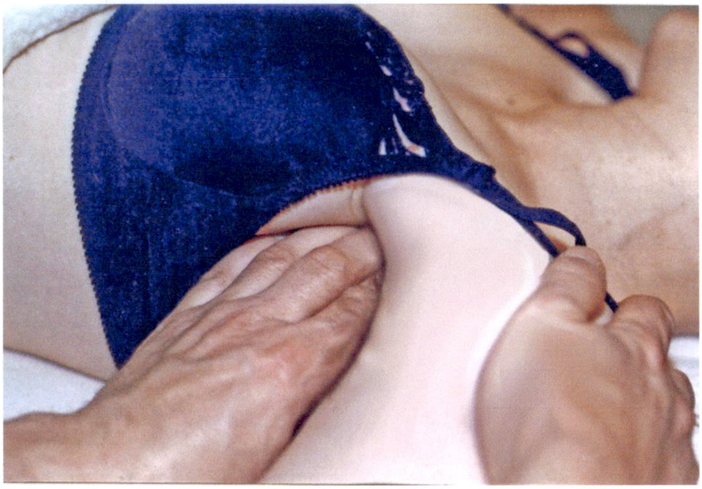

Abb. 4.21

- Seitenlage. Der Behandler arbeitet den M. Pectoralis minor von der Achselhöhle her. [Abb. 4.22]

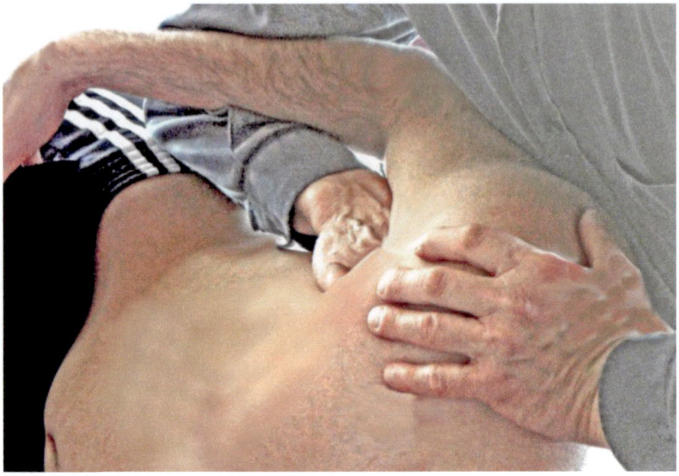

Abb. 4.22

Variante:
Der Klient streckt Arm und Hand langsam Richtung Zimmerdecke, während der Behandler den M. Pectoralis minor bearbeitet. [Abb. 4.23]

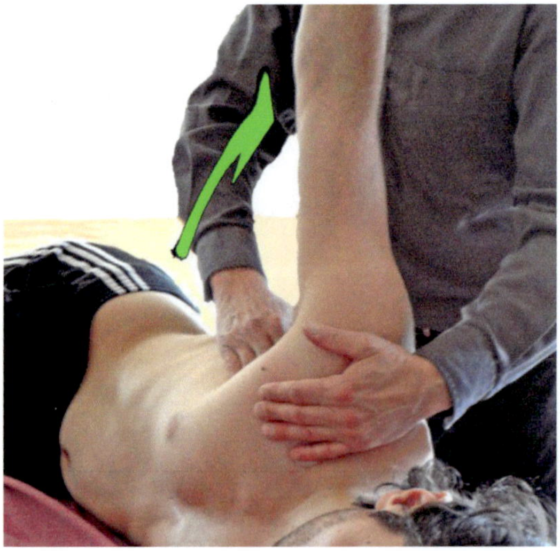

Abb. 4.23

Brustkorbfaszie auf den Rippen

Rückenlage. Eine Hand setzt ein Fulcrum. Die andere Hand löst verschiebend verklebtes Gewebe, während die Klientin einatmet. Wenn sie ausatmet, das Gewebe in der Verlängerung festhalten. [Abb. 4.24]. Bei ausgeprägter Kyphose der BWS eventuell ein Kissen unter den Scheitelpunkt (Apex) der BWS legen.

Unterhalb der Brustwarzen ist das Gewebe häufig gürtelartig verdickt und verkürzt. Dort quer zum Faserverlauf arbeiten.

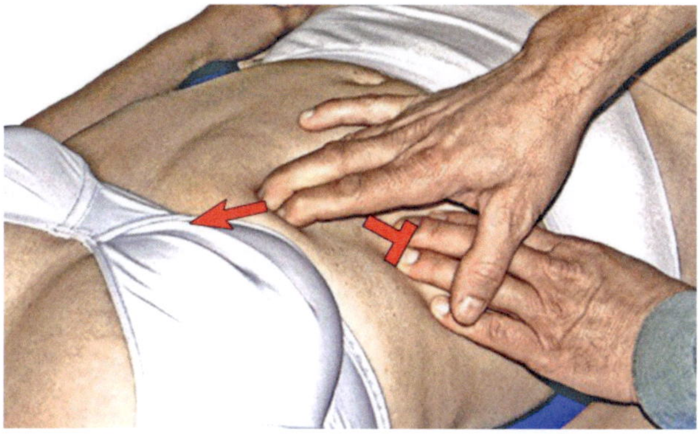

Abb. 4.24

Brustkorbfaszie auf dem Sternum und costosternale Gelenke

Rückenlage. Eine Hand setzt ein Fulcrum. Die andere Hand verschiebt das Gewebe auf dem Sternum nach kranial, während der Klient einatmet. Wenn er ausatmet, das Gewebe in der Verlängerung festhalten. Auf die gleiche Weise entlang der costosternalen Gelenke arbeiten. [Abb. 4.25]

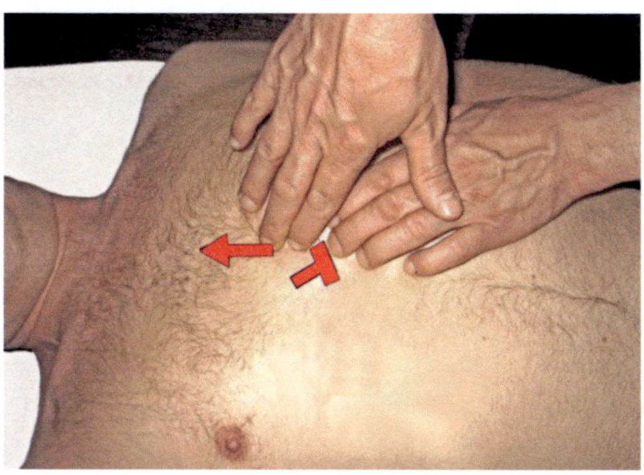

Abb. 4.25

Sternum mobilisieren

Rückenlage. Der Behandler legt seine Hand längs auf das Sternum, so dass seine Fingerkuppen auf dem Processus Xyphoideus liegen, [Abb. 4.26 a]. Dann komprimiert er das Sternum mit Handballen und Fingern [Abb. 4.26 b] und dreht das Sternum mit Druck im Uhrzeigersinn [Abb. 4.26 c] und gegen den Uhrzeigersinn [Abb. 4.26 d].

Technik für die Motilitätsebene: Der Behandler folgt der freieren Richtung, bis eine Gegenbewegung spürbar wird, und ein Release eintritt.

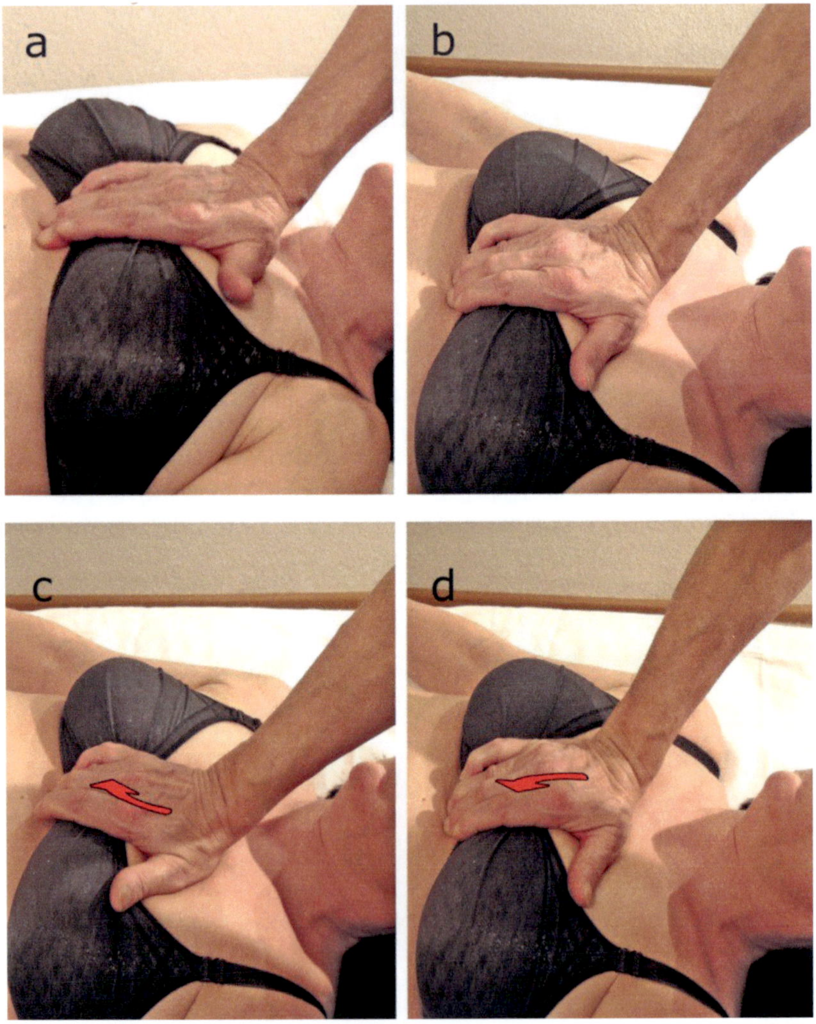

Abb. 4.26

Clavicula mobilisieren

- Sitzend. Die Klientin legt die Hand der betroffenen Seite auf die Schulter des Behandlers, der vor ihr sitzt.
  Ein Daumen des Behandlers wird inferior auf dem medialen Ende der Clavicula platziert, der andere inferior des distalen Endes der Clavicula. Während die Klientin die Schulter der nicht betroffenen Seite etwas nach posterior bewegt, geht die Druckrichtung der Daumen nach lateral-superior-posterior. [Abb. 4.27] Den Druck aufrechterhalten, bis ein Release wahrnehmbar wird.

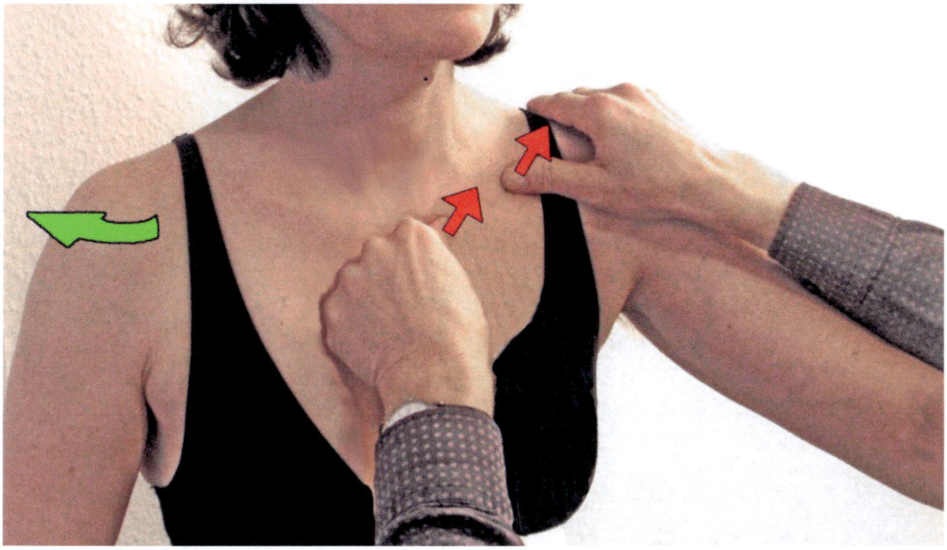

Abb. 4.27

- Acromioclaviculares Gelenk
  Rückenlage. Mit der lateralen Hand den Unterarm der Klientin in die Senkrechte anheben. Daumen und Zeigefinger der medialen Hand umfassen die Clavicula nahe beim acromioclavicularen Gelenk. Mit der lateralen Hand langsam den Arm der Klientin Richtung Kopf und Richtung Füße schaukelnd bewegen, während die mediale Hand die Clavicula festhält. [Abb. 4.28]

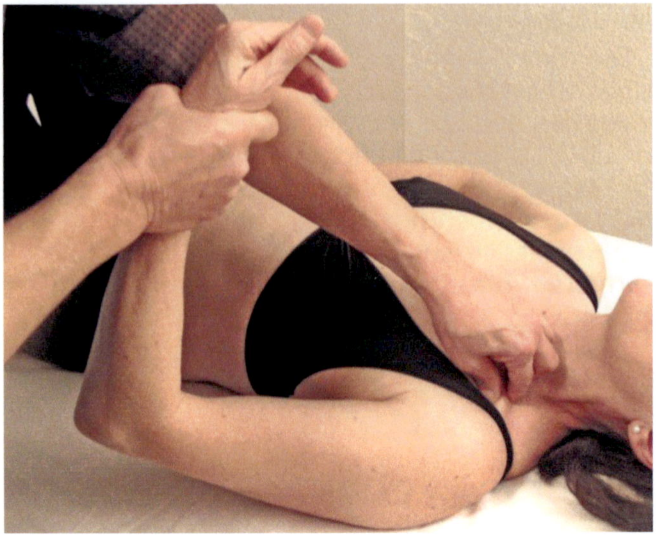

Abb. 4.28

M. Subclavius und Sternoclaviculargelenk

- Bauchlage. Der Behandler greift schmelzend in den Faszienraum des M. Subclavius unterhalb des Schlüsselbeins, während er mit der anderen Hand den herabhängenden Arm der Klientin etwas anhebt und minimale Drehbewegungen ausführt. [Abb. 4.29]

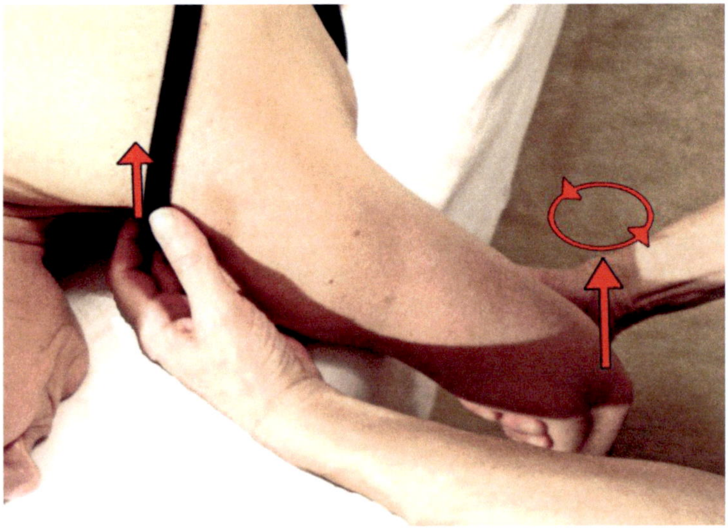

Abb. 4.29

- Seitenlage. Mit einer Hand umfasst der Behandler die Clavicula, mit der anderen Hand die Schulter. Beide Hände vollführen ganz kleine gegenläufige Kreisbewegungen. [Abb. 4.30]

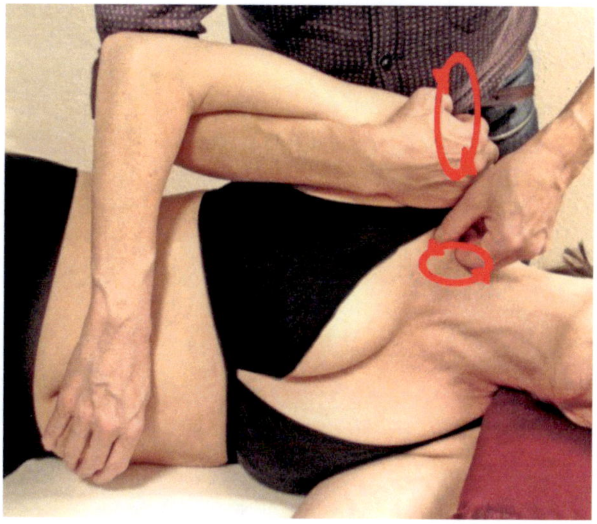

Abb. 4.30

M. Transversus thoracis [Abb. 4.31]

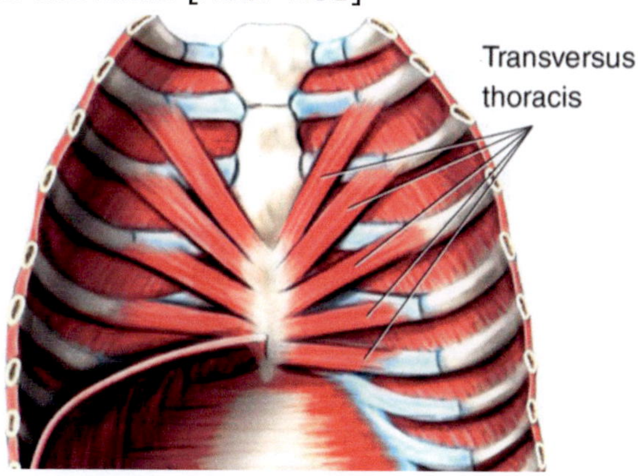

Abb. 4.31

Rückenlage. Die Hände des Behandlers liegen seitlich vom Rippenbogen auf dem Brustkorb. Mit beiden Händen den Brustkorb nach medial komprimieren, wobei der Druck schrittweise stärker wird. Dann entweder langsam den Druck wegnehmen oder rückstoßartig (siehe S. 145 f) plötzlich loslassen.

Costovertebrale Gelenke [Abb. 4.32, links] **mobilisieren**

Seitenlage in C-Position. Von lateral her zwischen Rippenbögen und langen Erektoren Richtung costovertebrale Gelenke gehen und schmelzend lösen. [Abb. 4.32, rechts].

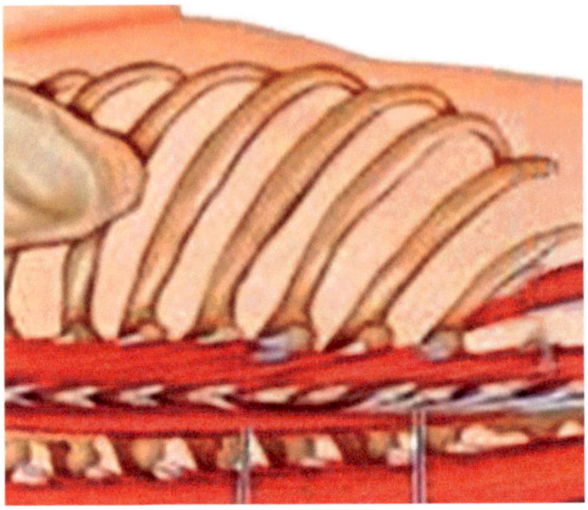

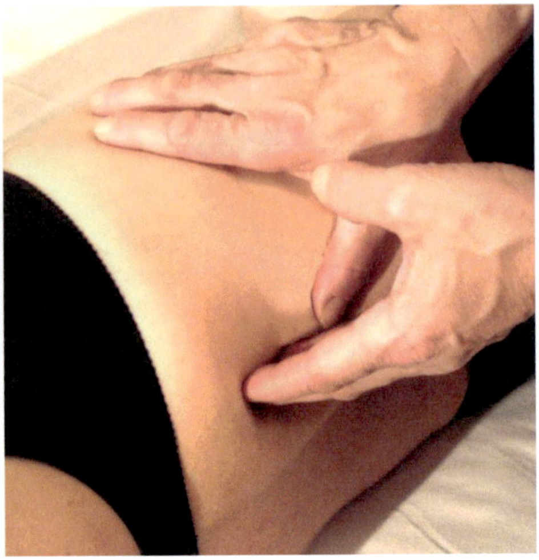

Abb. 4.32

Rippenzwischenräume erweitern

- *Außenseite* des Brustkorbs: Seitenlage. Der Arm des Klienten ist über den Kopf hinweg ausgestreckt. [Abb. 4.33, links]
- *Vorderseite* des Brustkorbs: Rückenlage. [Abb. 4.33, rechts]

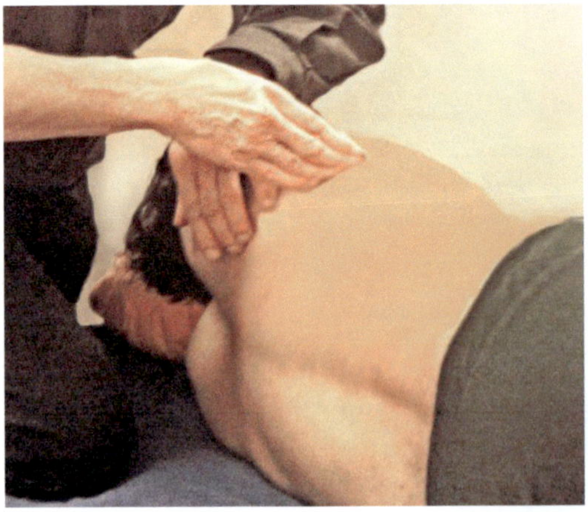

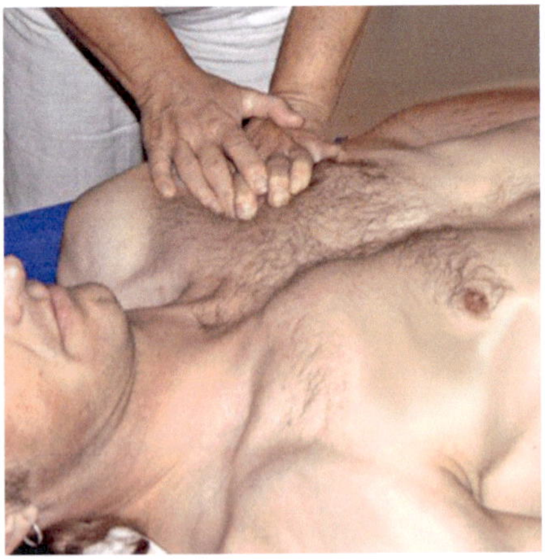

Abb. 4.33

- *Rückseite* des Brustkorbs:

  Seitenlage, Knie leicht angezogen. Die Klientin lässt den untenliegenden Arm hinter sich von der Liege herabhängen. Dann lässt sie sich mit dem Brustkorb zur Liege hin nach vorn-unten sinken. Das Becken sollte in einer stabilen Seitenlage bleiben. [Abb. 4.34]

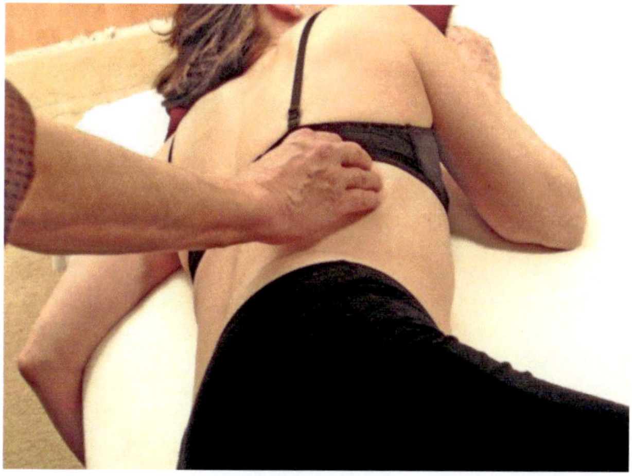

Abb. 4.34

Rippenrestriktionen lösen

1. Allgemeine Vorbemerkungen
   - Die Lösung von Rippenfixierungen lösen oft auch Gelenkrestriktionen der Wirbelsäule. Umgekehrt rühren Rippenfixierungen oft von BW-Rotationen und Typ II-Dysfunktionen (Rotation und Seitneigung zur selben Seite, siehe S. 206) her. Daher erst die BWS-Fixierungen behandeln, dann die Rippenfixierungen.
   - Rippenfixierungen:
     - Rotation (Torsion) nach innen oder außen
     - Subluxation nach vorn oder hinten
     - 1.Rippe nach oben fixiert.
   - Bei den Rippen 2-12 ist es nicht nötig, die verschiedenen Arten von Rippenfixierung unterschiedlich zu behandeln. Eine Behandlungsart für alle. Während der Behandlung lässt sich dann feststellen, um welche Art Fixierung es sich gehandelt hat.

2. Behandlung der Rippen 2-10

   Indirekte Techniken

   - Sitzend. Daumen einer Hand auf dem Gelenk zwischen Rippe und Wirbelquerfortsatz [Abb. 4.35, links] und einen Finger der anderen Hand vorn auf das Gelenk zwischen Rippe und Knorpelende der Rippe [Abb. 4.35, rechts]. Langsam, sanft und fest die Finger aufeinander zu drücken. Währenddessen neigt sich die Klientin zu der Seite der fixierten Rippe und beugt sich etwas nach vorn [Abb. 4.35, rechts]. Halten und Release des Gewebes abwarten. Die Rippe geht erst *in* ihr Muster, dann *heraus*, schließlich stoppt die Bewegung.

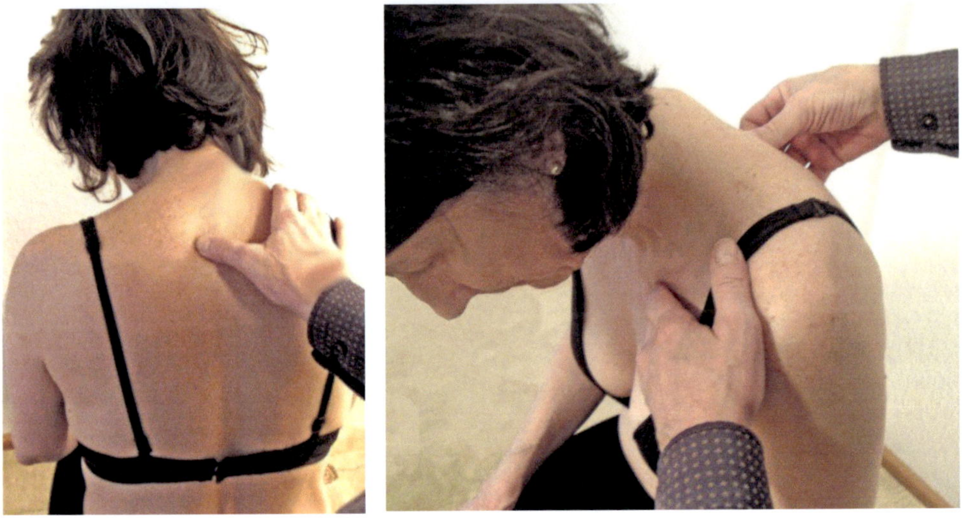

Abb. 4.35

- Rückenlage. Vom Kopfende her mit den Händen unter den Rücken des Klienten gleiten. Den hinteren Bogen der Rippe(n) mit den Fingerkuppen kontaktieren und ihn zunächst nach anterior drücken, um Spielraum (slack) zu schaffen. Dann Druck nach superior und lateral ausüben. Auf Release warten.

- Seitenlage. Mit den Fingern die Rippe am Sternum umfassen, mit denen der anderen Hand den Rippenbogen an der Rückenseite. Den Rippenbogen nach anterior drücken. Mit beiden Daumen auf dem lateralen Aspekt der Rippe diese nach medial und etwas nach kranial drücken. Alle drei Kontaktpunkte in Balance bringen, bis die Rippe in ihre normale Position zurückkehrt. [Abb. 4.36]

3. Behandlung der Rippen 11 und 12

   Indirekte Technik:

   Sitzend, das Becken leicht posterior gekippt. Daumen oder Finger einer Hand so nahe wie möglich am Gelenk zwischen Rippe und Wirbelkörper platzieren. Daumen und ein Finger der anderen Hand kontaktieren den Rippenverlauf nach vorn. [Abb. 4.37] Langsam und sanft aber fest auf das Gelenk zwischen Rippe und Wirbelkörper drücken, während der Klient sich zur Seite der fixierten Rippe neigt. Halten und Release abwarten.

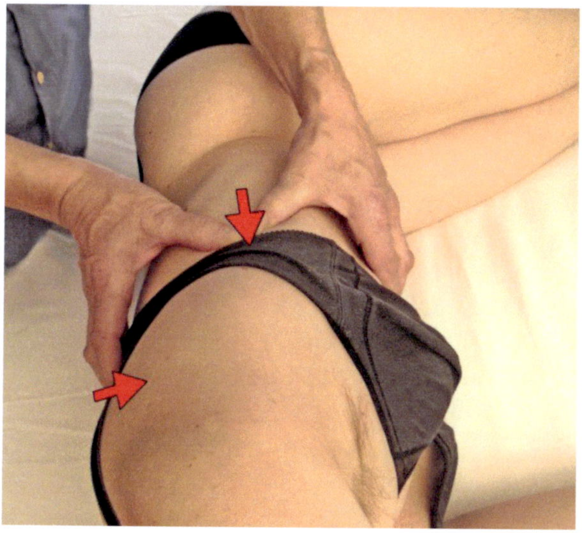

Abb. 4.36

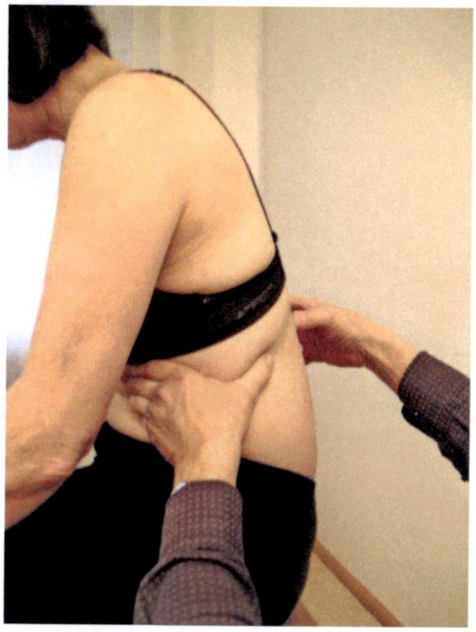

Abb. 4.37

Release der zugehörigen myofaszialen spiraligen Spannungen der Bauchwand:

Diese Spannungen befinden sich medial der Spitzen von Rippe 11 und 12.

Rückenlage. Sanft die Finger in verschiedene Abschnitte der Mm. Obliqui abdominis, des M. Transversus abdominis und des M. Rectus abdominis einsinken lassen und warten, ob die Finger spiralförmig herunter in das Gewebe gezogen werden. [Abb. 4.38] Wenn ja, liegt ein Spannungswirbel vor. Die Finger folgen dem Gewebe tiefer in den Wirbel. Am Ende der spiraligen Bewegung erweicht das Gewebe, oft begleitet von einem Unwinding aufwärts, heraus aus der Spirale.

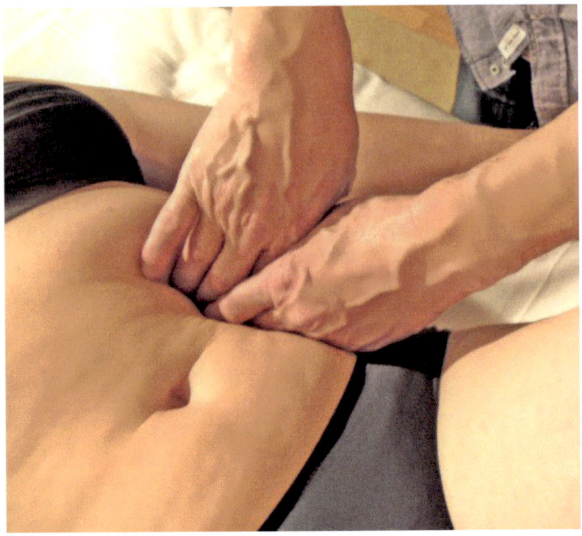

Abb. 4.38

4. Behandlung der nach oben fixierten 1.Rippe
   - Rückenlage. Mit den Daumen die superiore Oberfläche der Rippe(n) am Halswirbel kontaktieren und nach kaudal drücken, bis ein Release eintritt. [Abb. 4.39].

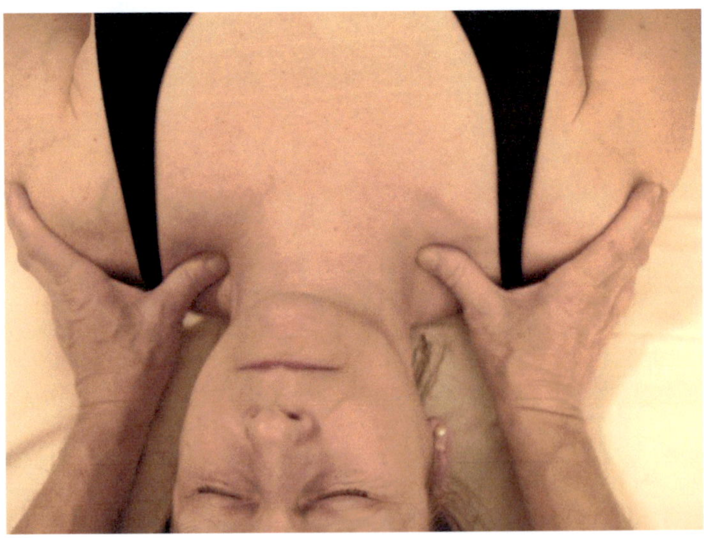

Abb. 4.39

- Sitzend. Den Ellenbogen auf das Gelenk zwischen der 1.Rippe und dem Querfortsatz von T 1 legen. Die Klientin lässt ihren Kopf nach vorn sinken und dreht ihn langsam weg von der Seite der fixierten 1.Rippe. Währenddessen sinkt der Ellbogen des Behandlers weiter in den Gelenkraum [Abb. 4.40, links]. Dann dreht die Klientin den vorgebeugten Kopf langsam zur Mitte zurück und in Richtung der fixierten Rippe [Abb. 4.40, rechts]. Der Behandler hält den Druck aufrecht. Warten auf Release.

  Danach die Mm. Scaleni auf der Seite der fixierten Rippe befreien (siehe S. 190 f).

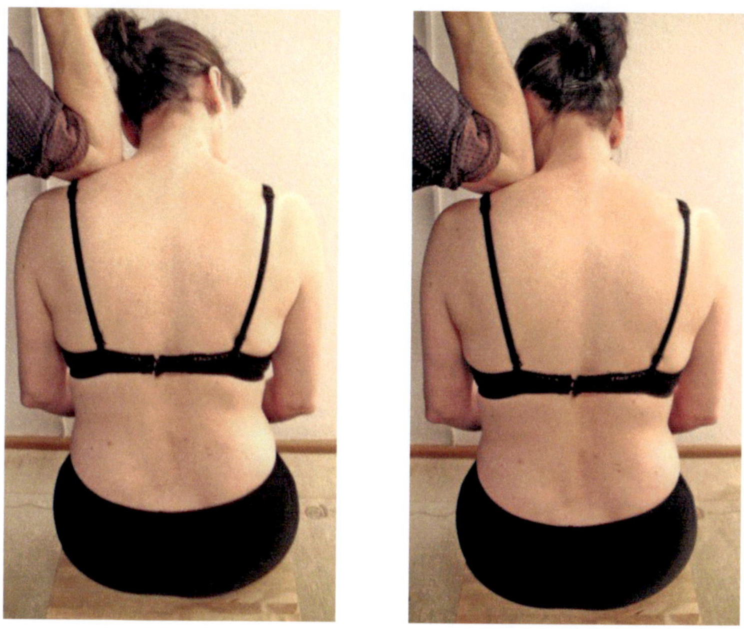

Abb. 4.40

3. Bauchraum

Gewebe zwischen Becken und Rippen dehnen
Während die Klientin einatmet, mit beiden Händen das Gewebe in zwei Richtungen dehnend einige Sekunden halten. Dann langsam wieder loslassen. [Abb. 4.41]

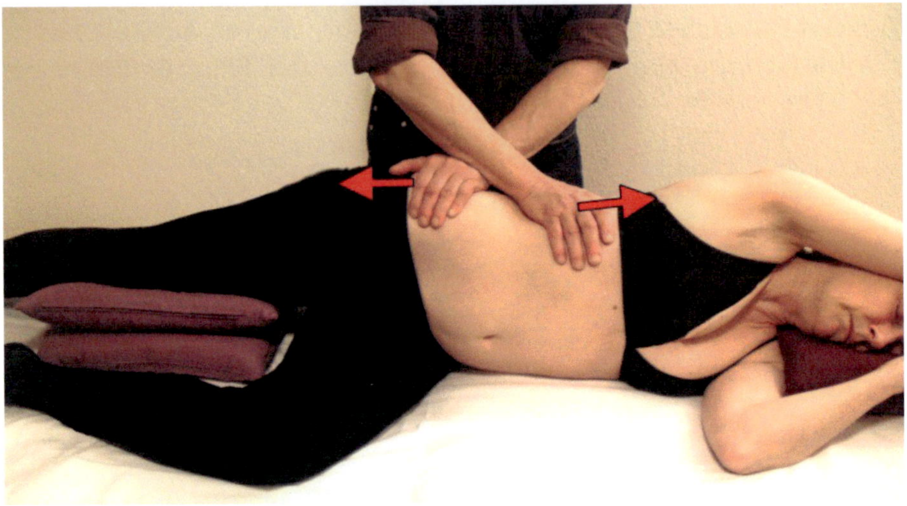

Abb. 4.41

Übergewicht des Bauches nach vorn infolge von Fettleibigkeit

Folgende Technik gilt nur für den Fall, dass das Fett oberhalb der Bauchmuskulatur liegt. Ziel ist es, das Körpergewicht nach hinten zu verlagern. Seitenlage.

Das Fettgewebe, die gerade Bauchmuskulatur und die schräge Bauchmuskulatur nach hinten schaffen. Die Griffe müssen fest und wiederholt ausgeführt werden. Der Klient streckt währenddessen den Arm hinter seinen Körper. Vorsicht bei den freien unteren Rippen.

M. Rectus abdominis

- Rückenlage. Auf den unteren Rippen (der Muskel erstreckt sich bis zur 4./5.Rippe) quer zum Faserverlauf arbeiten. Die zweite Hand hält fulcrumartig das oberflächliche Gewebe. [Abb. 4.42]

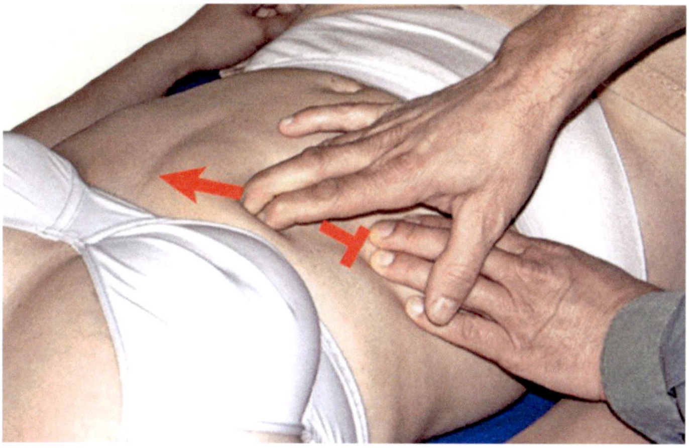

Abb. 4.42

- Abhebetechnik zwischen Bauchnabel und Rippenbogen:

  Rückenlage. Von beiden Seiten das Gewebe des M. Rectus abdominis kumulieren, abheben und halten. [Abb. 4.43] Wenn der Muskel schwer zu ertasten ist, kann der Klient den Kopf kurz heben, was den Muskel aktiviert. Abschnittsweise arbeiten.

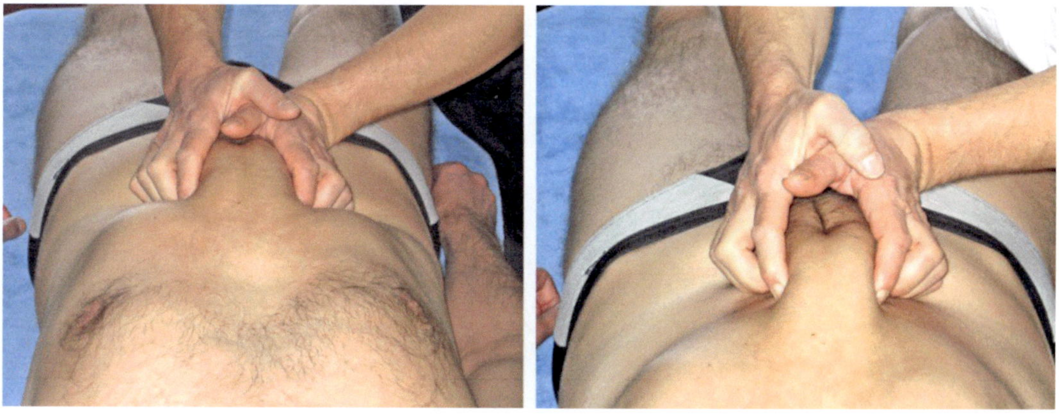

Abb. 4.43

- Rückenlage. Die Aponeurose zwischen dem M. Rectus abdominis und den Mm. Obliqui abdominis: Mit einer Hand hebt der Behandler den M. Rectus abdominis ab und hält ihn fest. Mit der anderen Hand arbeitet er entlang der Aponeurose. [Abb. 4.44]:

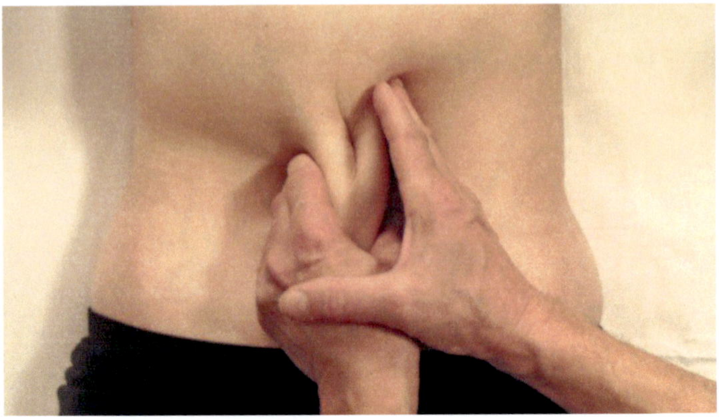

Abb. 4.44

- Rückenlage. Eine Hand schiebt Gewebe vom Brustkorb Richtung Rippenbogen. Die andere Hand arbeitet unter dem Rippenbogen entlang schräg zum Faserverlauf des Muskels. Wegen einer eventuell vorhandenen Hernie der Linea alba ist es sicherer, von lateral nach medial vorzugehen. [Abb. 4.45, links]
- Seitenlage. Der Behandler positioniert seine Fingerkuppen unter dem Rippenbogen. Dann lässt sich der Klient langsam Richtung Liege in die Finger des Behandlers einsinken. [Abb. 4.45, rechts]

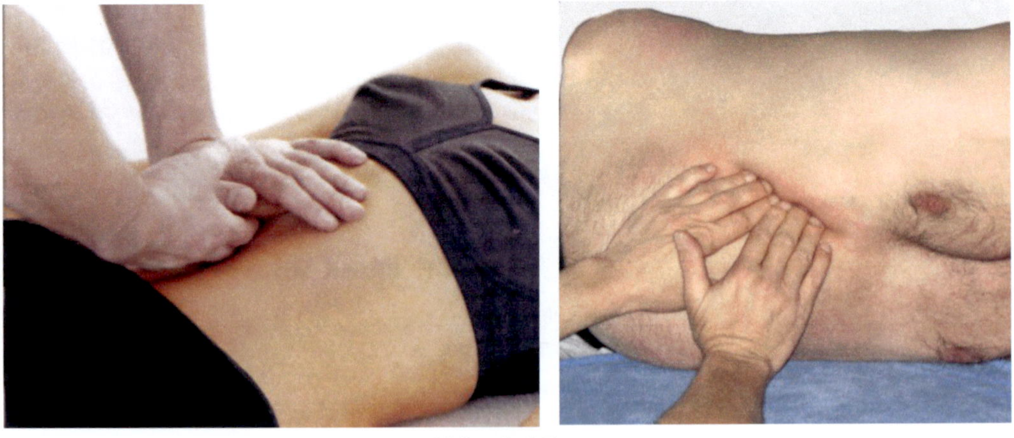

Abb. 4.45

- M. Rectus abdominis am Schambein:

  Rückenlage mit aufgestellten Beinen. Die Fingerkuppen beider Hände am oberen Rand des Schambeins einsinken lassen [Abb.4.46, links]. Während die Klientin nun das Becken nach hinten-unten rollt, indem sie die Sitzknochen Richtung Knie bewegt, schieben sich die Fingerkuppen unter den oberen Rand des Schambeins [Abb. 4.46, rechts].

  Beim Mann ist der Verlauf des Samenstrangs zu berücksichtigen [Abb. 4.47].

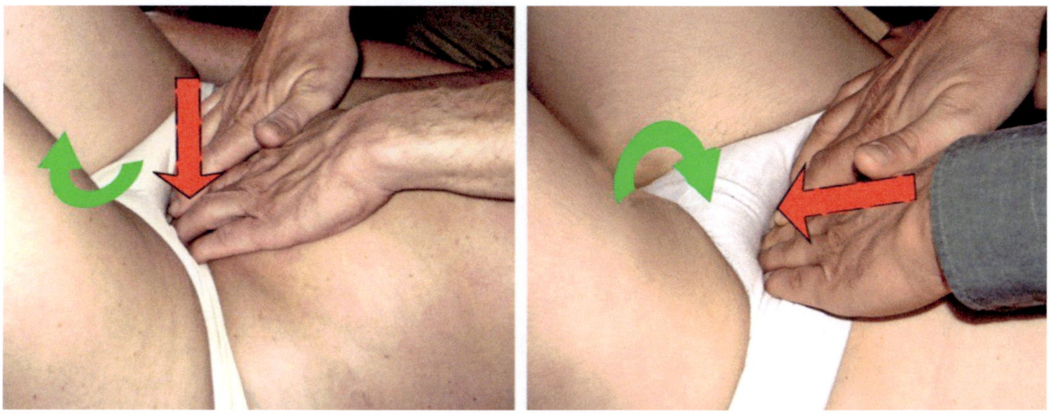

Abb. 4.46

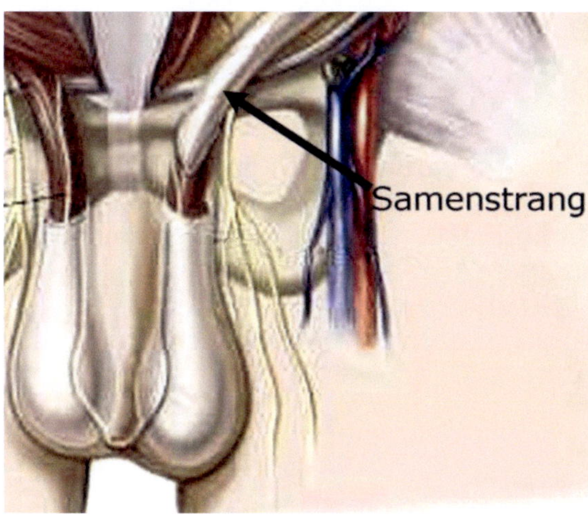

Abb. 4.47

Mm. Obliqui abdominis

Seitenlage. Schmelzend oder schräg zum Faserverlauf bearbeiten [Abb. 4.48]

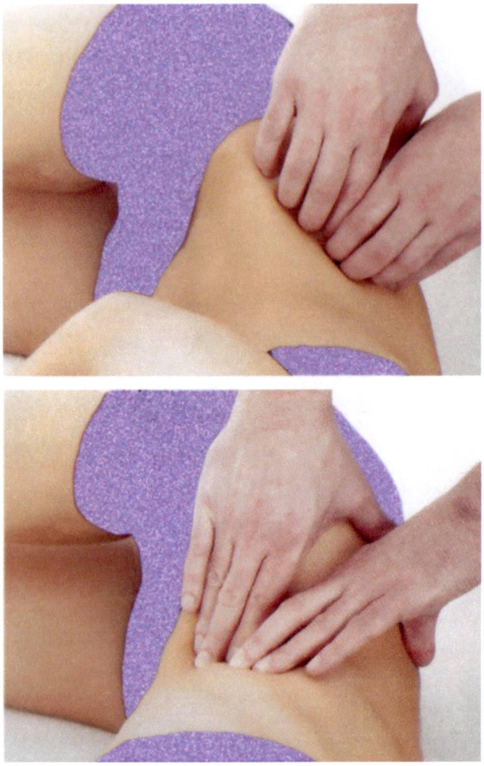

Abb. 4.48

Variation der Positionierung der Klientin: Rückenlage. Die aufgestellten Beine zu einer Seite absinken lassen. Dann langsam den oben liegenden Arm ausgestreckt zur Seite drehen. Brustkorb und Kopf drehen sich mit, das Becken darf sich jedoch nicht mitdrehen. [Abb. 4.49]

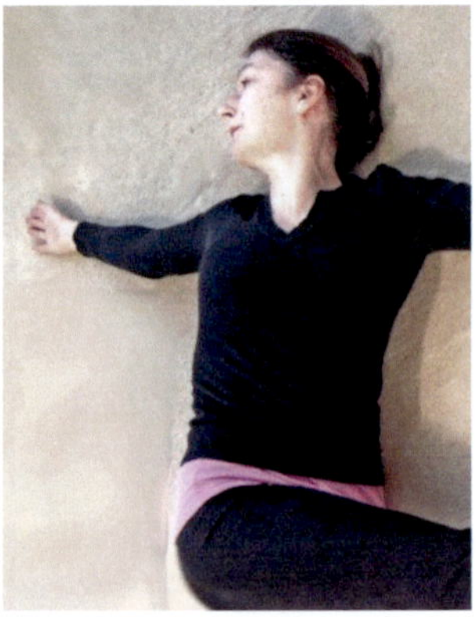

Abb. 4.49

M. Quadratus lumborum [Abb. 4.50]

- Seitenlage. Gegebenenfalls ein Kissen unter die unten liegende Flanke legen, wodurch der Flankenraum geöffnet wird. Das Trigonum lumbale ertasten [Abb. 4.50 und 4.51]. Es wird begrenzt durch die Crista iliaca, den hinteren Rand des M. Obliquus abdominis externus und den Vorderrand des M. Latissimus dorsi.

  Durch das Trigonum lumbale hindurch Kontakt mit dem M. Quadratus lumborum aufnehmen und schmelzend arbeiten. [Abb.4.52]

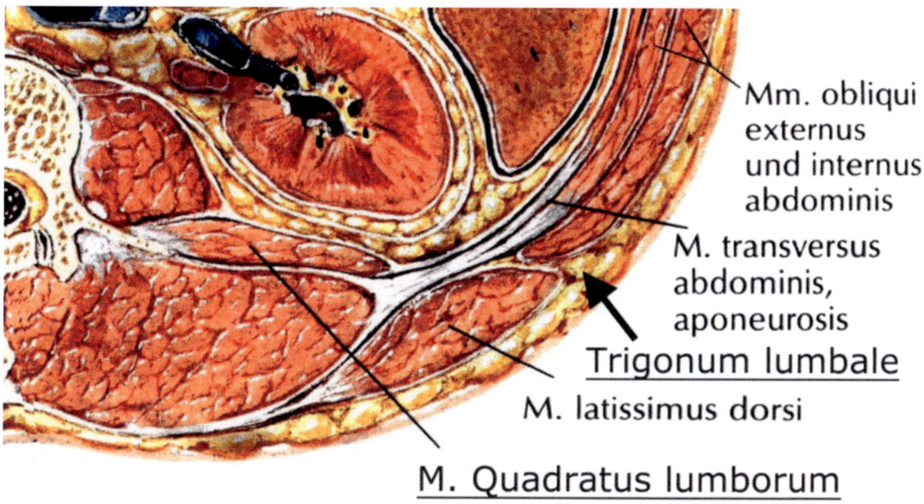

Abb. 4.50 *Querschnitt auf der Höhe des 2.Lendenwirbels*

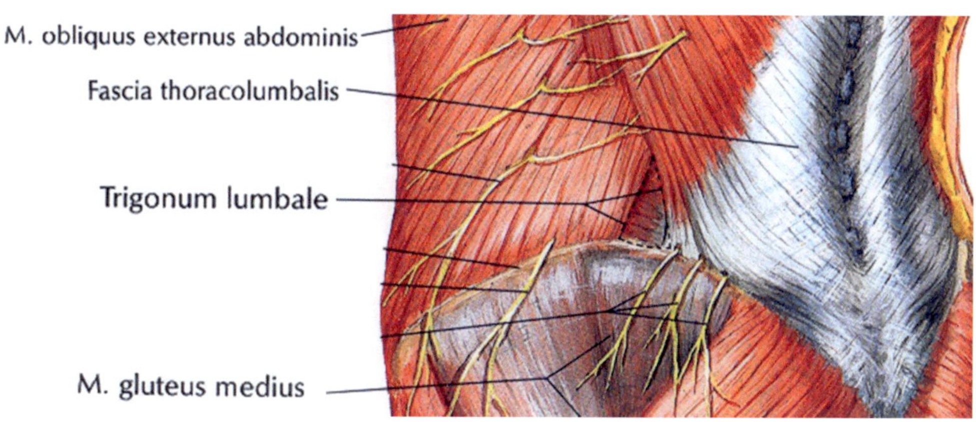

Abb. 4.51 *Das Trigonum lumbale*

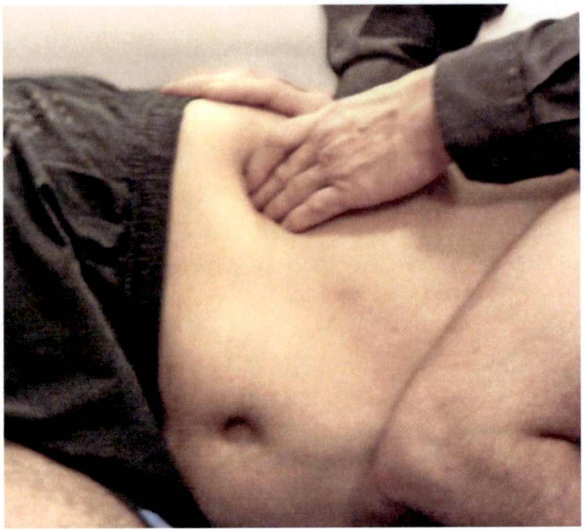

Abb. 4.52

- Sitzend. Von lateral beidseitig durch das Trigonum lumbale Kontakt aufnehmen mit dem M. Quadratus lumborum. Dabei können Dehnungsbewegungen des Klienten zur Seite eingesetzt werden. [Abb. 4.53]

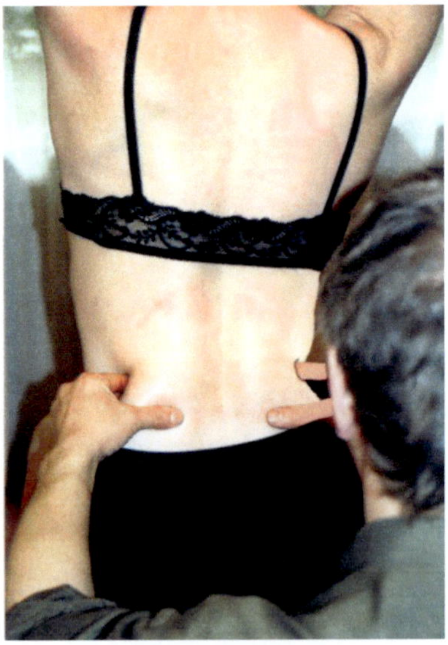

Abb. 4.53

M. Psoas [Abb. 4.54]

Die Psoas-Muskulatur ertasten: Rückenlage, Beine aufgestellt. Die Klientin aktiviert den Muskel, indem sie den Fuß der jeweiligen Seite langsam ein klein wenig von der Unterlage abhebt und wieder aufsetzt. Durch diese kleine Bewegung wird der M. Psoas gut spürbar. Der Behandler nimmt – einen schrägen Winkel wählend – Kontakt mit dem Muskel auf. [Abb. 4.55]. (Die Eierstöcke der Frau befinden sich medial vom Psoas.)

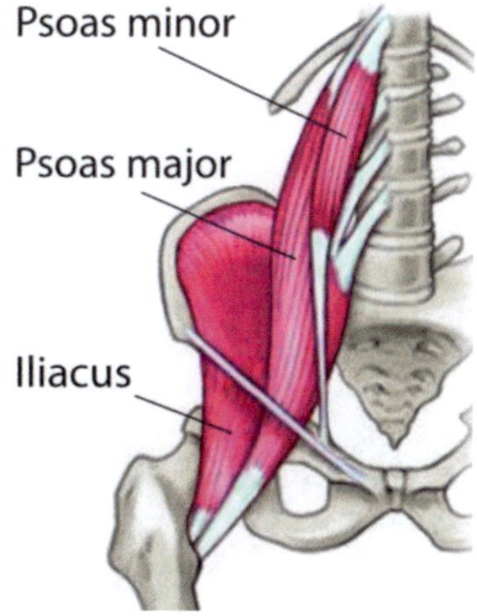

Abb. 4.54

Der Psoas im Bauchraum wird in verschiedenen Abschnitten bearbeitet: nahe der SIAS und oberhalb des Bauchnabels.

Die Reichweite der Intervention kann in den gesamten Bauch- und Brustraum ausgedehnt werden, wenn die Klientin gleichzeitig ihre Arme langsam zum Kopf hin ausstreckt. Außerdem entsteht so eine Dehnung in zwei Richtungen: nach kaudal und nach kranial.

- Beidseitiges Arbeiten [Abb. 4.55]. Der Vorteil ist, dass man die Muskeln beider Seiten kontrollieren kann.

  Während der Behandler auf der zu behandelnden Seite den Druck auf den Muskel nach kranial hin etwas verstärkt, schiebt die Klientin den Fuß von sich weg, wobei sie das Bein schwer sein lässt. Auf diese Weise kommt das Bein gestreckt zum Liegen [Abb. 4.56]. Der Behandler hält seinen Druck schmelzend aufrecht.

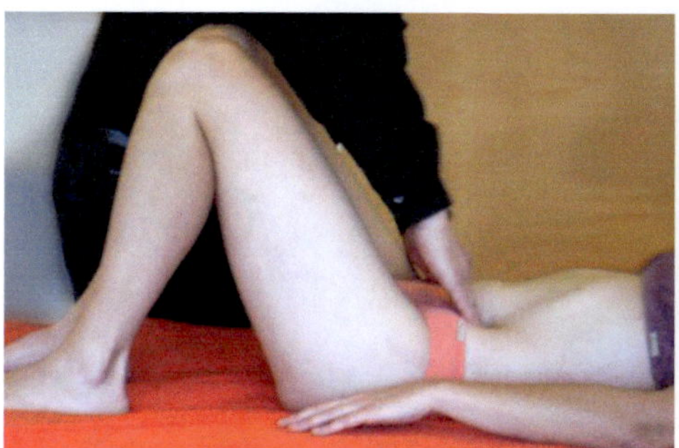

Abb. 4.55

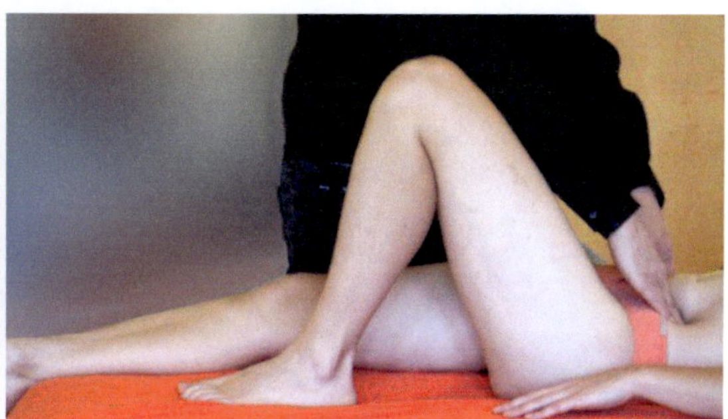

Abb. 4.56

Beide Hände bleiben in Position, wenn nun die andere Seite entsprechend behandelt wird.

Schließlich wird mit beiden Händen ein Fein-Tuning beider Seiten vorgenommen, währenddessen die Klientin zusätzlich das Becken vor- und zurückschaukelnd bewegen kann [Abb. 4.57].

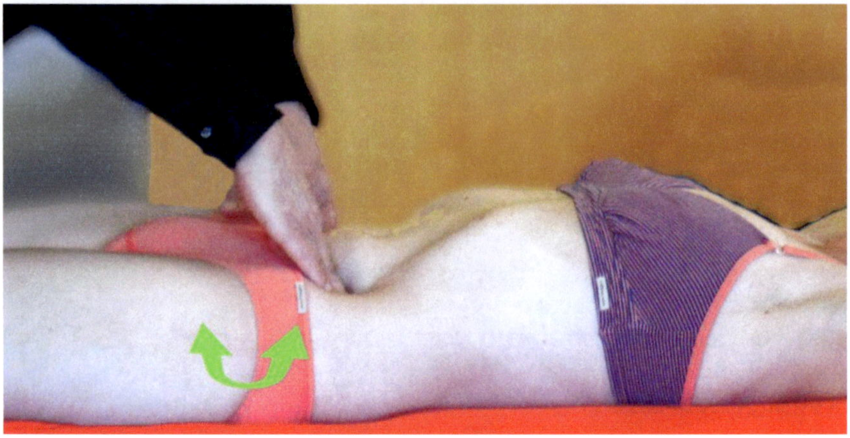

Abb. 4.57

- Einseitiges Arbeiten.
  - Der Behandler hebt das Bein der zu behandelnden Seite und bewegt das Knie sanft nach medial und lateral sowie zur kontralateralen Schulter, während er auf den Psoas einwirkt. [Abb.4.58]

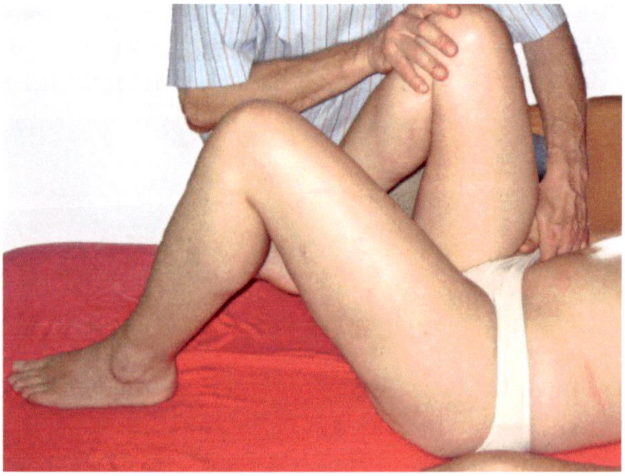

Abb. 4.58

- Der Behandler hebt das Bein der zu behandelnden Seite und bewegt das Knie zu sich herüber, während er mit der anderen Hand am Psoas ein Fulcrum setzt. [Abb. 4.59]

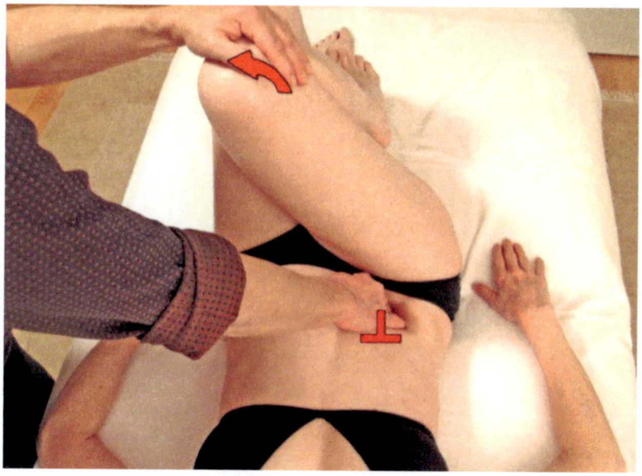

Abb. 4.59

- Isometrische Technik: Der Unterschenkel der zu behandelnden Seite hängt vom Liegenrand herab, das andere Bein hält der Klient angezogen Richtung Brustkorb. Der Klient versucht das hängende Bein gegen den Widerstand des Behandlers zu sich zu heben. 5-10 Sek. halten. Mehrfach wiederholen. [Abb. 4.60]

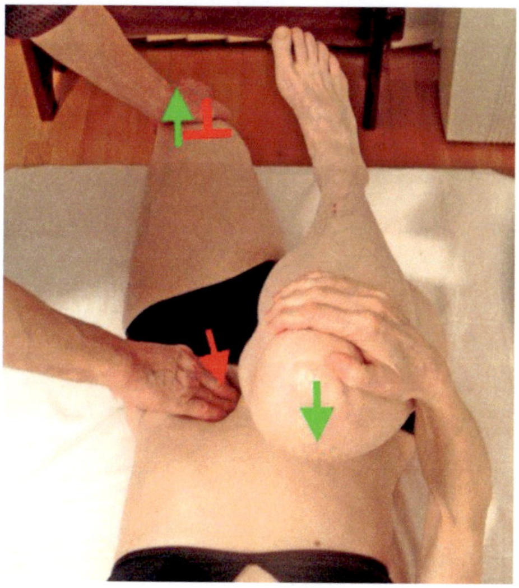

Abb. 4.60

- M. Psoas im Sitzen bearbeiten [Abb. 4.61]
  Die Klientin sitzt auf der Vorderseite ihrer Sitzknochen. Der Behandler nimmt beidhändigen Kontakt mit der Psoasmuskulatur auf. Mit anterior konvexem Oberkörper beugt die Klientin langsam Becken und Oberkörper nach vorn. Der Behandler lenkt seine Druckrichtung behutsam etwas nach kaudal, während die Klientin sich langsam wieder aufrichtet (Dehnung in zwei Richtungen).

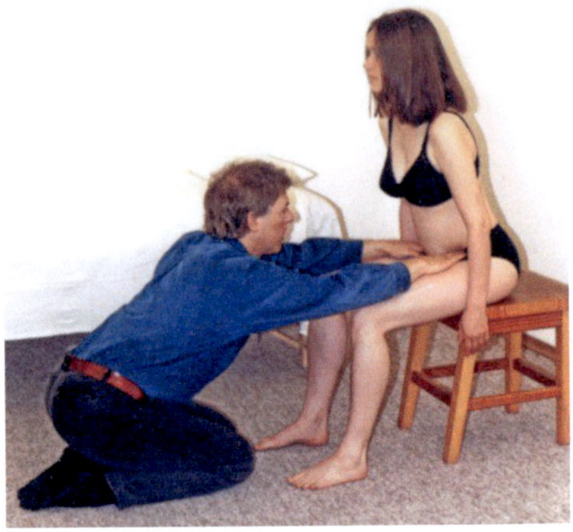

Abb. 4.61

M. Iliacus [Abb. 4.54] auf S. 173

- Die Behandlerin nimmt an der Innenseite des Iliums Kontakt mit dem M. Iliacus auf und arbeitet schmelzend [Abb. 4.62, links]. Währenddessen bewegt sie mit der anderen Hand das Knie des Beins langsam nach medial und lateral. [Abb. 4.62, rechts]

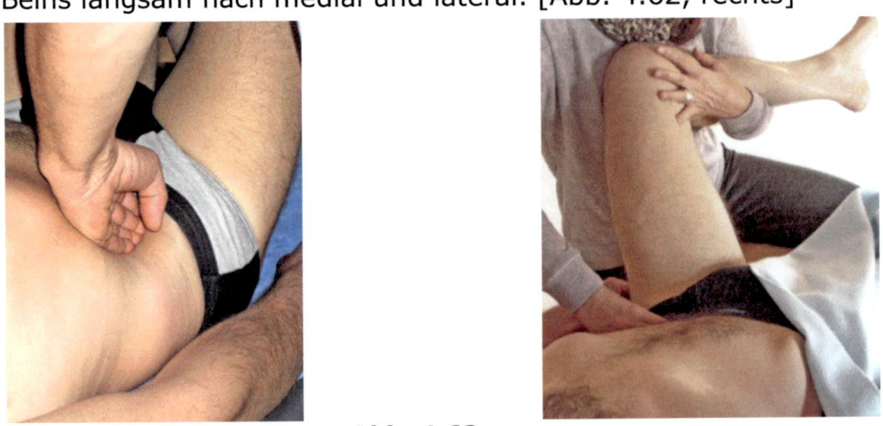

Abb. 4.62

- Bein aufgestellt. Langsam in den M. Iliacus einsinken, zunächst ganz eng am Iliumknochen, dann weiter kaudal (Achtung: Leistenband und N. Femoralis). Schmelzend bleiben, während die Klientin den Fuß langsam wegschiebt und so das Bein ausstreckt. [Abb. 4.63]

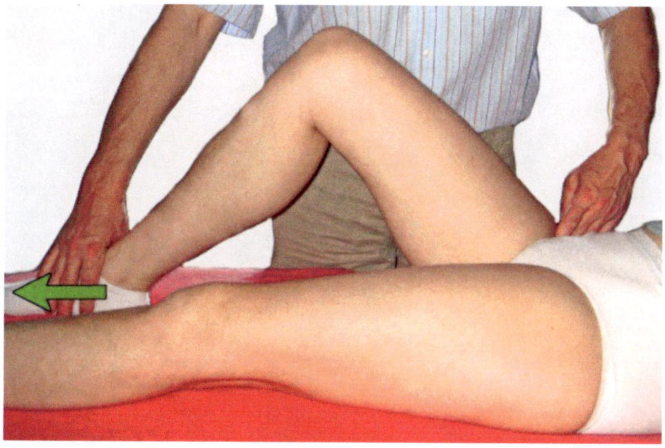

Abb. 4.63

- Seitenlage, das untere Bein locker gestreckt. Der Behandler nimmt mit der einen Hand Kontakt mit dem Muskel am Bein auf. Die andere Hand hält das Bein oberhalb des Fußes, während die Klientin den Fuß in Dorsalflektion bringt, die Ferse langwerden lässt und so das Bein in eine vollständige Streckung bringt [Abb.4.64]. Der Behandler verstärkt schmelzend seinen Druck.

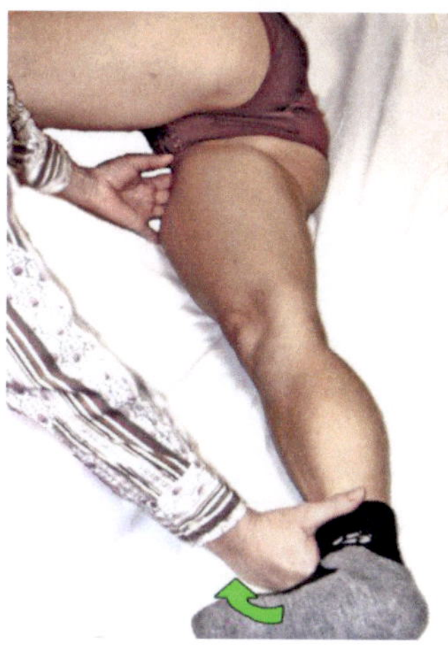

Abb. 4.64

Ligamentum Inguinale [Abb. 4.65]

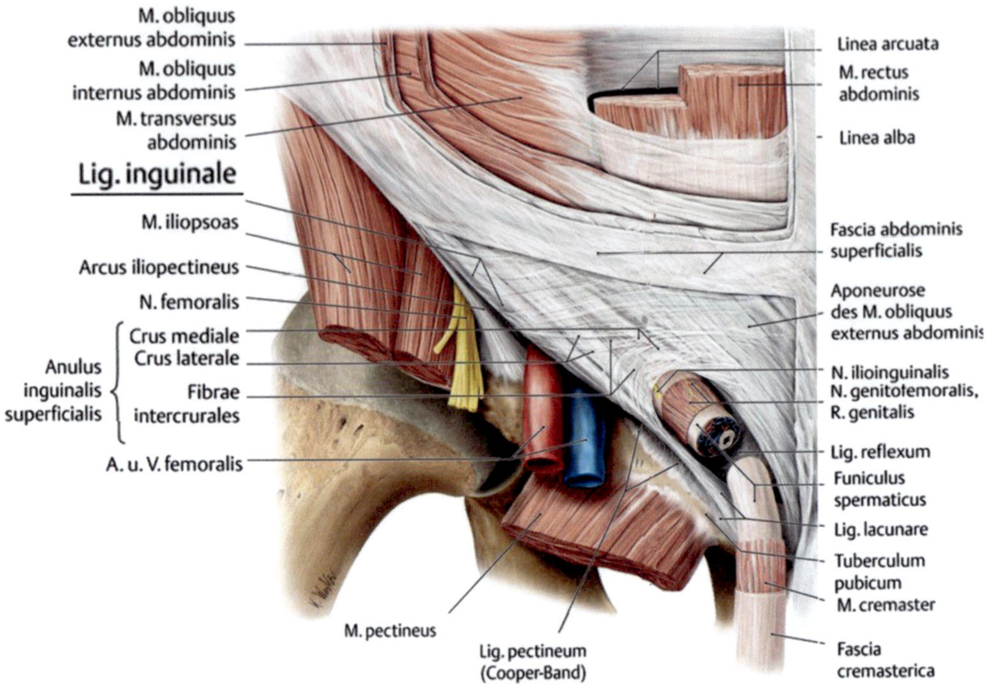

Abb. 4.65

Rückenlage, Beine aufgestellt. Der Behandler umfasst mit leicht gerundeter Hand von medial her das Ligament und arbeitet sich von der SIAS bis zum Schambeinrand vor, wobei er durch kleinste Bewegungen der Fingerkuppen das Ligamentum von den Bauchfaszien separiert. [Abb. 4.66]

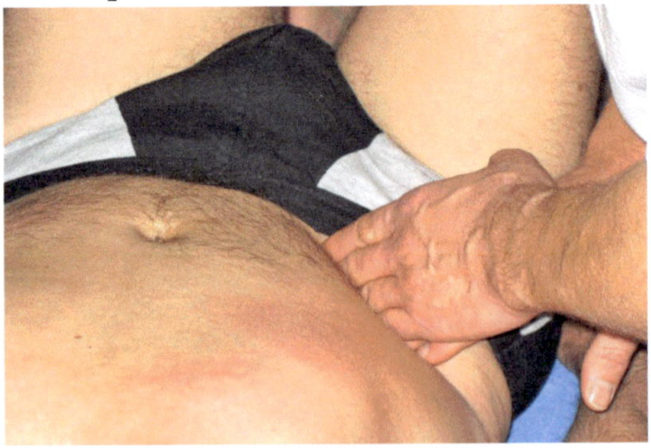

Abb. 4.66

Wirbelsäule, Rücken und Nacken

1. Verschiedene Positionierungen des Klienten

Rückenlage

Der Behandler arbeitet mit dem Eigengewicht des Klienten, das den Händen des Behandlers entgegenkommt.

Seitenlage

- Falls das Becken sehr breit ist, und die Hüfte deshalb nicht in die Liege einsinken kann: ein Kissen unter den Rumpf legen, weil sonst eventuelle Probleme zwischen L 5 und dem Kreuzbein verschärft werden.
- Diese Positionierung kann man gut dafür nutzen, dass der Klient aktiv eine Beziehung zu Boden und Raum herstellt.

  Beispiel: Während der Rückenarbeit drückt der Klient den Fuß des gestreckten Beins gegen die Wand und bewegt die Sitzknochen nach hinten, kombiniert mit dem Ausgreifen einer Hand in den Raum und mit dem Blick in den Raum. Das obere Zentrum reagiert auf den Druck des Fußes gegen die Wand mit einer Aufrichtung und Verlängerung der Vorderseite der Wirbelsäule. [Abb.5.1]

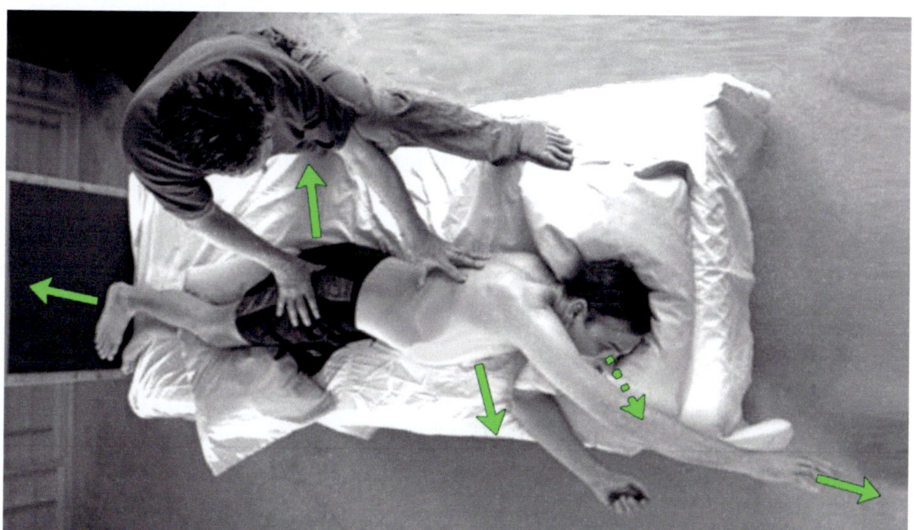

Abb. 5.1

Seitenlage in einer C-Kurve [Abb. 5.2]

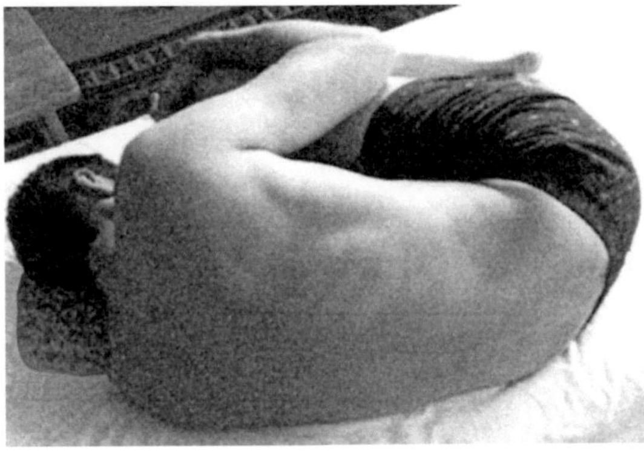

Abb. 5.2

Indikationen:

- Faszien um Wirbelquerfortsätze bearbeiten.
- Das mittlere BWS-Scharnier (um T 6 herum), den lumbodorsalen sowie den lumbo-sacralen Übergang behandeln.
- Flache Stellen der Wirbelsäule und nach hinten verschobene Wirbel bearbeiten.

Uneffektiv ist die C-Position allerdings, wenn:

- sich bei einer Hyperlordose der LWS ein oder zwei Lendenwirbel in einer Typ II Flektionsrestriktion befinden (Rotation und Seitneigung zur selben Seite). Diese werden nicht auf Interventionen in der C-Position reagieren, weil die C-Position die Fixierung in der Flektion verstärkt.
- bei einer Hyperlordose der LWS ein oder zwei Lendenwirbel im Verhältnis zum darunterliegenden Wirbel nach posterior verschoben sind. Dies kommt häufig vor.

Konsequenz: Zunächst alle Flektions- und Extensions-Restriktionen lösen. Sie befinden sich meist am oberen oder unteren Ende einer Kurve. Erst dann eine leichte C-Position nutzen.

Kontraindikation:
Akuter Bandscheibenvorfall.

Hinweise zur Arbeit in der C-Position:

- Ein Kopfkissen mit geeignetem Volumen gewährleistet, dass die HWS in derselben Höhe liegt wie der Rest der Wirbelsäule.
- Der Klient sollte die Vorderseite des Rumpfinnenraums offen lassen, also den Bauchraum nicht verkrampfen.

- Gegebenenfalls ist es angebracht, dass der Klient mit dem jeweiligen Rückenabschnitt von innen heraus dem Behandler nach hinten entgegenkommt. Der Behandler übt nur so viel Druck aus, wie der Klient in der Lage ist, von innen heraus einen Gegendruck aufzubauen.

Bauchlage

- Bei einer Hyperlordose der LWS empfiehlt es sich, ein Kissen unter den Bauch zu legen.
- Eine Kopfstütze am Kopfende oder eine Öffnung in der Liege für den Kopf verhindert Verkrampfungen im Übergang zwischen HWS und BWS.

Kombinierte Seit-Bauch-Lage [Abb. 5.3]

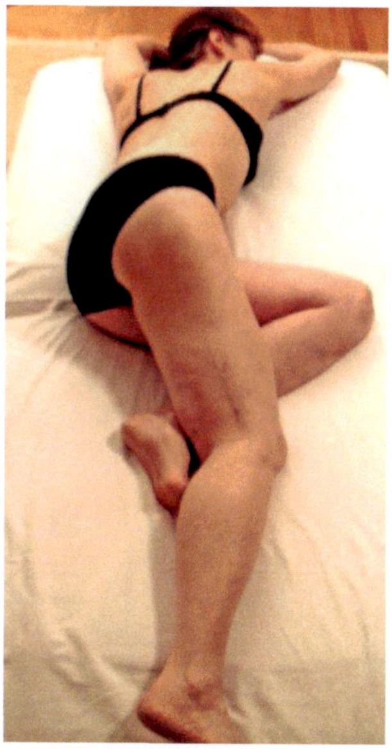

Abb. 5.3 *Beispiel für eine kombinierte Seit-Bauch-Lage*

Vorgebeugtes Sitzen auf der Liege [Abb. 5.4]

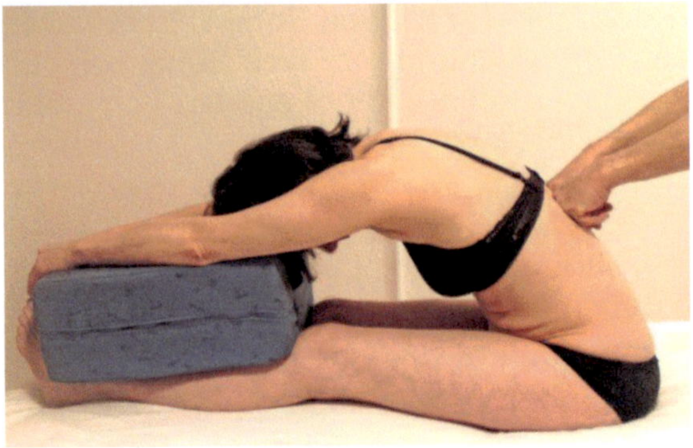

Abb. 5.4

Päckchensitz [Abb. 5.5]

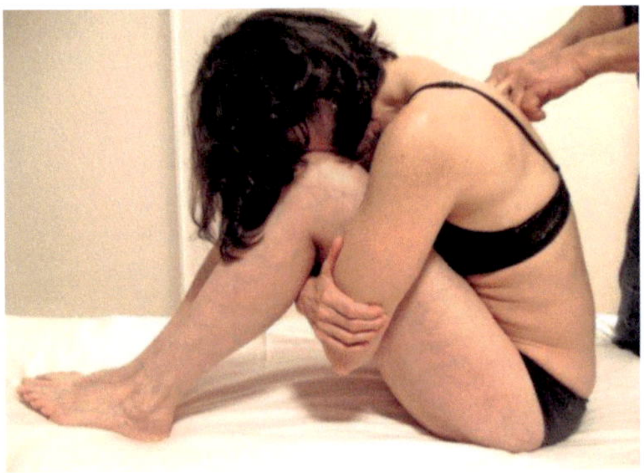

Abb. 5.5.

Fersensitz [Abb. 5.6]

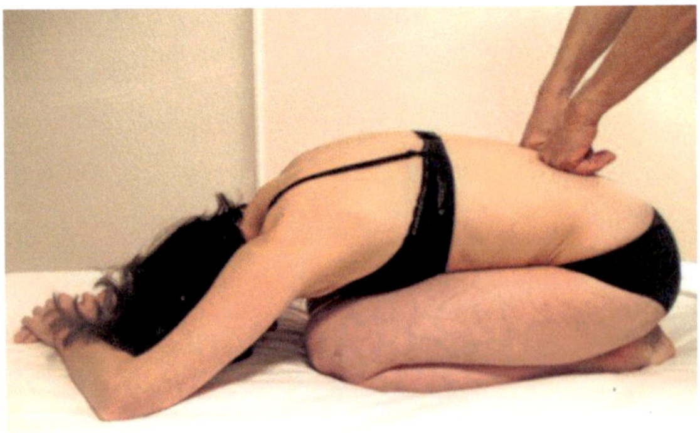

Abb. 5.6.

Sitzend auf einem Hocker oder einer Sitzbank

- Vorgebeugtes Sitzen [Abb. 5.7]

  Die Klientin sitzt auf der *Vorder*seite der Sitzbeine, Beckenboden entspannt. Die Füße müssen etwas *vor* den Knien stehen. Eventuell ein dickes Kissen zwischen Oberschenkel und Rumpf.

  Vorbeugen vom Kopf her beginnen, verbunden mit der Vorstellung, das Gewicht ziehe die WS nach vorn/unten. Der Bogen nach vorn soll möglichst groß sein, die Klientin sollte also den Rumpf vorn lang lassen. Darauf achten, dass das Becken nicht nach hinten kippt.

  Die Klientin dehnt sich während der Bewegung gegen den Boden aus, wobei die Füße aber weich bleiben sollten. Auf diese Weise wird ein Kontakt aufgebaut zum jeweiligen Rückenabschnitt und zur Hand des Behandlers. Dieser Gegendruck kann auch diagonal verlaufen, also vom linken Fuß in die rechte Rückenhälfte oder vom rechten Fuß in die linke Rückenhälfte. Der Kopf sollte die ganze Zeit frei hängen. Der Behandler achtet darauf, dass das Rechts-links-Gleichgewicht erhalten bleibt.

  Die Rückkehr der Klientin in die Ausgangsstellung am besten während des Einatmens. Wenn sie sich gleichzeitig mit den Füßen gegen den Boden ausdehnt, kann sie zusätzlich den Gegendruck des Bodens für die Aufrichtung nutzen. Auch während der Aufrichtung sollte das Becken nicht nach hinten kippen.

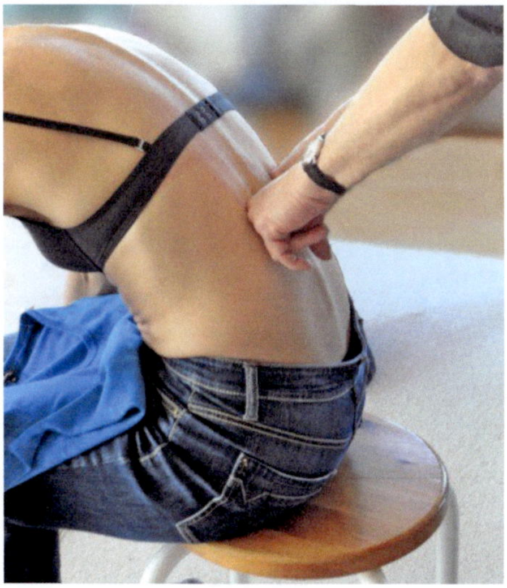

Abb. 5.7

- Weitere Varianten des Sitzens [Abb. 5.8 bis 5.13]

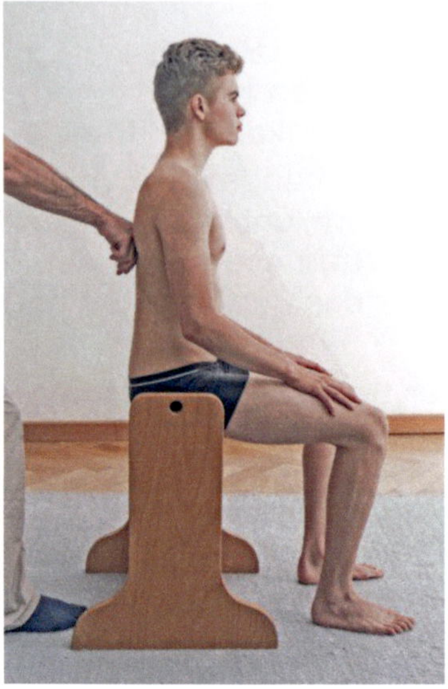

Abb. 5.8

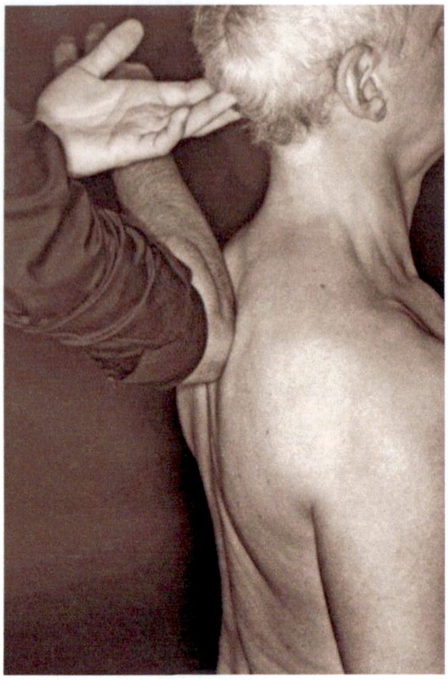

Abb. 5.9
Die obere Hand leitet den Klienten an, den Nacken lang werden zu lassen.

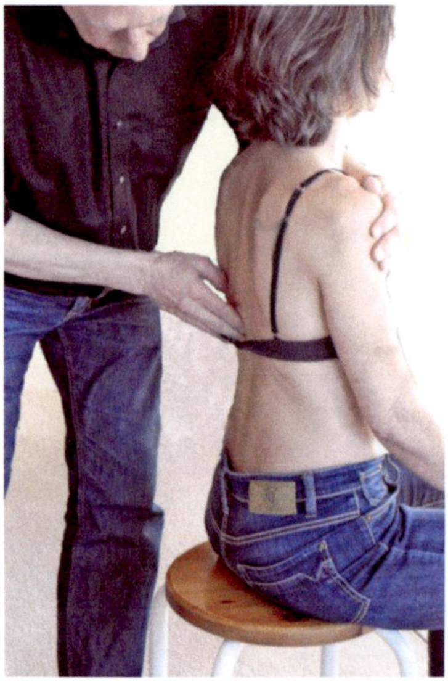

Abb. 5.10
Die Hand um die Schultern hilft, aufrecht zu bleiben.

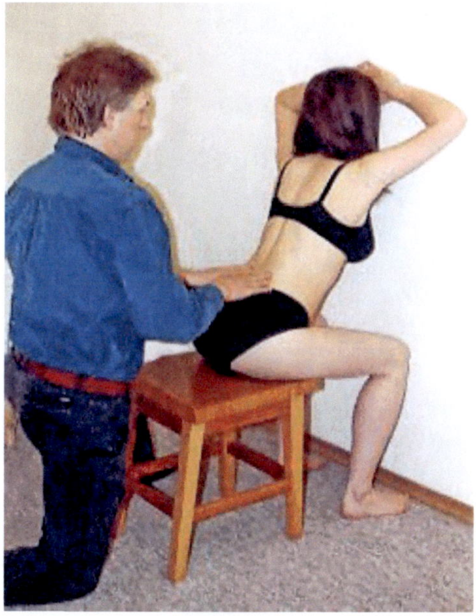

Abb. 5.11
Diese Positionierung verlängert die Vorderseite des Rumpfes

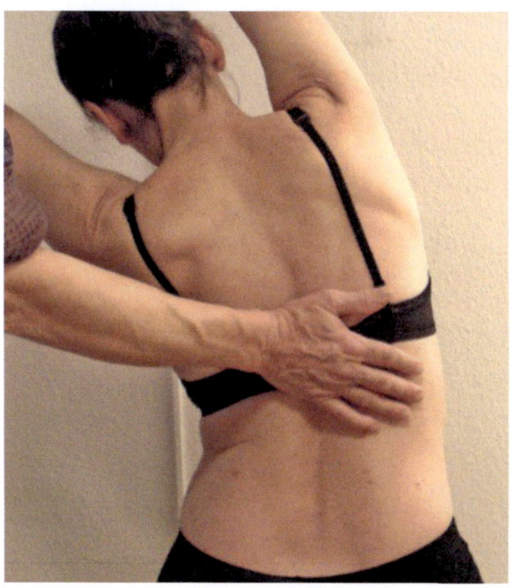

Abb. 5.12
Gezielte Seitneigung, um Wirbeldysfunktionen anzusprechen

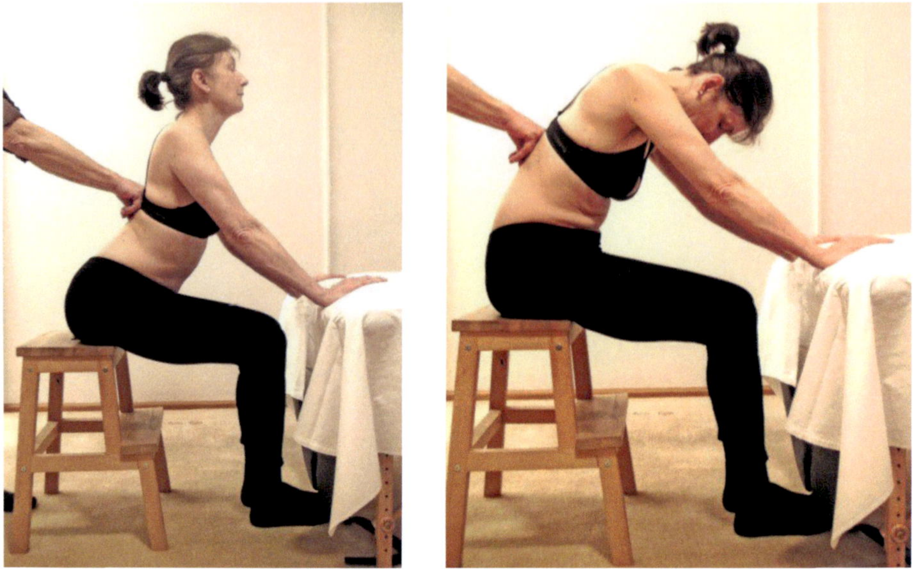

Abb. 5.13

In dieser Position kann die Klientin aktiv eine Beziehung zu Boden und Raum herstellen. Sie drückt die Füße gegen den Boden, kombiniert mit einem Druck der Hände gegen die Liege. Auf diese Weise wird zusätzlich eine Beziehung zwischen der Peripherie (Hände und Füße) und dem Rücken/Rumpf impulsiert.

Die unterschiedlichen Positionen beziehen sich auf unterschiedliche strukturelle Gegebenheiten in verschiedenen Rückenabschnitten und daraus resultierende unterschiedliche Intentionen:

Links: Die Intention ist, mehr Kurve in einer flachen LWS zu kreieren
Rechts: Die Intention ist, einen Rückenabschnitt mit zu starker Kyphose zu behandeln.

2. Strategisches zur Rückenarbeit

- Ein wesentliches Ziel der Rückenarbeit ist es:
  - die anterior-posterior Wirbelsäulenkurven zu normalisieren, also die Brustkyphose sowie die Lordosen von HWS und LWS.
  - die Funktion der Wirbelsäulenscharniere (um T 6, um T 12 sowie zwischen L 5 und S 1) verbessern.
- Vor der Behandlung spezifischer Dysfunktionen der Wirbelsäule sollte man die Strukturen von Beinen und Füßen sowie von Unterarmen/Händen bearbeiten.

  Denn tiefliegende Muster der Konfiguration der Wirbelsäule werden oft verdeckt von Kompensationen in äußeren Schichten des myofaszialen Gewebes, sowie in den Beinen/Füßen und in den Unterarmen/Händen.
- Vor der Behandlung spezifischer Dysfunktionen der Wirbelsäule empfiehlt es sich außerdem, ilio-sacrale, lumbo-sacrale und atlanto-occipitale Restriktionen sowie dysfunktionale Probleme des Cranium zu lösen.
- Spezifische Dysfunktionen der Wirbelsäule in dieser Reihenfolge behandeln:
  1) Alle Typ II (Rotation und Seitneigung zur selben Seite) Einzel- und Gruppendysfunktionen lösen. (Siehe S. 195 ff, 206, 213 ff und 228)
     Wenn die Facettengelenke *beider* Seiten eingeschränkt sind, erst die am meisten eingeschränkte lösen.
  2) Alle Rippen-Dysfunktionen lösen. (Siehe S. 161 ff)
  3) Alle Typ I Einzel- und Gruppendysfunktionen lösen. Dies ist typischerweise bei skoliotischen Dysfunktionen in BWS und LWS der Fall (Siehe S. 217 ff).
- Nach der Behandlung von Wirbeldysfunktionen immer testen, ob die Intervention erfolgreich war. Oft ist die mehrfache Wiederholung einer Technik nötig.
- Nach der Arbeit am Rücken Raum schaffen zwischen Atlas und Occiput und im Nacken, damit kein Stau in diesen Bereichen entsteht.

3. Nacken und Halswirbelsäule

Nackenarbeit generell

- Bei der Arbeit am HWS-Bereich ist es sinnvoll, eine Verbindung zur LWS zu etablieren, weil beide Strukturen stark aufeinander wirken. Dies kann durch eine spezifische Positionierung des Klienten oder durch aktive Mitarbeit des Klienten erreicht werden.

  Beispiel: Im Fall einer Hyperlordose von HWS und LWS in Rückenlage die Beine aufstellen lassen. Dadurch wird die Lordose der LWS reduziert, was die Arbeit am Nacken erleichtern kann.
- Gewebe im Nacken eher nach kaudal arbeiten als nach cranial.
- Nicht zu viel Zug auf den Nacken bringen.
- Wenn der Klient den Kopf zu einer Seite drehen soll, dann darauf achten, dass er ihn von *innen* her um die eigene Achse dreht. Auf diese Weise wird die Bewegung von der inneren Muskulatur initiiert statt von der äußeren.
- Die Arbeit am Gewebe im Nacken kann mit langsamen gleichzeitigen Mikrobewegungen von Augen und Daumen durch den Klienten verbunden werden. Grund: Im Motorcortex ist der Nacken die Brücke zwischen Augen und Daumen.

Die kurzen suboccipitalen Muskeln

Die Suboccipitalmuskeln haben keinen Stretchreflex. Mit den Fingerkuppen schmelzend bearbeiten. [Abb. 5.14] Zusätzlich ganz kleine Bewegungen der Fingerkuppen nach kaudal.

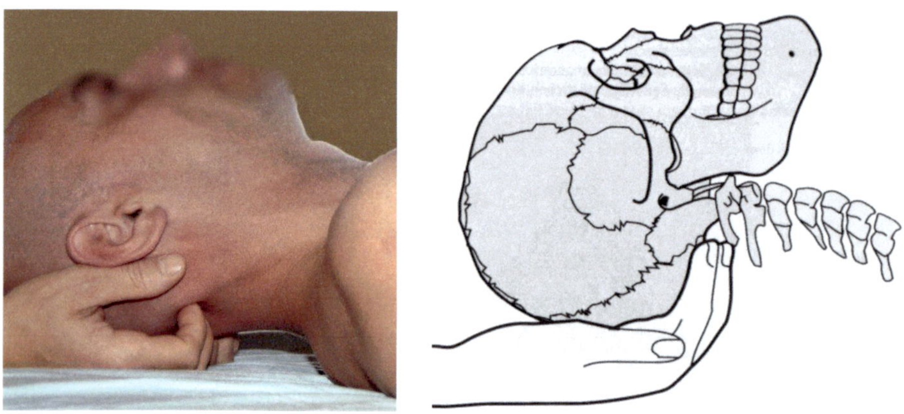

Abb. 5.14

Hals seitlich

- Seitenlage. Der Klient streckt den oben aufliegenden Arm nach kaudal, während der Behandler das Gewebe Richtung Schulter verlängert.
- Rückenlage. Mit der Faust, dem Handrücken oder den Fingern quer zum Faserverlauf das Gewebe nach lateral arbeiten, während der Klient den Kopf zur anderen Seite dreht.
- Den M. Sternocleidomastoideus an Ursprung und Ansatz behandeln. Vorsicht: Processus Styloideus und N. Facialis.
- Rückenlage. Der Behandler hält mit der einen Hand den Kopf und dreht ihn etwas zur anderen Seite. Dort hält er den Kopf (Fulcrum), während die andere Hand die Schulter langsam nach kaudal schiebt und dort hält. [Abb. 5.15]

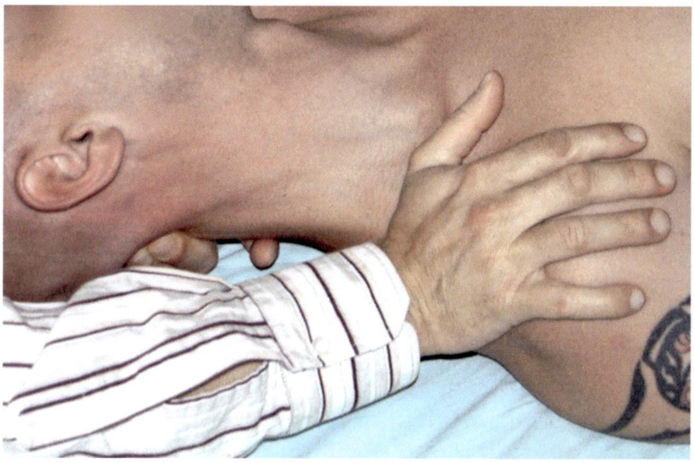

Abb. 5.15

Mm. Scaleni

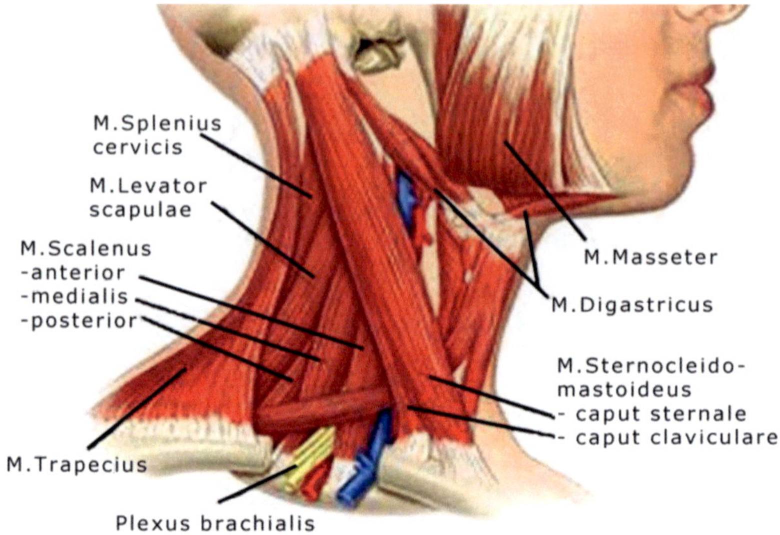

Abb. 5.16

Die Mm. Scaleni liegen tiefer im Innern als der M. Sternocleidomastoideus und der M. Trapezius. Achtung: Der Plexus brachialis liegt zwischen M. Scalenus anterior und M. Scalenus medialis. [Abb.5.16]

- Mm. Scaleni anterior beidseitig behandeln: Rückenlage, Beine aufgestellt. Mit den Fingern unter die Mm. Sternocleidomastoidei (etwa auf halber Höhe) gleiten, die Fingerkuppen auf den Scaleni. Den Muskeln bis hinunter zur 1.Rippe folgen und ein Fulcrum nach kaudal setzen, während die Klientin mit den Füßen gegen die Unterlage drückt und so einen verlängernden Schub durch den Nacken hindurch bewirkt. [Abb. 5.17, A]
- M. Scalenus anterior einseitig behandeln: Rückenlage. Mit einer Hand den Kopf der Klientin mit einer Hand halten, zur entsprechenden Seite drehen und zur anderen Seite neigen. Mit der anderen Hand auf dem Muskel ein Fulcrum nach kaudal setzen. [Abb. 5.17, B]
- M. Scalenus anterior bzw. posterior einseitig behandeln: Rückenlage. Mit ein oder zwei Fingern vor den vorderen Rand des M. Trapezius gleiten. Den Kopf des Klienten mit einer Hand halten, zur anderen Seite drehen und neigen. Mit der anderen Hand auf dem Muskel ein Fulcrum nach kaudal setzen. [Abb. 5.17, C]

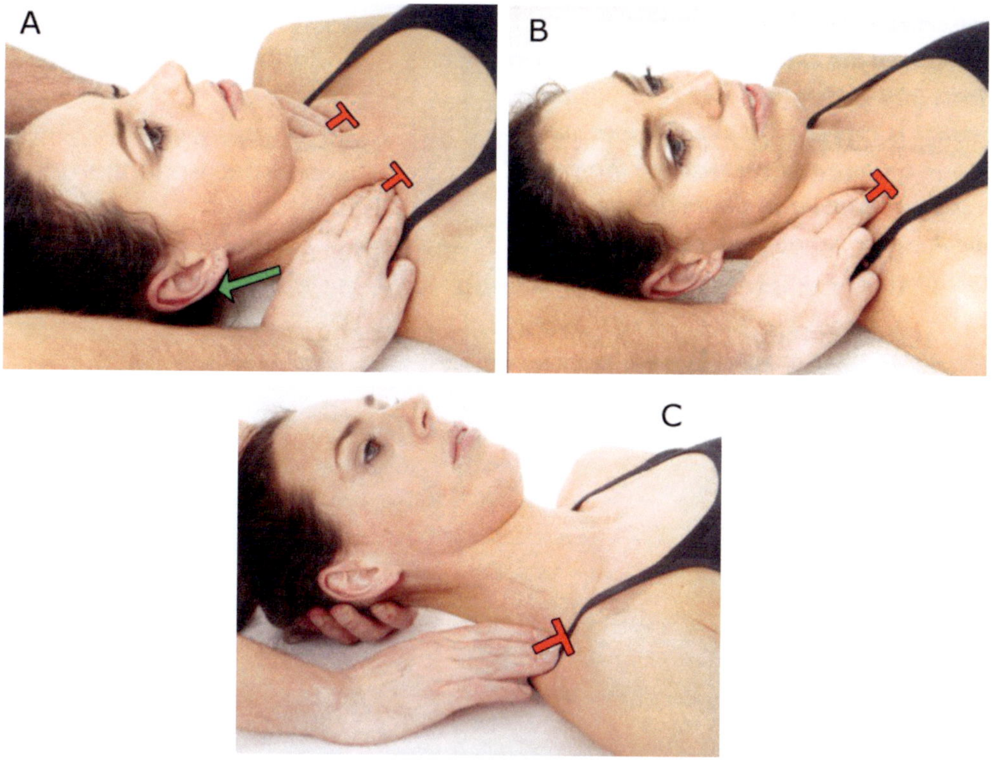

Abb. 5.17

- Mit einer Hand unterhalb des Schlüsselbeins den M. Scalenus anterior kontaktieren und halten. Mit der anderen Hand den Arm der Klientin nach lateral ziehen und kreisend bewegen. [Abb. 5.18]

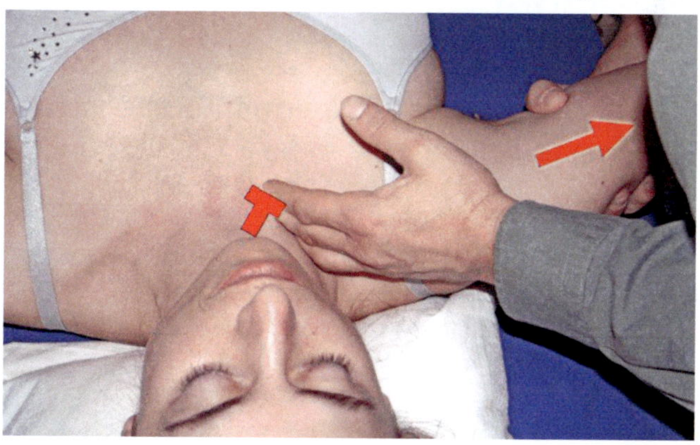

Abb. 5.18

Hyperlordose der HWS

- Rückenlage. Das Ligamentum nuchae verlängern in seinem Faserverlauf.
- Rückenlage. Bei der Einatmung des Klienten den Nacken sanft ziehen, während der Ausatmung den Nacken in der Verlängerung halten.
- Rückenlage. Die Nackenmuskulatur schmelzend [Abb. 5.19, links] und von lateral nach medial [Abb. 5.19, rechts] bearbeiten.
- Rückenlage. Die nach anterior verschobenen Wirbel durch Arbeit zwischen den Dornfortsätzen und zwischen den Querfortsätzen ermuntern, nach posterior zu sinken.

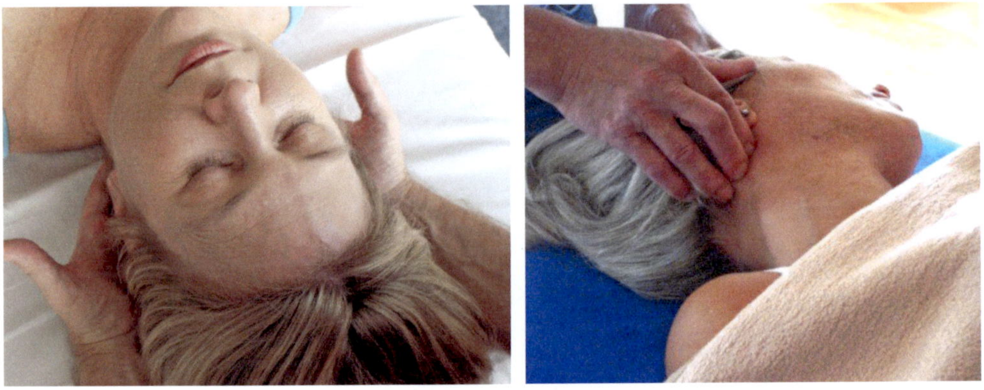

Abb. 5.19

Hypolordose der HWS

- Vor einer Intervention in Rückenlage den Nacken in eine leichte Lordose legen. Rückenlage. Die zu sehr nach posterior stehenden Wirbel durch einen leichten Druck ermuntern, anterior zu gleiten.
- Die Halsvorderseite verlängern: siehe S. 265 ff

Seitneigung der HWS

Eine Hand stabilisiert den Kopf. Mit der anderen Hand an der konvexen Halsseite durch Druck die Wirbel zur konkaven Seite hin mobilisieren. Durch einen sanften Zug vom Kopf her die HWS ca. 90 Sekunden in der Verlängerung halten. [Abb. 5.20]

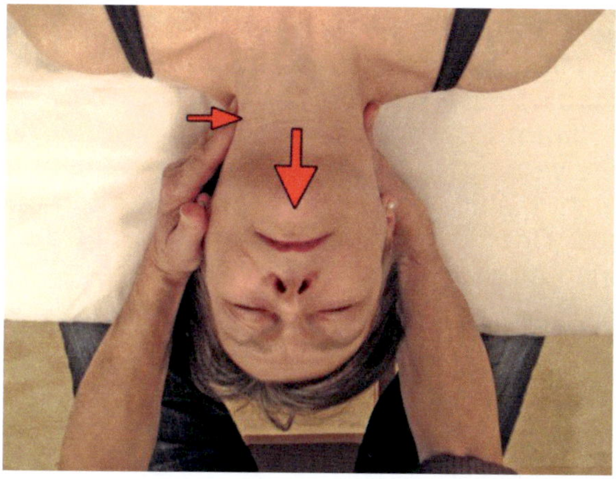

Abb. 5.20

Übergänge zwischen Occiput und Atlas sowie zwischen Atlas und Axis mobilisieren

Der Behandler umfasst mit beiden Händen den Hinterkopf der Klientin und führt langsame dreidimensionale Lemniskatenbewegungen des Kopfes durch. Erst wie in [Abb. 5.21, links], dann wie in [Abb. 5.21, rechts]. Die Ohren können dabei als Referenzpunkt wirken: als ob die Ohren vorwärts paddeln wollten.

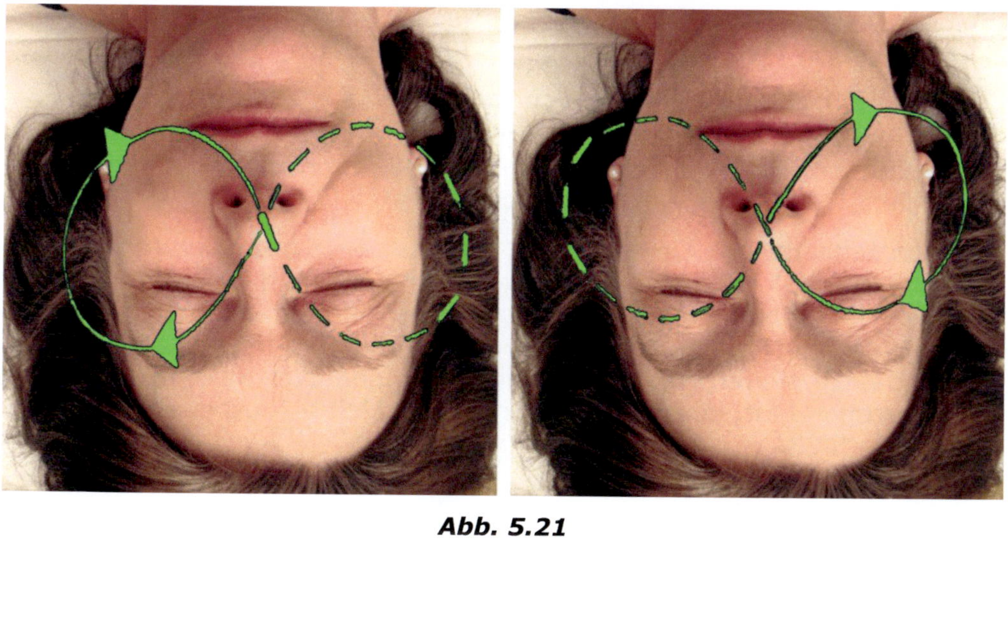

Abb. 5.21

Atlanto-occipitalen Übergang frei machen

- Rückenlage. Mit den Fingerkuppen den Übergang schmelzend freimachen. [Abb. 5.22] Ergänzt werden kann diese Intervention durch zwei Hilfen: Entweder der Klient macht mit dem Kopf ganz kleine Nickbewegungen. Er soll diese Bewegungen immer kleiner werden lassen, bis er nicht mehr weiß, ob er den Kopf überhaupt noch bewegt. Oder der Klient rollt kreisförmig die offenen oder geschlossenen Augen.
- Restriktionen zwischen Occiput und Atlas: siehe S. 273 ff.

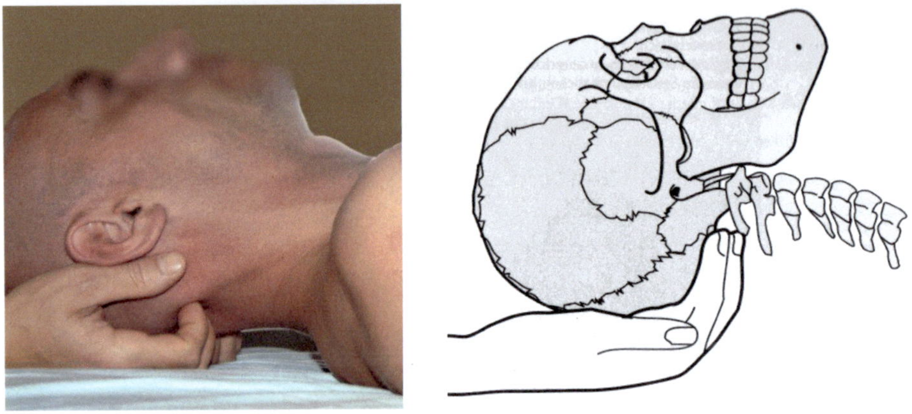

Abb. 5.22

Atlas ist nach anterior verschoben

- Rückenlage. Das Occiput ankern, d.h. nach kranial halten, während man den Kopf nach hinten neigt. Währenddessen sollte der Klient Richtung Augenbrauen schauen.
- Rückenlage. Die Querfortsätze von beiden Seiten her mit den Zeige- oder Mittelfingern aufsuchen, indem man hinter dem M. Sternocleidomastoideus tief hinein und nach kranial (unterhalb des Occiput) geht. Dann die Finger auf die Vorderseite der Querfortsätze gleiten lassen. Während der Behandler den Atlas nach posterior hält, macht der Klient ganz kleine Nickbewegungen. [Abb. 5.23]

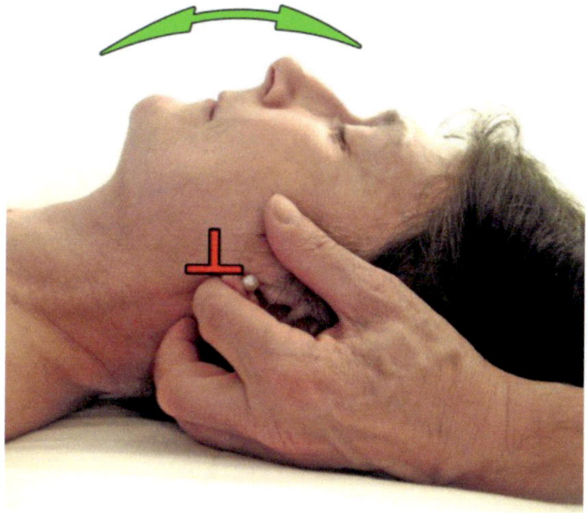

Abb. 5.23

Rotation des Atlas auf C 2

- Indirekte Technik (isometrisch):

  Rückenlage. Den Kopf des Klienten anheben bis zu 30°, sodass C 2-7 blockiert sind. [Abb. 5.24, links] Dies stellt sicher, dass bei der folgenden Intervention der Atlas gezwungen ist, sich mit dem Occiput zu bewegen.

  Zeige- und/oder Mittelfinger unter den nach posterior stehenden Querfortsatz-Bogen bringen. Kopf und Nacken des Klienten in die Richtung drehen, die eingeschränkt ist. Der Klient wird gebeten, Kopf und Nacken gegen den Widerstand des Behandlers ca. 5-7 Sekunden zur Mitte zu drehen, wobei er in die Drehrichtung schaut. [Abb. 5.24, rechts] Gegebenenfalls mehrmals wiederholen.

- Direkte Technik:

  Rückenlage. Den Kopf des Klienten anheben bis zu 30°, sodass C 2-7 blockiert sind. [Abb. 5.24, links] Dies stellt sicher, dass bei der folgenden Intervention der Atlas gezwungen ist, sich mit dem Occiput zu bewegen.

  Den Kopf des Klienten in die eingeschränkte Richtung drehen. Das Gewicht des Kopfes ruht auf der Hand des Behandlers, der gleichzeitig den posterioren Querfortsatz-Bogen nach anterior drückt und auf einen Release wartet, d.h. darauf, dass Kopf und Atlas sich weiter drehen in die anfangs eingeschränkte Richtung.

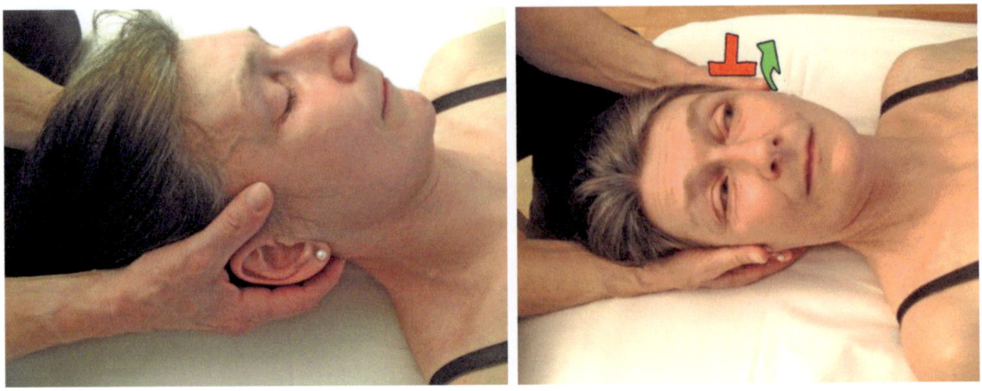

Abb. 5.24

Behandlung, wenn der Atlas nach links rotiert ist, also die Bewegungsrichtung nach rechts eingeschränkt ist.

Restriktion eines Halswirbels C 2 – C 7

- Indirekte Technik (isometrisch):

  Rückenlage. Mit einem Finger unter dem posterioren Querfortsatz Kopf und Nacken des Klienten in die Richtung drehen und seitneigen, die eingeschränkt ist. Der Klient wird gebeten, den Kopf und Nacken gegen den Widerstand des Behandlers ca. 5-7 Sekunden zur Mitte zu drehen. [Abb. 5.25] Spüren, ob der posteriore Querfortsatz sich in die Normalstellung bewegt hat. Gegebenenfalls mehrmals wiederholen.

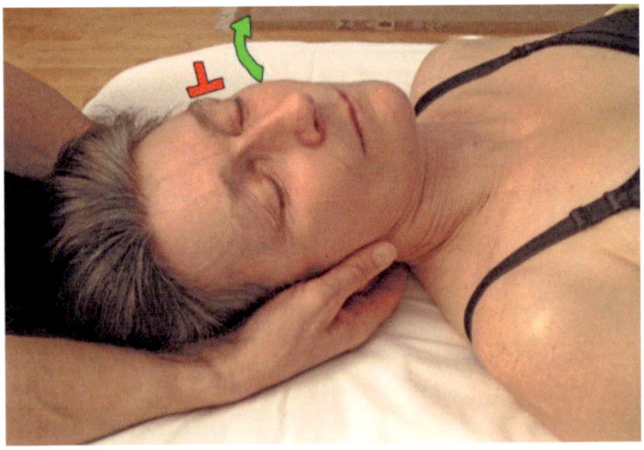

Abb. 5.25

Behandlung, wenn ein Querfortsatz links posterior ist, der Wirbel also nach links rotiert ist.

- Direkte Technik:

  Von unten her den posterioren Querfortsatz nach anterior drücken, während der Klient Kopf und Nacken zu dieser Seite dreht. [Abb. 5.26]

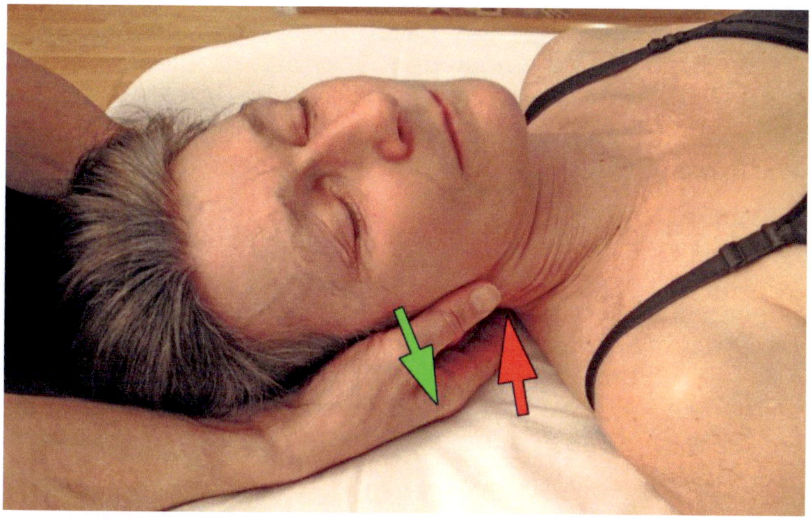

Abb. 5.26

Behandlung, wenn ein Wirbel nach rechts rotiert ist.

- Indirekt-direkte spezifische Technik:

  Achtung: Eine Neigung der HWS nach hinten kann die Arterie auf der Höhe des atlanto-occipitalen Übergangs und auf der Höhe von C 6/C 7 einquetschen. Gefahrenanzeichen: Schwindel und unwillkürliche rhythmische Bewegung der Augen (Nystagmus). Vorher testen, ob die Technik riskant ist: Der Klient neigt sitzend den Kopf nach hinten und der Behandler dreht den Kopf nach links und rechts. Wenn keine Symptome auftreten, ist die Anwendung der Technik unbedenklich.

  Vorgehen generell:

  - Rückenlage, Kopf anheben und leicht vorneigen. Druck auf das fixiert *geschlossene* Facettengelenk und auf Release warten.
  - Rückenlage, Kopf anheben und leicht nach hinten neigen. Druck auf das fixiert *offene* Facettengelenk ausüben und auf Release warten.

- *Fixiert offenes Facettengelenk:*

  Den Kopf mit einer Hand anheben. Mit Zeige- oder Mittelfinger der anderen Hand in die paravertebrale Rinne einsinken. Den Kopf in eine leichte Neigung nach hinten bringen. Dann den Kopf so weit wie komfortabel möglich zu der Seite seitneigen und rotieren, auf der das Facettengelenk fixiert offen ist. Mit Daumen oder Zeigefinger den Querfortsatz dieser Seite sanft nach anterior drücken und auf Release warten. [Abb. 5.27]

  Die Finger können auch zwischen die Querfortsätze des fixierten Wirbels und des nächsttieferen Wirbels gebracht werden.

  Beispiel: Der Wirbel ist nach rechts rotiert und rechts seitgeneigt (wegen dem linken offen-fixierten Facettengelenk). Den Kopf mit der rechten Hand anheben. Mit Daumen oder Mittelfinger der linken Hand in die paravertebrale Rinne einsinken. Den Kopf in eine leichte Neigung nach hinten bringen. Dann den Kopf so weit wie komfortabel möglich nach links drehen und seitneigen. Mit Daumen oder Zeigefinger den Querfortsatz dieser Seite sanft nach anterior drücken und auf Release warten.

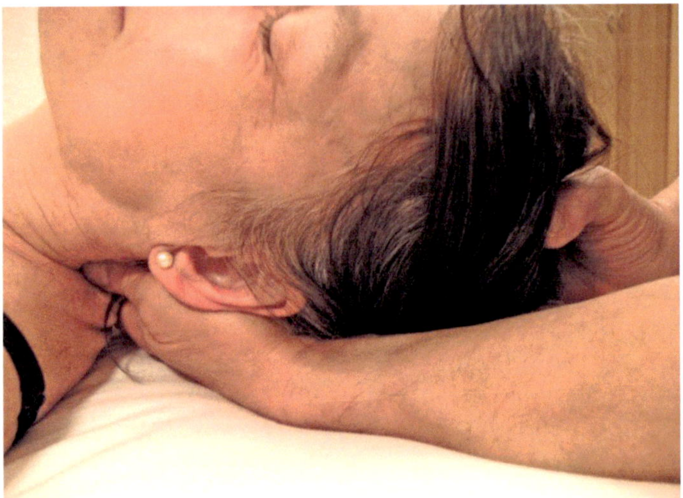

Abb. 5.27

- *Fixiert geschlossenes Facettengelenk:*

  Den Kopf mit der einen Hand anheben (= Neigung nach vorn) und so weit wie komfortabel möglich zu der Seite seitneigen und rotieren, die dem fixiert geschlossenen Facettengelenk gegenüberliegt. Mit Zeige- oder Mittelfinger der anderen Hand in die Rinne lateral des Dornfortsatzes einsinken und sanften Druck nach anterior auf den Querfortsatz geben. [Abb. 5.28]

  Die Finger können auch zwischen die Querfortsätze des fixierten Wirbels und des nächsttieferen Wirbels gebracht werden.

  Warten, bis der Wirbel beginnt, in die gewünschte Rotation und Seitneigung zu gehen. Passiv folgen, bis ein Release eintritt, d.h. das Gewebe weich und der Nacken lang wird.

  Beispiel: Der Wirbel ist nach rechts rotiert und nach rechts geneigt (wegen dem rechten geschlossen-fixierten Facettengelenk). Den Kopf mit der linken Hand anheben und so weit wie komfortabel möglich nach links drehen und seitneigen. Mit Zeige- oder Mittelfinger der rechten Hand in die Rinne lateral des Dornfortsatzes einsinken und sanften Druck nach anterior auf den Querfortsatz geben. Warten, bis ...

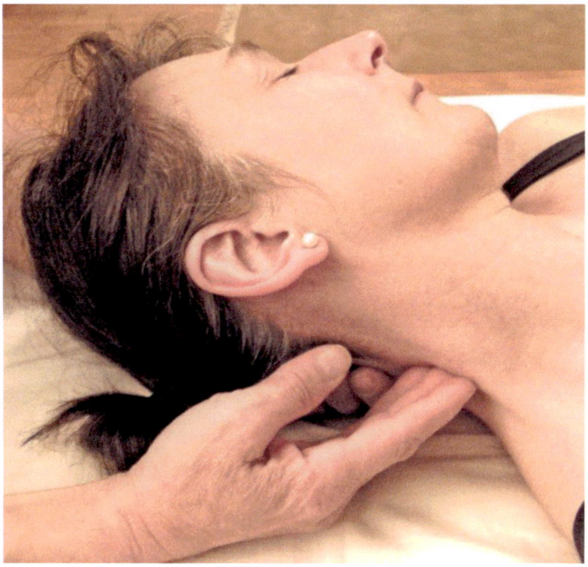

Abb. 5.28

- Indirekt-Direkte „Schrotflinten" Technik:

  Weil in der HWS tatsächlich oft die Facettengelenke *beider* Seiten fixiert sind, ist die gleichzeitige Behandlung beider Facettengelenke oft effizient.

  Da Rotation und Seitneigung zur selben Seite gehen, kann man davon ausgehen, dass das Facettengelenk auf der Seite, zu der die Rotation besteht (posterior stehender Querfortsatz), fixiert geschlossen ist und auf der anderen Seite (anterior stehender Querfortsatz) das Facettengelenk fixiert offen ist.

  Man wendet zunächst die auf S. 199 beschriebene Technik für das fixiert geschlossene Facettengelenk an (posterior Querfortsatz), und dann die auf S. 198 beschriebene Technik für das fixiert offene Facettengelenk (anterior Querfortsatz).

4. Brustwirbelsäule

Brustwirbelsäulenarbeit generell

- Wenn die Behandlung von BWS-Restriktionen bestehende Symptome nicht beseitigt oder die Restriktionen wiederkehren, Rippenfixierungen testen und behandeln (siehe S. 161 ff).
- Arbeit an den Erektoren längs des Faserverlaufs oder diagonal: Bei einem nach hinten gekippten Brustkorb die Erektoren von unten nach oben arbeiten, bei einem nach vorn gekippten Brustkorb von oben nach unten.

Witwenbuckel, Kyphose der oberen BWS

- Die Klientin sitzt und geht langsam in eine Vorwärtsneigung von Kopf und Nacken. Die Behandlerin arbeitet bilateral am Gewebe, während die Klientin von den Füßen her einen Gegendruck nach oben aufbaut. [Abb.5.29] Dann richtet sie sich langsam wieder auf.

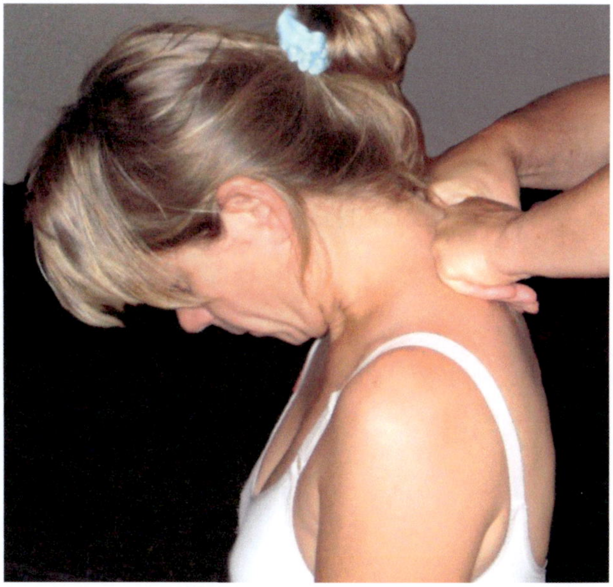

Abb. 5.29

Den lumbo-dorsalen Übergang und das BWS-Scharnier um T 6 befreien

Vorher den lumbo-sacralen Übergang frei machen. (siehe S.109, 119, 128, und 208)

Sitzend. Der Behandler geht bilateral zwischen die jeweiligen Querfortsätze und setzt dort ein Fulcrum nach kaudal, während die Klientin sich langsam vom Kopf her beginnend nach vorn neigt. Während der Intervention baut die Klientin von den Füßen her einen Gegendruck nach oben auf. Dann richtet sie sich langsam wieder auf. [Abb. 5.30]

Die BWS hat zu wenig Kyphose

- Rückenlage [Abb. 5.31] Der Behandler arbeitet von unten her sowohl an den Erektoren als auch an tieferen Gewebeschichten. Diese Positionierung eröffnet Raum für die Wirbel, mehr nach posterior zu kommen.

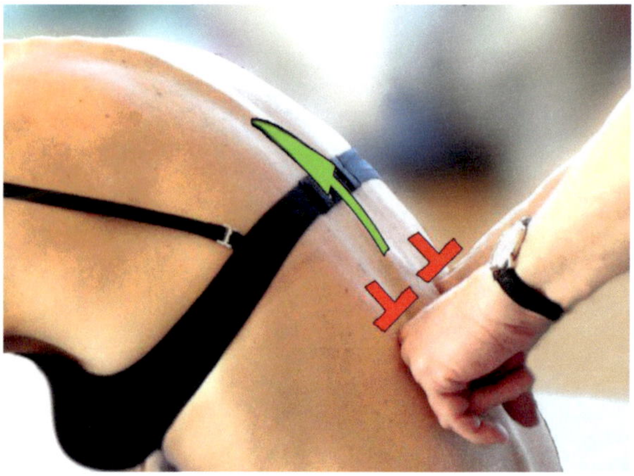

Abb. 5.30

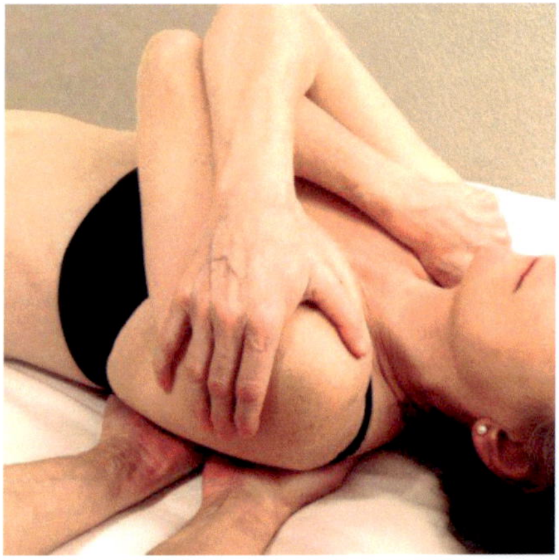

Abb. 5.31

- C-Position (siehe S. 180 f). Da, wo die BWS zu unbeweglich und flach ist, also zu wenig Kurve aufweist, mit Unterarm oder Ellbogen oder Hand öffnen, befreien.
- Päckchensitz. Die Erektoren von der Mitte nach lateral arbeiten. [Abb. 5.32, links]

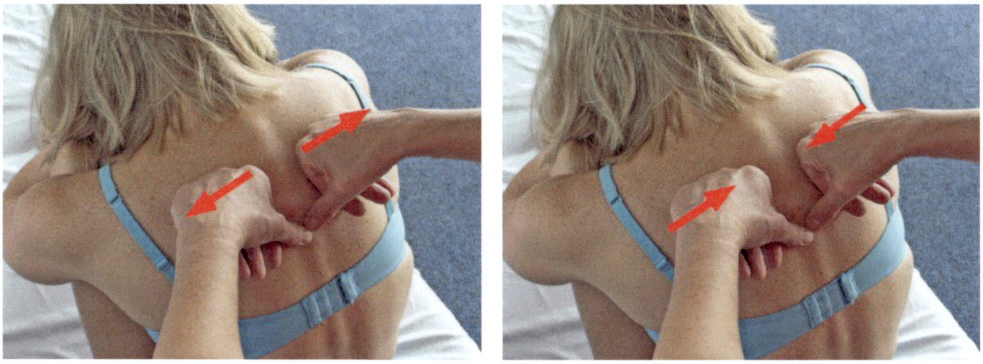

Abb. 5.32

- Sitzend. Der Klient hat die Arme überkreuzt auf den Schultern liegen. Die Erektoren von der Mitte nach lateral arbeiten.

  Variante: Während der Behandler das Gewebe nach lateral arbeitet, neigt der Klient den Rumpf zur ipsilateralen Seite.

Die BWS hat eine zu ausgeprägte Kyphose

- Päckchensitz. Die Erektoren von lateral nach medial arbeiten. [Abb. 5.32, rechts]
- Seitenlage. Die Spitzen der BWS federnd nach anterior mobilisieren. Währenddessen schiebt der Klient die Sitzknochen nach hinten. [Abb. 5.33]

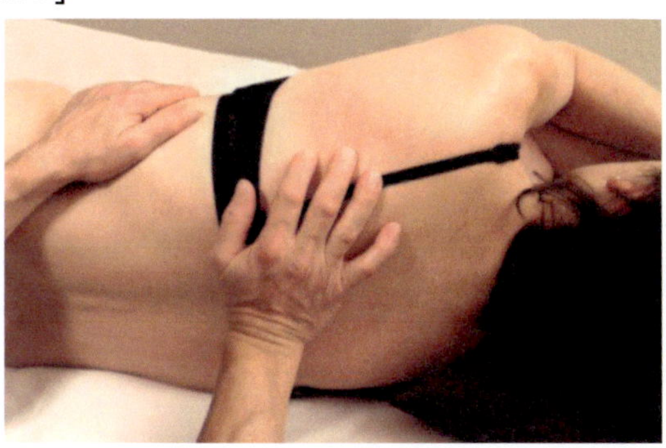

Abb. 5.33

- Bauchlage. Der Kopf hängt über den Rand der Liege. Die Arme liegen entweder ebenfalls vom Liegenrand herab oder seitlich des Rumpfes [Abb. 5.34]

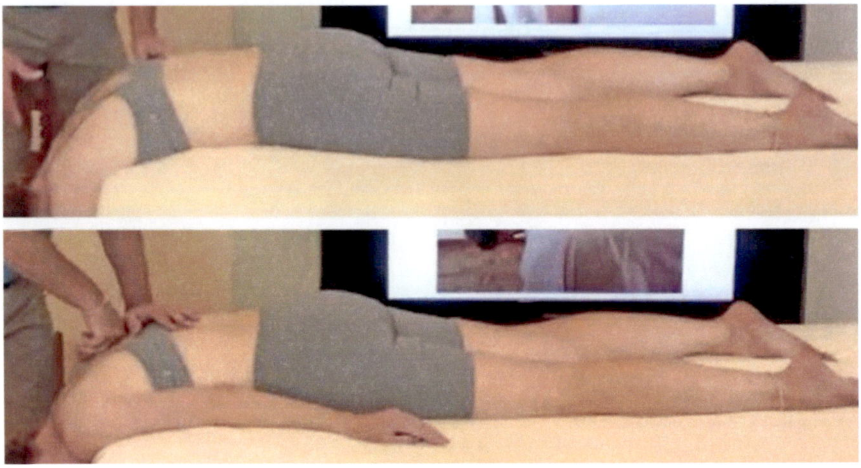

Abb. 5.34

- Sitzend. Die dargestellte Sequenz stellt eine kontinuierliche Bewegungsabfolge der Klientin dar, während der die Behandlerin die betroffenen Wirbel nach anterior drückt. [Abb. 5.35]

  Wichtig ist bei der Durchführung die sensorische Erfahrung des Kontakts von Händen und Füßen mit der Oberfläche von Liege und Boden.

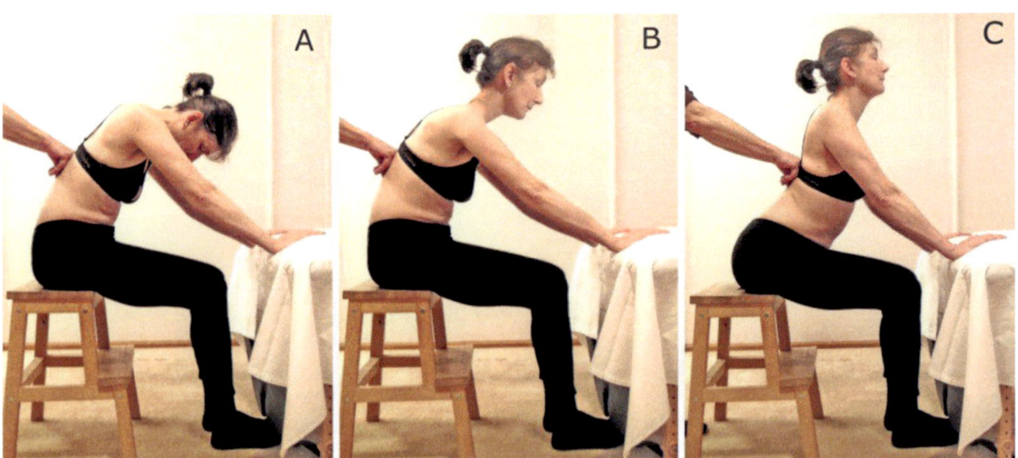

Abb. 5.35

Einzelne Wirbel sind anterior (fixiert offene Facettengelenke)
Die Klientin sitzt in neutraler Position. Dann neigt sie sich nach hinten, während der Behandler langsam und fest mit den Knöcheln auf beide Querfortsätze Druck ausübt [Abb. 5.36]. Das schließt die offenen Facetten. Warten, bis das Gewebe weich wird und unter dem Druck nachgibt.

Einzelne Wirbel sind posterior (fixiert geschlossene Facettengelenke)
Die Klientin sitzt vorgeneigt. Mit den Knöcheln auf beide Querfortsätze langsam und fest Druck ausüben. Warten, bis das Gewebe weich wird und unter dem Druck nachgibt. [Abb. 5.37]

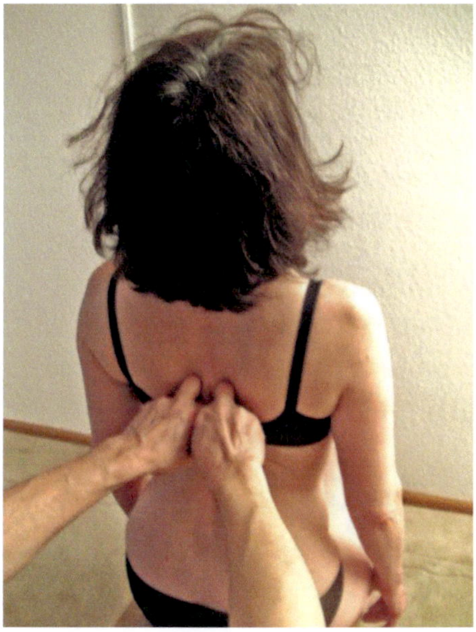

Abb. 5.36

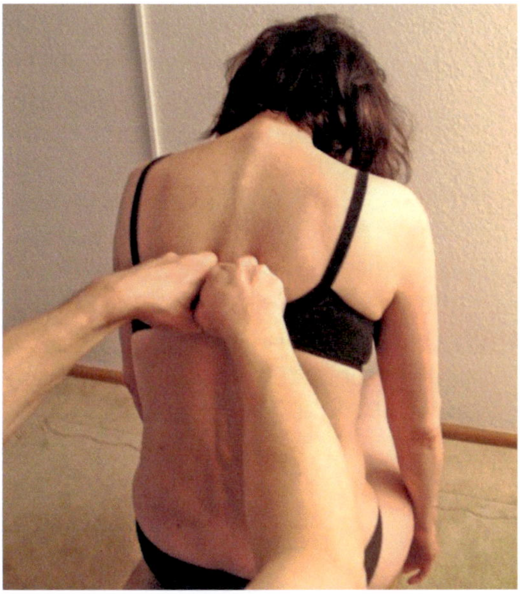

Abb. 5.37

Unilaterale Restriktion einzelner Brustwirbel

Direkte „Schrotflinten"-Technik

Obwohl bei unilateralen Typ II – Dysfunktionen nur ein Facettengelenk eine Restriktion aufweist (auf einer Seite fixiert offen oder auf der andern Seite fixiert geschlossen), behandelt man die Facettengelenke, als ob beide fixiert wären.

Schrittweises Vorgehen:

1. Angenommene Fixierung eines geschlossenen Gelenks links:

   Vorgeneigte Sitzhaltung. Den posterioren Querfortsatz links langsam und kontinuierlich nach anterior-cranial drücken bis zum Anschlag. [Abb. 5.38, links] Währenddessen kann die Klientin den Arm der kontralateralen Seite vor- und zurückpendeln lassen. Warten, bis das Gewebe weich wird und unter dem Druck nachgibt.
2. Angenommene Fixierung eines offenen Gelenks rechts:

   Neutrale Sitzposition. Die Klientin neigt sich nach hinten, während der Behandler langsam und kontinuierlich mit Knöchel oder Ellbogen auf das (fixiert offene) Facettengelenk rechts drückt bis zum Anschlag [Abb. 5.38, rechts]. Warten, bis das Gewebe weich wird und unter dem Druck nachgibt.
3. Nochmal in neutraler Sitzposition checken, ob der Wirbel noch rotiert ist. Technik gegebenenfalls mehrfach wiederholen.

Wenn die Behandlung von Wirbelrestriktionen die Symptome nicht beseitigt oder die Restriktion wiederkehrt, Rippenfixierungen testen und bearbeiten (siehe S. 161 ff).

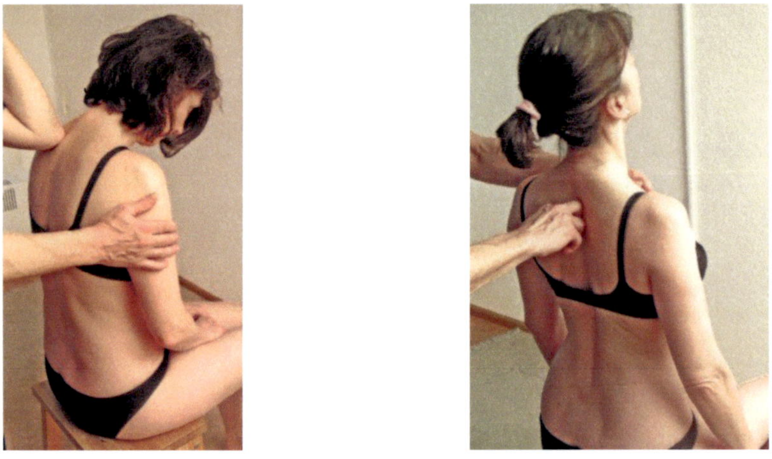

Abb. 5.38

5. Lendenwirbelsäule

Lendenwirbelsäulenarbeit generell

- Bei der Arbeit am LWS-Bereich ist es sinnvoll, eine Verbindung zur HWS zu etablieren, weil beide Strukturen stark aufeinander wirken. Dies kann durch eine spezifische Positionierung des Klienten oder durch aktive Mitarbeit des Klienten erreicht werden.

  Beispiel: Sitzend oder in Rückenlage kann der Klient den Kopf langsam nach rechts und links drehen mit der Vorstellung, dass er dies von der LWS her tut.
- Ebenso hilfreich im Hinblick auf die Integration lokaler Veränderungen in die Gesamtstruktur und das Verhältnis zum Boden ist die Herstellung einer Verbindung von den Füßen zur LWS.

  Beispiel: Rückenlage. Während der Arbeit am unteren Rücken stellt der Klient die Beine auf und stellt durch einen leichten Druck der aufgestellten Füße in die Unterlage eine sensorische Brücke zur LWS her. Wenn die LWS posterior ist, sollte der Klient allerdings gleichzeitig die Sitzknochen zur Liege hin bewegen.
  Analog kann bei der Arbeit im Sitzen verfahren werden.
- Wenn Probleme der Iliosacralgelenke bestehen, empfiehlt es sich, im Lumbalbereich eher nach kranial als nach kaudal zu arbeiten. Sonst kann man die Probleme der ISG eher verschärfen.

Verklebungen in der Lumbalgegend lösen

Bauchlage. Oberhalb des Sacrum beginnend und nach kranial hin schrittweise vorgehend das Gewebe abheben. Wenn das schwer ist, das Gewebe jeweils ruckartig von den Knochen abziehen. Häufig gibt es ein charakteristisches Plop-Geräusch. Wegen des ruckartigen Vorgehens die Intervention vorher ankündigen. [Abb. 5.39]

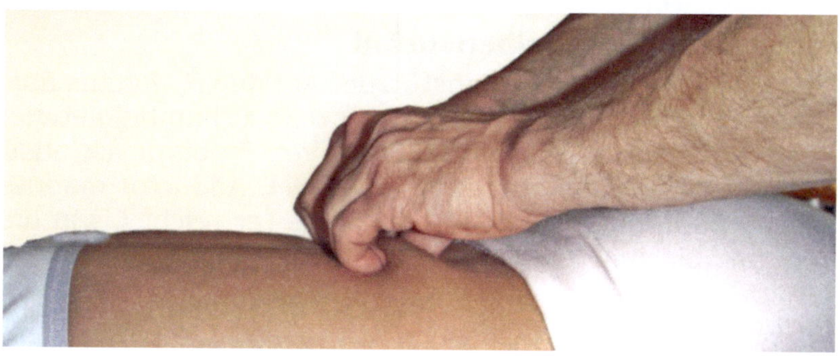

Abb. 5.39

Lumbo-dorsalen und lumbo-sacralen Übergang befreien

Die Behandlerin geht bilateral zwischen die jeweiligen Querfortsätze und setzt dort ein Fulcrum nach kaudal, während die Klientin sich langsam vom Kopf her beginnend nach vorn neigt. Während der Intervention baut die Klientin von den Füßen her einen Gegendruck nach oben auf. Dann richtet sie sich langsam wieder auf. [Abb. 5.40]

Anschließend das Brustwirbelsäulenscharnier um T 6 bearbeiten (siehe S. 202).

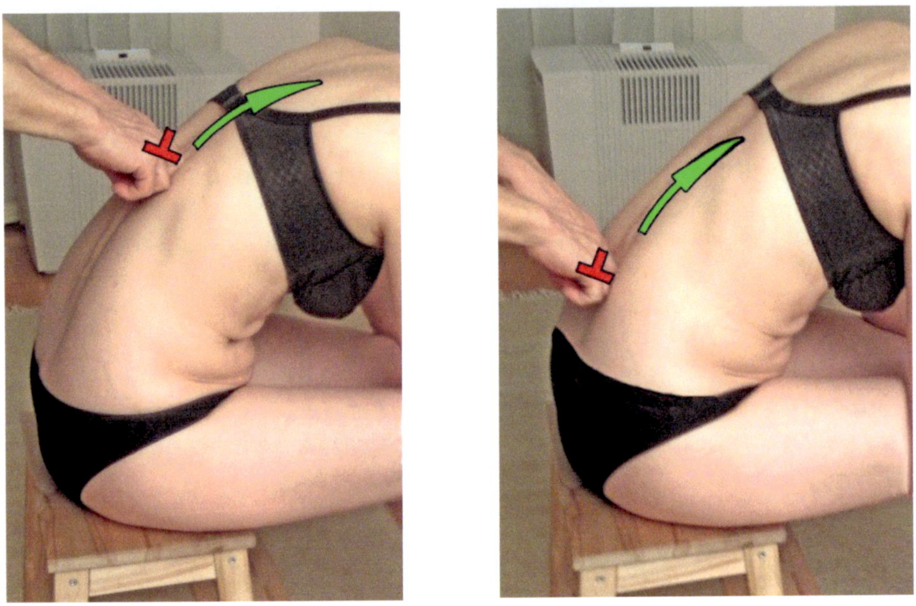

Abb. 5.40

Links: Lumbo-dorsaler Übergang. Rechts: Lumbo-sacraler Übergang

Hexenschuss, Bandscheibenvorfall

Rückenlage. Mit Handtüchern abstützen. Auf den M. Rectus abdominis beiderseits der Mittellinie direkt über dem Schambein etwa 1 Minute lang einen leichten, jedoch intensiven Fingerdruck ausüben. Außerdem den M. Psoas bearbeiten sowie M. Adductor magnus, M. Rectus femoris und M. Gluetaeus maximus (er reicht bis in die untere LWS und bis zum Kreuzbein/Steißbein).

M. Quadratus lumborum

Siehe S. 171 f und 211

Hyperlordose der LWS

- Rückenlage, ein Bein aufgestellt. Der Behandler bringt das Knie des Beins kopfwärts und drückt das Knie zur anderen Seite, während er mit der anderen Hand das Ilium auf der Höhe der SIAS Richtung Liege drückt. Auf diese Weise wird die Lumbalfaszie auf der Seite des gehaltenen Beins gedehnt. [Abb. 5.41]

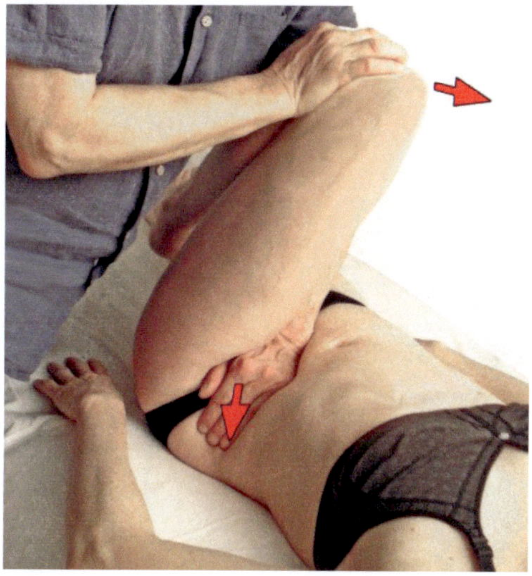

Abb. 5.41

- Becken-Lift (siehe S. 110 ff)
- Seitenlage, die Knie zum Brustkorb angezogen. Der Klient richtet den Oberkörper von innen her auf und drückt die LWS der behandelnden Hand entgegen. [Abb. 5.42]

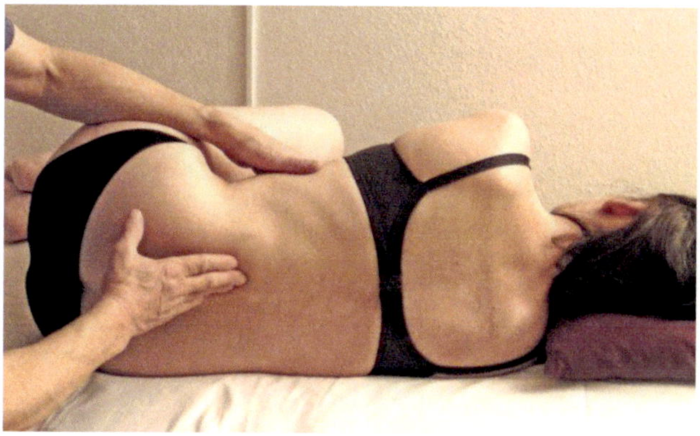

Abb. 5.42

- Bearbeitung der lumbalen Gewebeschichten in vorgebeugter Sitzposition. [Abb. 5.43]

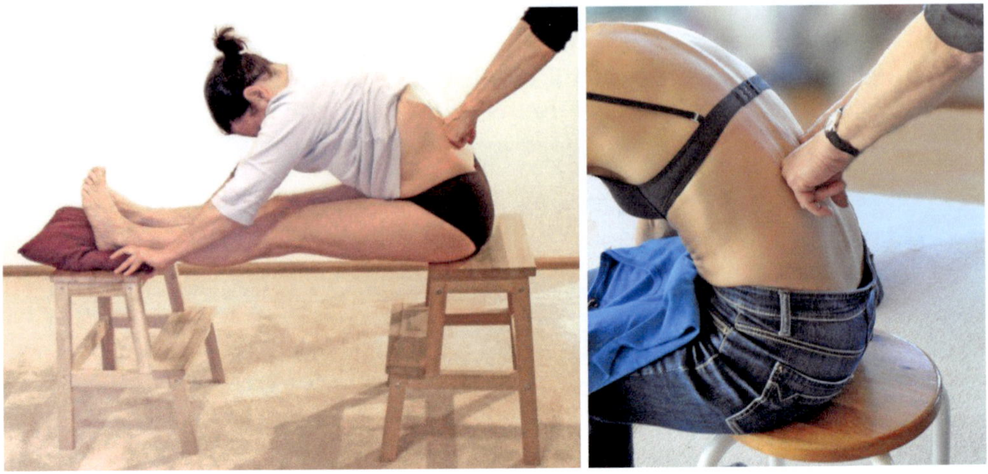

Abb. 5.43

- Arbeit an den Erektoren: Rücken- oder Seitenlage oder sitzend. Die Erektoren nach lateral arbeiten [Abb. 5.44 links] und längs [Abb. 5.44, rechts].

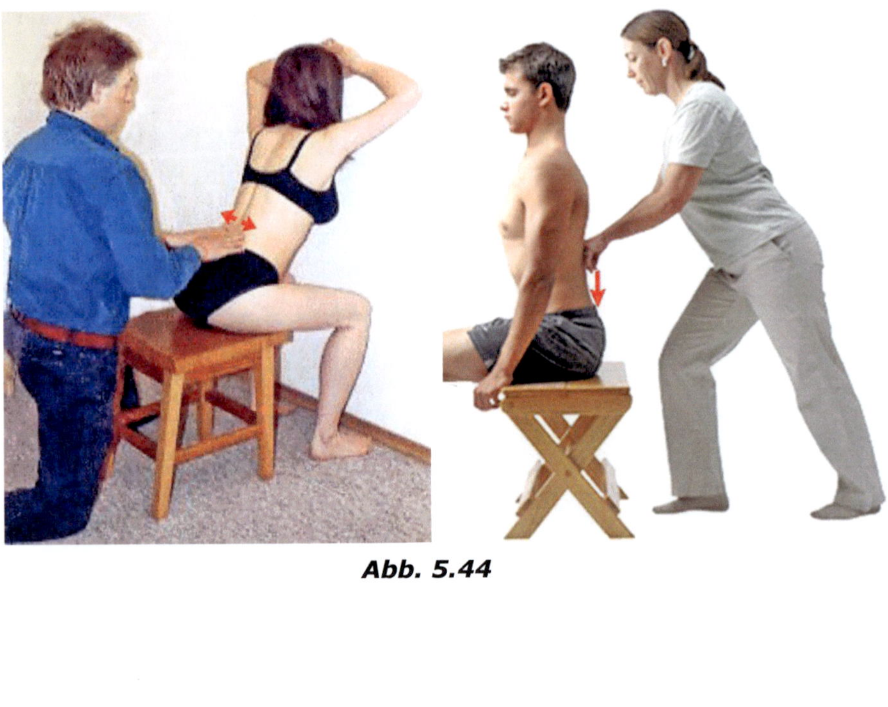

Abb. 5.44

- Sitzend. Von den Seiten her am M. Quadratus lumborum arbeiten. [Abb. 5.45, links]
- Bauchlage. Die Bänder zwischen L 4, L 5 und Sacrum sowie zwischen Sacrum und Ilia schmelzend bearbeiten. [Abb. 5.45, rechts]

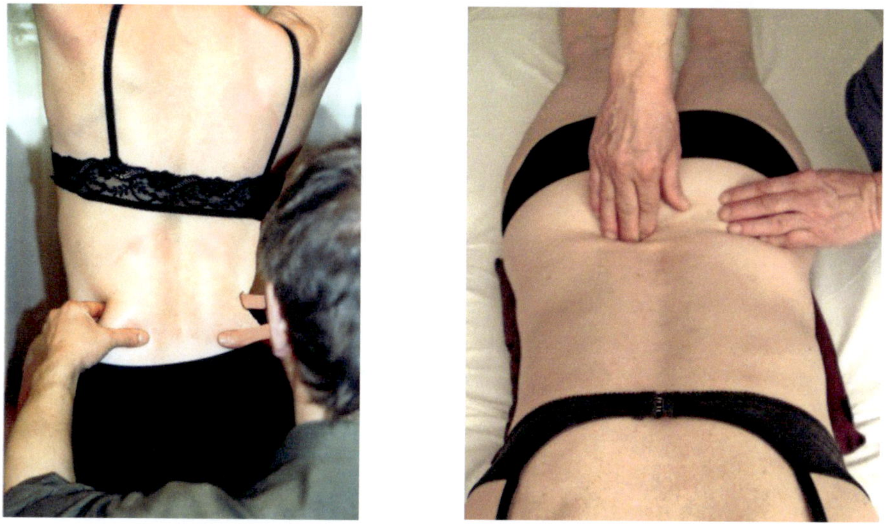

Abb. 5.45

Hypolordose der LWS

- Bauchlage. Der Klient stützt sich auf den Unterarmen. Druck auf die LWS. [Abb. 5.46]

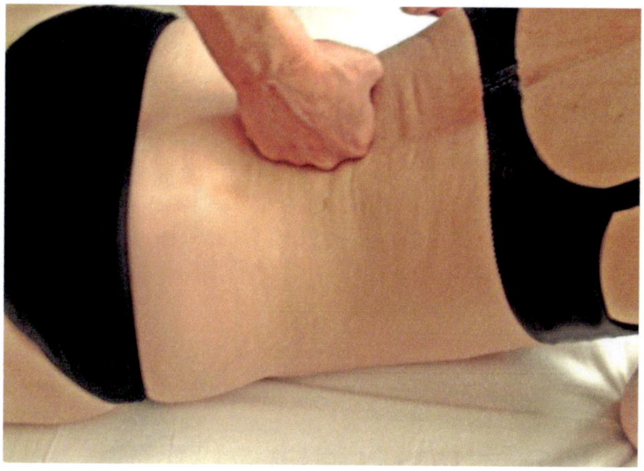

Abb. 5.46

- Sitzend. Die LWS nach anterior drücken. [Abb. 5.47]

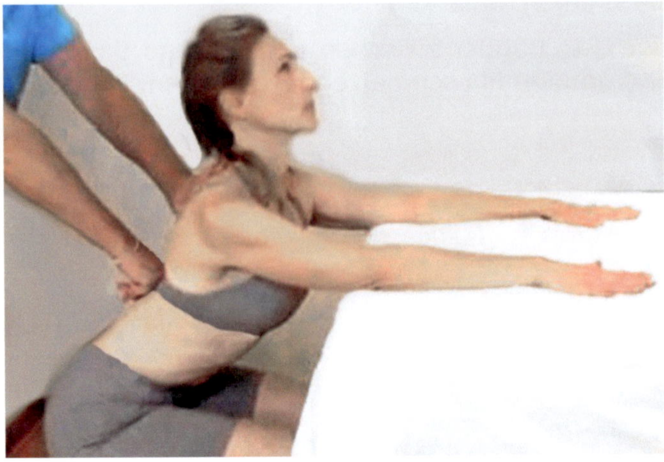

Abb. 5.47

Die obere LWS ist anterior, die untere LWS ist posterior

Sitzend. Untere LWS und Sacrum mit der Faust nach anterior drücken, während der Klient von den Fersen her die obere LWS nach posterior drückt.

Bilaterale Restriktion einzelner Lendenwirbel

- Einzelne Wirbel anterior (fixiert offene Facettengelenke):

  Der Klient sitzt in neutraler Position. Dann neigt er sich nach hinten, während der Behandler langsam und fest mit den Knöcheln auf beide Querfortsätze Druck ausübt [Abb. 5.48, links]. Das schließt die offenen Facetten. Warten, bis das Gewebe weich wird und unter dem Druck nachgibt.

- L 5 anterior (fixiert offene Facettengelenke):

  Rückenlage. Ca. 3 cm kaudal des Bauchnabels tief hineingehen und die Querfortsätze von L 5 nach posterior drücken. Falls die Kreuzbeinbasis posterior ist, mit der anderen Hand unter dem Kreuzbein dessen Position stabilisieren.

- Einzelne Wirbel posterior (fixiert geschlossene Facettengelenke):

  Der Klient sitzt vorgeneigt. Mit den Knöcheln auf beide Querfortsätze langsam und fest Druck ausübt. Warten, bis das Gewebe weich wird und unter dem Druck nachgibt. [Abb. 5.48, rechts]

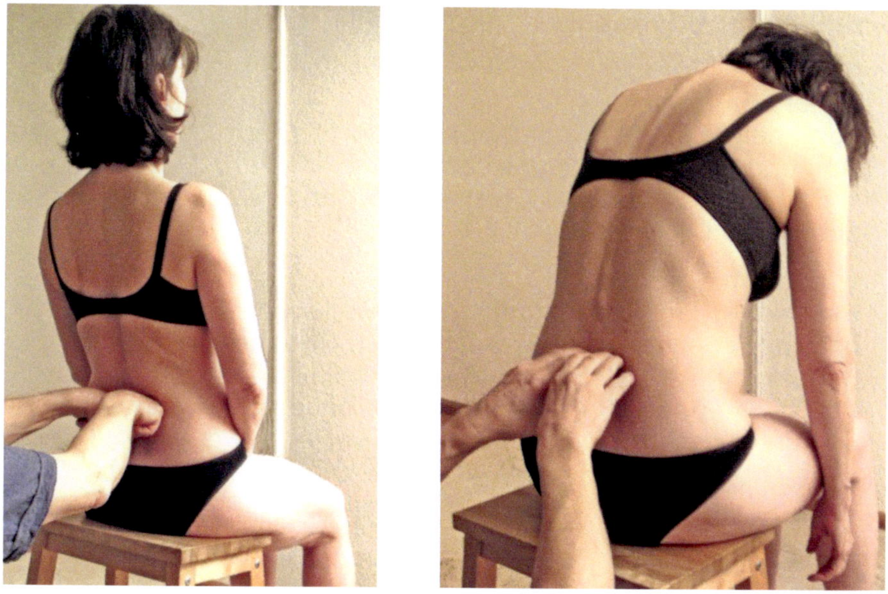

Abb. 5.48

- L 5 posterior (fixiert geschlossene Facettengelenke):
  - Sitzend. Die Querfortsätze von L 5 nach anterior drücken, während der Klient das Becken nach hinten rollt.
  - Bauchlage. Mit langsamem Druck die Sacrumbasis und L 5 nach anterior drücken, während der Klient sich auf die Ellbogen stützt, also in eine LWS-Lordose geht.

Unilaterale Restriktion einzelner Lendenwirbel

Direkte „Schrotflinten"-Technik

Obwohl bei unilateralen Typ II – Dysfunktionen nur *ein* Facettengelenk eine Restriktion aufweist (auf einer Seite fixiert offen oder auf der anderen Seite fixiert geschlossen), behandelt man die Facettengelenke, als ob beide fixiert wären.

Schrittweises Vorgehen:

1. Angenommene Fixierung eines geschlossenen Gelenks links:

   Variante a:
   Vorgeneigte Sitzhaltung. Den posterioren Querfortsatz links langsam und kontinuierlich nach anterior-cranial drücken bis zum Anschlag [Abb. 5.49, links]. Warten, bis das Gewebe weich wird und unter dem Druck nachgibt.

   Variante b:
   Bauchlage. Ein Kissen unter die LWS legen, damit diese etwas nach vorn geneigt ist. Den posterioren Querfortsatz links langsam und kontinuierlich nach anterior-cranial drücken bis zum Anschlag. [Abb. 5.49, rechts]. Warten, bis das Gewebe weich wird und unter dem Druck nachgibt.

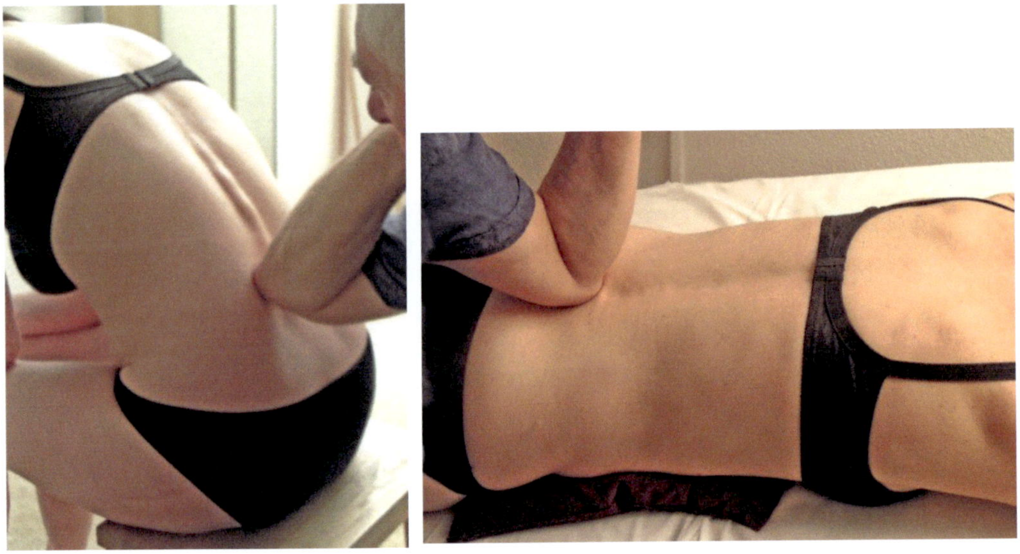

Abb. 5.49

Variante c:
Seitenlage in leichter C-Position [Abb. 5.50]. Technik wie in Bauchlage.

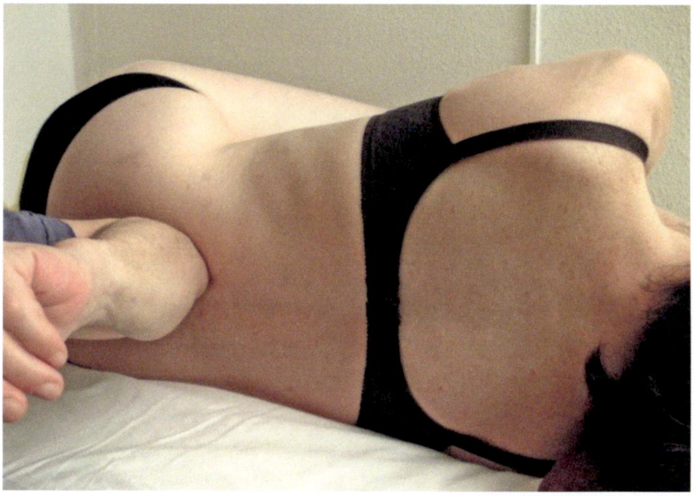

Abb. 5.50

2. Angenommene Fixierung eines offenen Gelenks rechts:

   Variante a:

   Neutrale Sitzposition. Die Klientin neigt sich nach hinten, während der Behandler langsam und kontinuierlich mit Knöchel oder Ellbogen Druck auf das (fixiert offene) Facettengelenk rechts drückt bis zum Anschlag [Abb. 5.51, oben]. Warten, bis das Gewebe weich wird und unter dem Druck nachgibt.

   Variante b:
   Bauchlage, auf die Unterarme aufgestützt. Langsam und kontinuierlich mit Knöchel oder Ellbogen Druck auf das (fixiert offene) Facettengelenk rechts ausüben bis zum Anschlag. [Abb. 5.51, unten]. Warten, bis das Gewebe weich wird und unter dem Druck nachgibt.

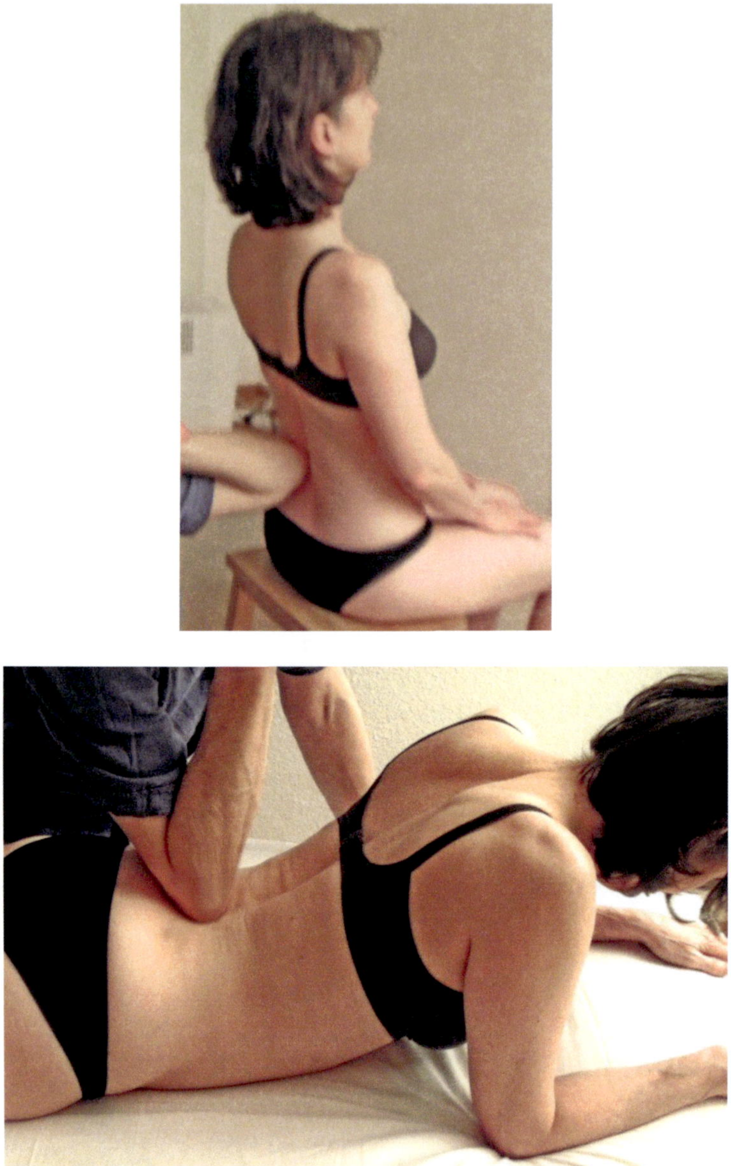

Abb. 5.51

3. Nochmal in neutraler Sitzposition checken, ob der Wirbel noch rotiert. Techniken gegebenenfalls mehrfach wiederholen.

6. Skoliose

Skoliose und ihre Behandlung generell

- Es handelt sich jeweils um eine Behandlung von Restriktionen einer Gruppe von Wirbeln des Typs I (Rotation und Seitneigung in entgegengesetzter Richtung). Ausnahme: bei der HWS gehen Rotation und Seitneigung zur selben Seite (Typ II).
- Man muss sich darüber im Klaren sein, dass eine Jahre andauernde Rotation der Wirbel deren knöcherne Form beeinflusst. Dies begrenzt die Möglichkeiten der Behandlung.
- Besonders viel Spannung und Unbeweglichkeit finden sich an den Übergängen, wo die WS ihre Neigungs-Richtung ändert.

  Diese Stellen sind:
  - zwischen Occiput und Atlas
  - zwischen HWS und BWS
  - zwischen BWS und LWS
  - zwischen LWS und Sacrum
- In der HWS hat man es nicht selten zusätzlich zu Seitneigung und Rotation noch mit seitlichen Wirbelverschiebungen zu tun.
- Die Skoliose bei Kindern/Jugendlichen musss bis zum Wachstumsende begleitet werden, und zwar nach jedem Wachstumsschritt.
- Statische Skoliose bei Kindern: An kürzerem Bein nachts einen weichen Wollstrumpf zu tragen lässt das Bein signifikant schneller wachsen.
- Craniosacrale Techniken (besonders Os Sphenoid und Sacrum) sind nützlich, da die Skoliose schon im Cranium beginnen kann.
- Viscerale Arbeit ist bei Skoliose oft ein wichtiger Bestandteil der Behandlung, da die inneren Organe (besonders Lunge, Mediastinum, Magen, Nieren) und die WS sich gegenseitig stark beeinflussen.
- Es ist gut, (durch die Positionierung, durch Spürhilfen und die Art der manuellen Technik) dem Klienten immer wieder die Möglichkeit zu verschaffen, eine räumliche Verbindung durch den Rumpf (*vor* der WS) zu kreieren. Das führt zur Beweglichkeit der Vertikalachse, die eben *nicht* identisch ist mit der WS.
- Klienten häufig in die Konkavseite atmen lassen während der manuellen Arbeit.

Voraussetzungen der lokalen Arbeit an der Skoliose

- Genügend vorn-hinten-Gleichgewicht des Körpers.
- Dekompression der WS und des Rückens sowie der Rumpfseiten und des Brustkorbs. Besonders wichtig sind der atlanto-occipitale Übergang und der lumbo-sacrale Übergang.
- Bearbeitung von Rotationen des Beckens und des Sacrum, sowie der Extremitäten (besonders der Beine).

  Der Grund: Rotationen der WS können durch Rotationen z.B. der Beine kompensiert sein. Wenn im Verlauf der strukturellen Arbeit Rotationen in den Beinen behoben sind, kann es sein, dass die WS-Rotationen stärker herauskommen. Umgekehrt kann die Skoliose der WS Kompensationen in den Beinen oder im Becken zur Folge haben.
- Falls in der BWS oder der LWS Typ II-Restriktionen (Seitneigung und Rotation zur selben Richtung in BWS oder LWS) vorliegen: erst diese Restriktionen behandeln (siehe S. 206 und 213 ff).

Oberflächliche Faszien [Abb. 5.52]

Vorderseite:

- Auf der Höhe von C 3 bis C 7 das Gewebe auf der Konkavseite der WS-Seitneigung nach kranial und zur Mitte hin bewegen. Auf der Konvex-Seite das Gewebe nach kaudal und weg von der Mitte bewegen.
- Auf der Höhe von T 1 bis L 5 das Gewebe auf der Konkavseite der WS-Seitneigung nach kranial und weg von der Mitte bewegen. Auf der konvexen Seite das Gewebe nach kaudal und zur Mitte hin bewegen.

Rückseite:

- Auf der Höhe von C 3 bis C 7 das Gewebe auf der Konkavseite der WS-Seitneigung nach kranial und weg von der Mitte bewegen. Auf der konvexen Seite das Gewebe nach kaudal und zur Mitte hin bewegen.
- Auf der Höhe von T 1 bis L 5 das Gewebe auf der konkaven Seite der WS-Seitneigung nach kranial und zur Mitte hin bewegen. Auf der konvexen Seite das Gewebe nach kaudal und weg von der Mitte bewegen.

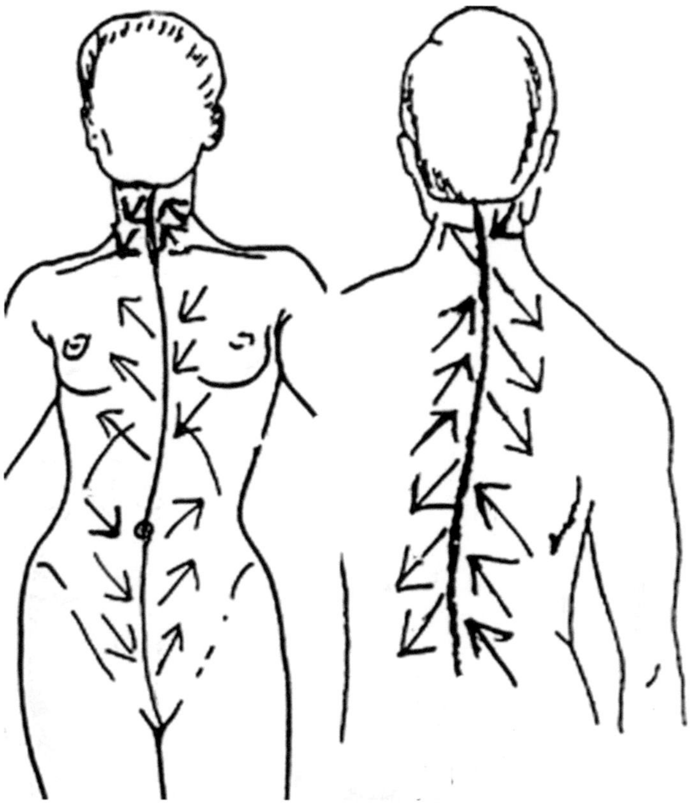

Abb. 5.52

Auf den konkaven Seiten: Flankengegend, M. Quadratus lumborum und intercostale Muskeln verlängern

Seitenlage auf der jeweiligen Konvexseite in leichter C-Position. Ein Kissen unter die Spitze der Konvexseite legen. Der obere Arm ist über den Kopf hinweg ausgestreckt. Techniken: siehe S. 160 ff, 166, 170 ff und 211.

Die **hintere Zwerchfell-Region** ist oft verkürzt.

Rotation und Seitneigung der BWS

- Erektorenmuskulatur bearbeiten zur Korrektur der Seitneigung
  - ➢ *Erektoren auf der Konvexseite von der BWS nach lateral arbeiten*
    - Seitenlage auf der Konkavseite in leichter C-Position, Kissen unter dem Kopf. Der untere Arm liegt hinter dem leicht vorgeneigten Oberkörper, die Beine sind etwas angewinkelt.

      Auf der Konvexseite die Erektoren weg von der BWS nach lateral arbeiten. [Abb. 5.53, oben]
    - Die Klientin sitzt vornüber geneigt, die Unterarme auf den Oberschenkeln. Auf der Konvexseite die Erektoren weg von der BWS nach lateral arbeiten. [Abb. 5.53, unten]

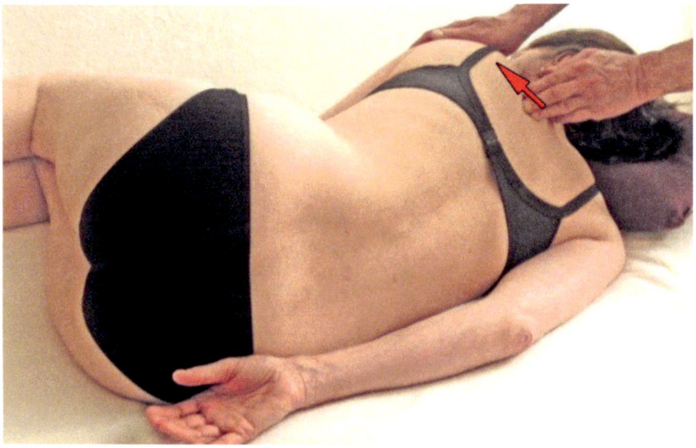

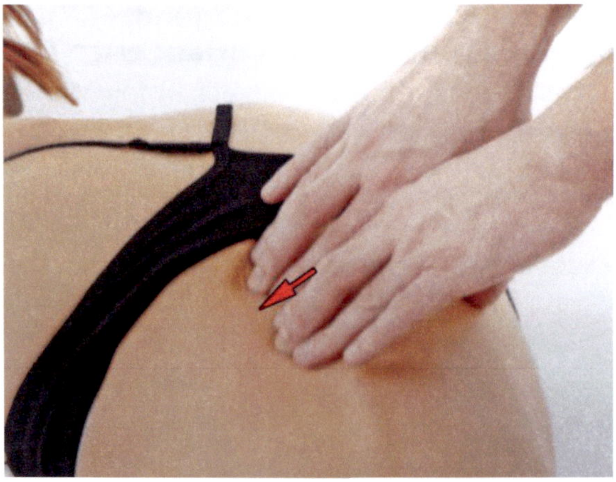

Abb. 5.53

- *Erektoren auf der konkaven Seite von der BWS nach medial arbeiten*
  - Seitenlage auf der Konvexseite in leichter C-Position, Kissen unter dem Kopf. Beide Arme liegen vor dem leicht vorgeneigten Oberkörper, die Beine sind etwas angewinkelt.

    Auf der Konkavseite die Erektoren von lateral nach medial zur BWS hin arbeiten. [Abb. 5.54, oben]
  - Die Klientin sitzt vornüber geneigt, die Unterarme auf den Oberschenkeln. Die Klientin neigt sich zur Konvexseite, während der Behandler auf der Konkavseite die Erektoren nach medial zur BWS hin arbeitet [Abb. 5.54, unten].

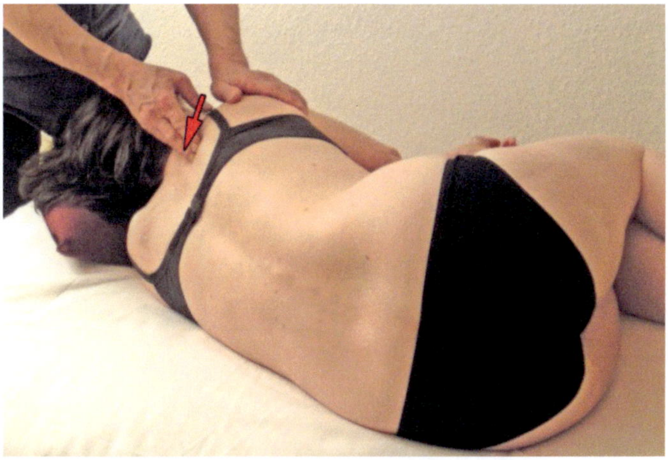

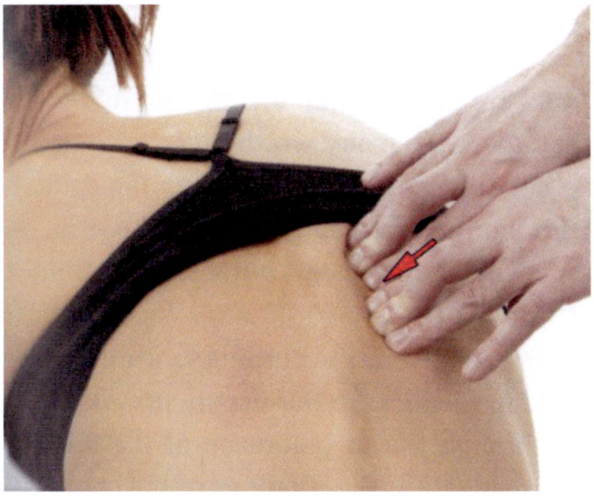

Abb. 5.54

- Die posterior stehenden Querfortsätze der BWS (auf der Konvexseite) nach anterior bewegen zur Korrektur der Rotation.

  Die Klientin sitzt vornüber geneigt, den Unterarm der zu behandelnden Seite auf dem Oberschenkel. Dann neigt sie den Brustkorb zur Konvexseite und dreht ihn zur Konkavseite. Der Behandler positioniert Finger oder Knöchel auf dem posterior Querfortsatz auf der Konvexseite und drückt ihn nach anterior. [Abb. 5.55]

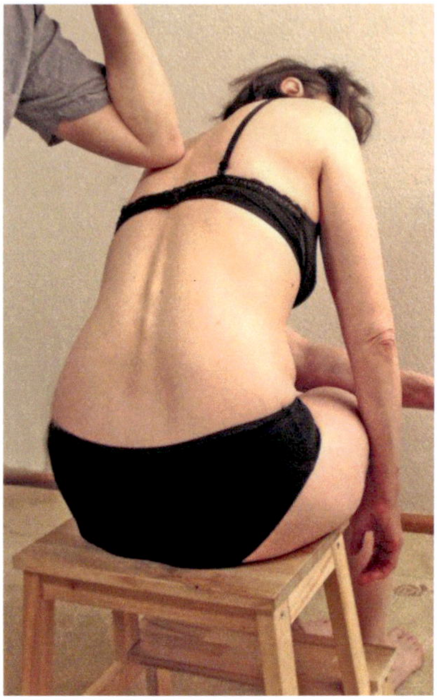

Abb. 5.55

- Die Mm. Multifidii und die Mm. Rotatores (auf der Konkavseite) der BWS verlängern zur Korrektur der Rotation.

  Das Beispiel einer mehrkurvigen Skoliose [Abb. 5.56] zeigt Seitneigung und Rotation der Wirbel sowie die dazugehörigen Verkürzungen der tiefen Rotatoren-Muskulatur.

  Beachte: Da bereits die Rotatoren von 2-4 Wirbeln unterhalb jedes rotierten Wirbels an der Rotation desselben beteiligt sind, muss man auch diese bearbeiten.

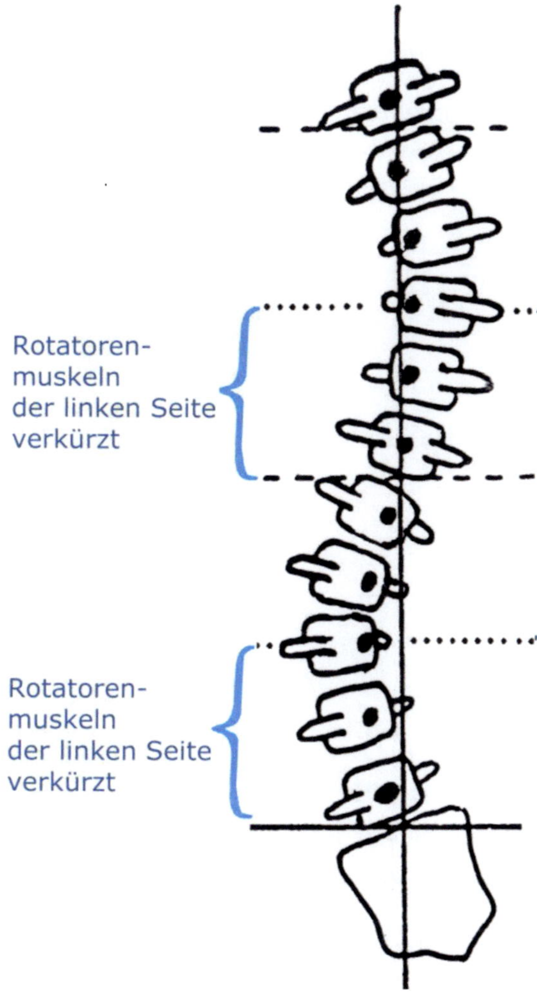

Abb. 5.56

Beispiel einer mehrkurvigen Skoliose:
L 1 bis L 5 Seitneigung nach rechts, Rotation nach links.
T 7 bis T 12 Seitneigung nach links, Rotation nach rechts

Bauchlage. Auf der jeweiligen Seite die tiefen Rotatoren in der Rinne lateral der Dornfortsätze nach medial-cranial arbeiten, während der Klient mit der Hand unter der Schulter gegen die Liege drückt, um so die Rotationskorrektur zu unterstützen. [Abb. 5.57]

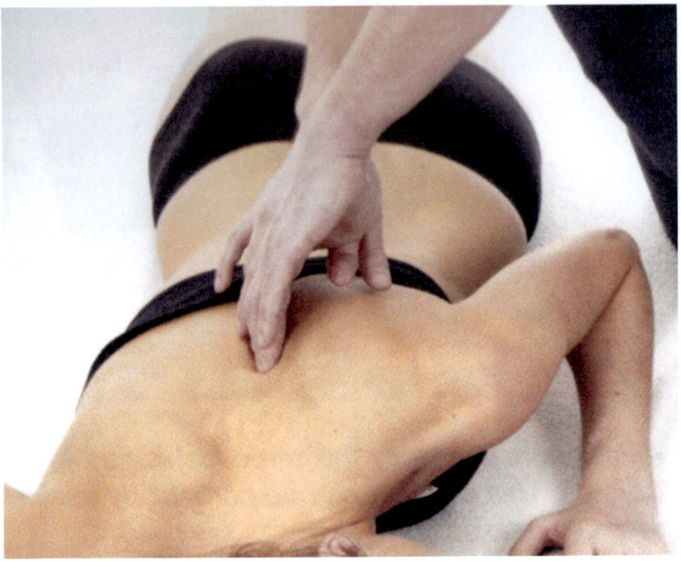

Abb. 5.57

Rotation und Seitneigung der LWS

- Erektorenmuskulatur bearbeiten zur Korrektur der Seitneigung
  - *Erektoren auf der Konvexseite von der LWS nach lateral arbeiten* [Abb. 5.58]

    Seitenlage auf der Konkavseite in leichter C-Kurve, Kissen unter dem Kopf. Das oben liegende Bein wird nach vorn angewinkelt und das Knie liegt im 90°-Winkel.

    Auf der Konvexseite die Erektoren von der LWS weg nach lateral arbeiten.

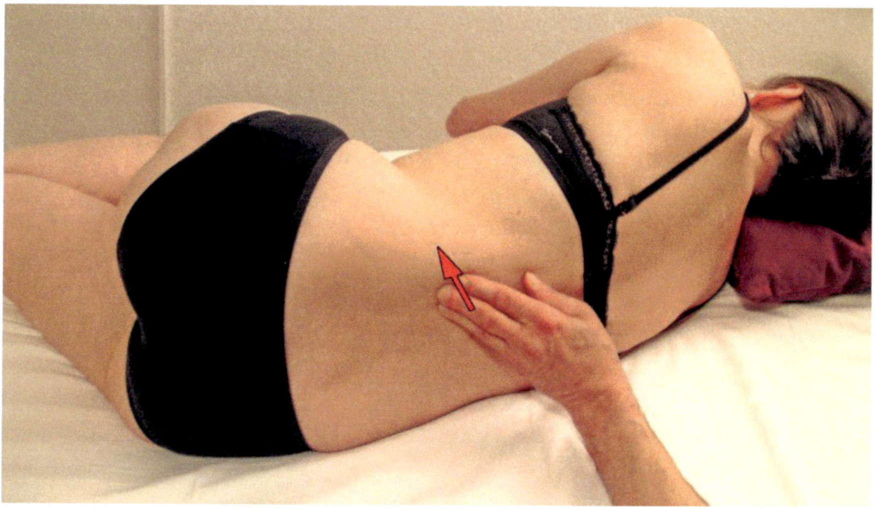

Abb. 5.58

➢ *Erektoren auf der Konkavseite von der LWS nach medial arbeiten*

Seitenlage auf der Konvexseite in leichter C-Position, Kissen unter dem Kopf. Beide Arme liegen vor dem leicht vorgeneigten Oberkörper, die Beine sind etwas angewinkelt.

Auf der Konkavseite die Erektoren nach medial zur LWS hin arbeiten. [Abb. 5.59]

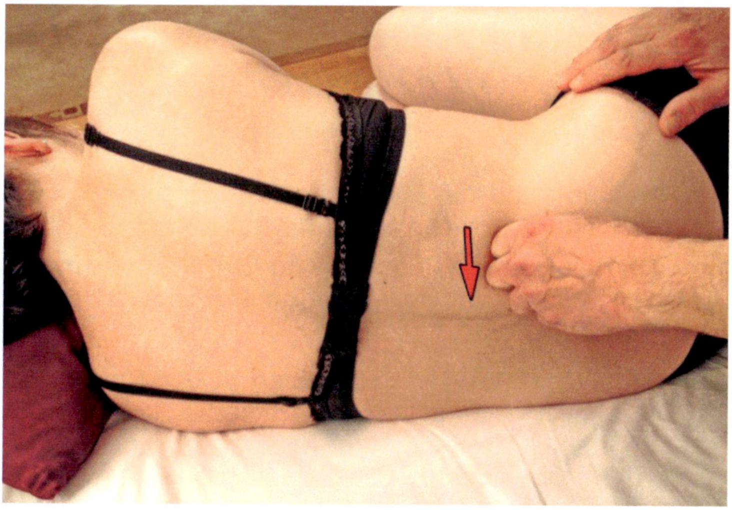

Abb. 5.59

- Die posterior stehenden Querfortsätze der LWS (auf der Konvexseite) nach anterior bewegen zur Korrektur der Rotation.

  Die Klientin sitzt vornüber geneigt, den Unterarm der zu behandelnden Seite auf dem Oberschenkel. Dann neigt sie die LWS zur Konvexseite und dreht sich zur Konkavseite. Der Behandler positioniert Finger oder Knöchel auf dem posterior stehenden Querfortsatz auf der Konvexseite und drückt ihn nach anterior. [Abb.5.60]

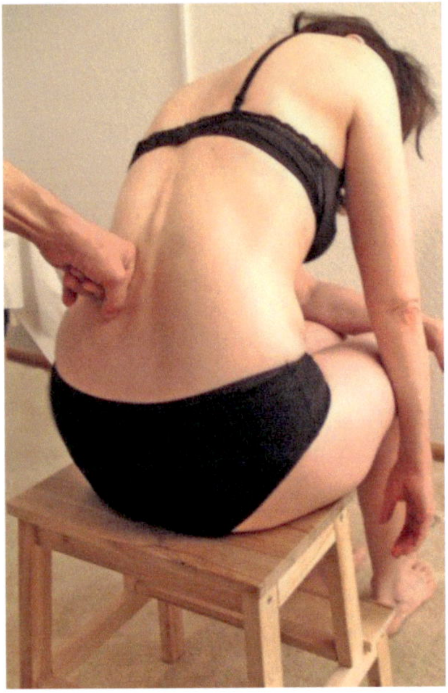

Abb. 5.60

- Die Mm. Multifidii und die Mm. Rotatores (auf der Konkavseite) der BWS verlängern zur Korrektur der Rotation.

  Beachte: Da bereits die Rotatoren von 2-4 Wirbeln unterhalb jedes rotierten Wirbels an der Rotation desselben beteiligt sind, muss man auch diese bearbeiten.

  Auf der Konkavseite die tiefen Muskeln in der Rinne lateral der Dornfortsätze nach medial-kranial arbeiten. Seitenlage auf der Konvexseite in leichter C-Position, Kissen unter dem Kopf. Beide Arme vor dem Oberkörper, die Beine sind etwas angewinkelt. [Abb. 5.61]

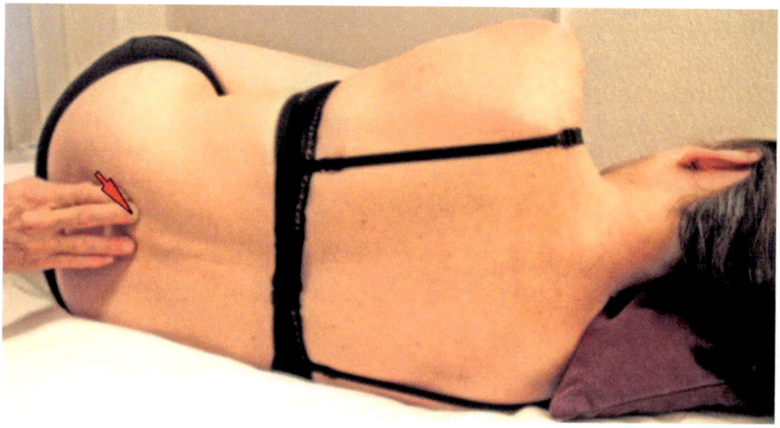

Abb. 5.61

- Den M. Psoas bearbeiten zur Korrektur der Rotation.

  Der M. Psoas ist auf der konkaven Seite verkürzt, da die Wirbel auf dieser Seite nach anterior (also zur anderen Seite) rotiert sind.

  - Indirekte isometrische Technik:

    Sitzend. Mit beiden Händen nimmt der Behandler Kontakt zu den beiden Muskeln auf. Mit der Hand auf der Konkavseite setzt er am Psoas einen Fixpunkt (Fulcrum), während die Klientin gegen den Widerstand des Behandlers noch mehr in die Rotation zu gehen versucht. [Abb. 5.62]

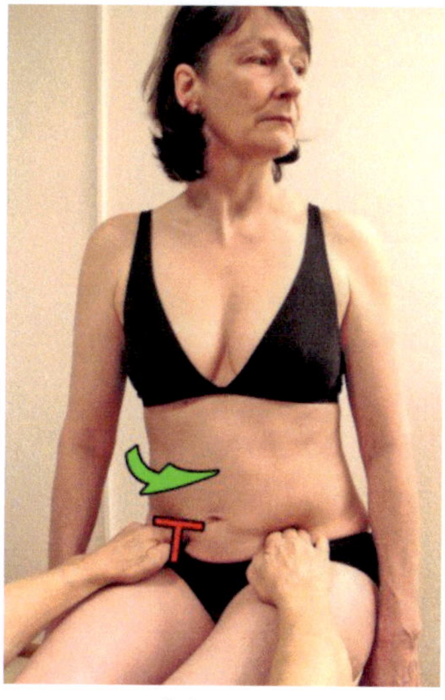

Abb. 5.62

- Direkte Technik:

  Sitzend. Mit beiden Händen nimmt der Behandler Kontakt zu den beiden Muskeln auf. Mit der Hand auf der Konkavseite setzt er am Psoas einen Fixpunkt (Fulcrum), während die Klientin die LWS aus der Rotation herausdreht und gleichzeitig die Seitneigung der LWS korrigiert.

Rotation und Seitneigung der HWS

Seitneigung und Rotation gehen bei der HWS in aller Regel zur selben Seite.

- Siehe S. 196 ff.
- Prävertebrale Strukturen der Halsvorderseite behandeln (siehe S.265 ff)

Integration der Veränderungen

Zum Abschluss jeder Skoliose-Behandlung ist es unerlässlich, zwischen Atlas und Occiput sowie zwischen L 5 und S 1 gegebenenfalls nochmals Raum zu schaffen, damit die lokalen Veränderungen vom Gesamtorganismus adaptiert werden können.

Auch andere integrierende Techniken (siehe S. 297 ff) können hier zur Anwendung kommen.

Schultern, Arme und Hände

1. Mobilisieren von Gelenken

Durch Techniken der Gelenkmobilisierung fördert man auch die Differenzierung der dazugehörigen Gliedmaßen von Händen, Armen und Schultern.

- Rückenlage. Der Behandler drückt zunächst den jeweiligen Gliedmaßenabschnitt - in der unten geschilderten Abfolge – sanft stauchend *in* das bestehende strukturelle Muster (Kompression) und zieht ihn dann ebenso sanft *heraus* (Dekompression).

  1. Mit einer Hand den jeweiligen Finger des Klienten sanft ins Grundgelenk schieben und wieder herausziehen, während die andere Hand den Mittelhandknochen fulcrumartig fixierend hält. [Abb. 6.1]

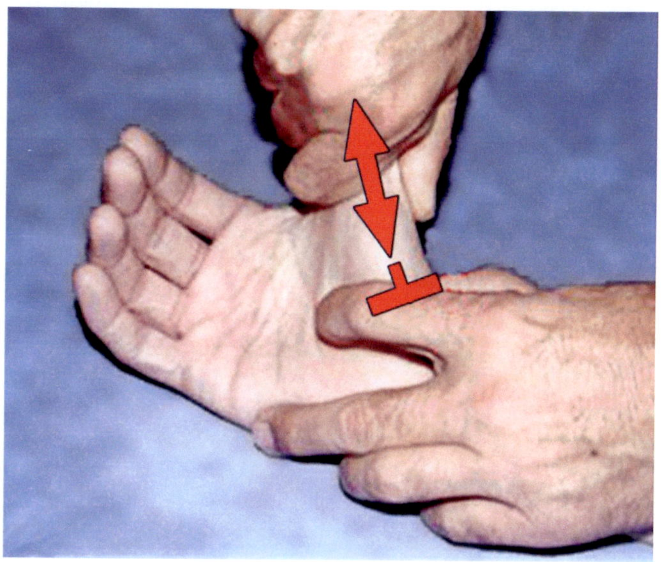

Abb. 6.1 *Beispiel Daumen*

  2. Mit einer Hand die Hand des Klienten sanft in das Handgelenk schieben und wieder herausziehen, mit der anderen Hand die Handwurzelknochen fulcrumartig fixierend halten.

3. Mit einer Hand den Unterarm sanft ins Ellbogengelenk schieben und wiederherausziehen, mit der anderen Hand den Oberarm fulcrumartig fixierend halten.
4. Den Arm sanft ins Schultergelenk schieben und wieder herausziehen.
5. Wie in 4., aber jetzt soll der Impuls durch die Schulter hindurch bis in die Wirbelsäule und das Zwerchfell gehen. Der Arm kann in unterschiedlichen Winkeln geführt werden, sodass unterschiedliche Wirbelsäulenabschnitte angesprochen werden.

Falls der Klient nachher im Stehen oder beim Gehen ein etwas vermindertes Gefühl für die eigene Vertikalachse hat oder etwas unstrukturiert wirkt, ist eine Integration nötig, z.B. durch einen Becken-Lift (siehe S. 306 ff). Falls die Aufmerksamkeit des Klienten etwas zu sehr nach innen gewandt erscheint, sollte abschließend seine Aufmerksamkeit auf die Wahrnehmung des Raums gelenkt werden.

- Den jeweils proximalen Knochen fulcrumartig halten und den benachbarten distalen Knochen sanft kreisend und in Translation bewegen. [Abb. 6.2]

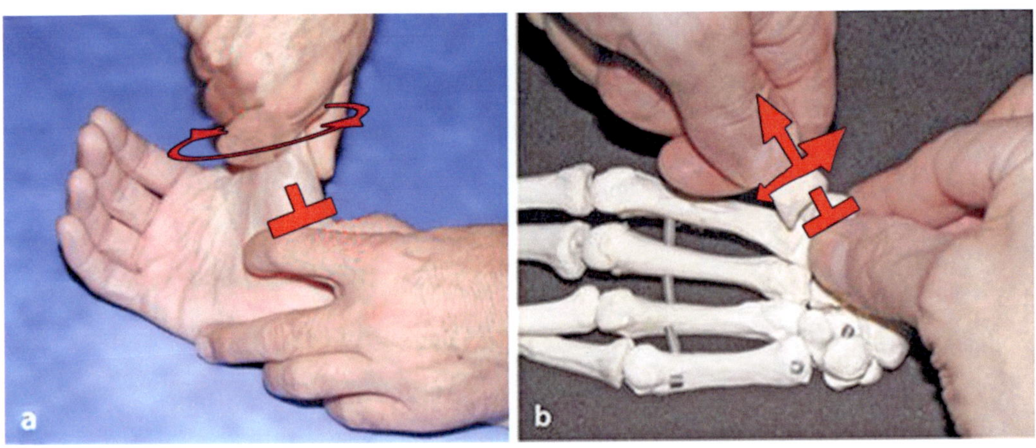

Abb. 6.2

- Rückenlage oder Seitenlage. Den Arm kreisend passiv bewegen.

2. Schultern und Oberarme

Vorbemerkung

Ergänzend zu den in diesem Kapitel behandelten myofaszialen Strukturen und Knochen siehe auch: S. 151 ff (M. Pectoralis major und minor) sowie S. 157 ff (Clavicula)

Mobilisieren der Scapula und des Schultergelenks

Seitenlage. Der Arm der Klientin liegt auf dem Rumpf und wird vom Behandler fixiert. Er umfasst mit seinen Händen die Schulter und die Scapula. Dann bewegt er Schulter und Scapula in einer sich wiederholenden *dreidimensionalen* Lemniskatenform. [Abb. 6.3]

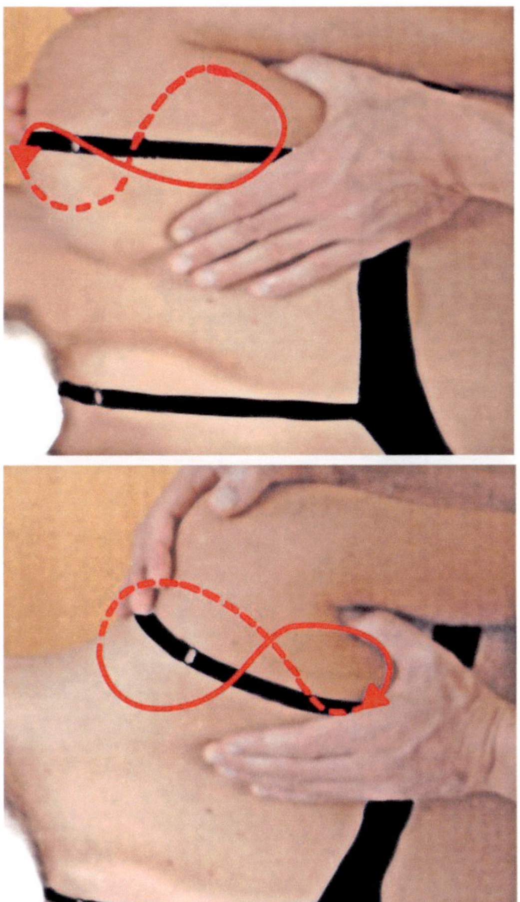

Abb. 6.3

Die Scapula ist nach posterior-medial verschoben

- Seitenlage. Schräg zum Faserverlauf oder schmelzend am M. Rhomboideus arbeiten. [Abb. 6.4]

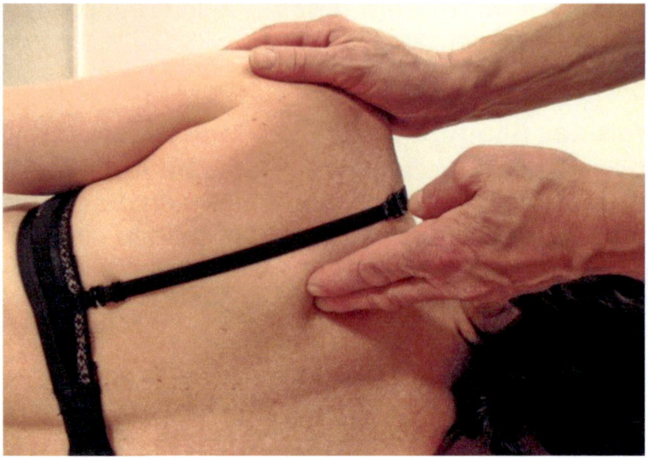

Abb. 6.4

- Rückenlage. Der Klient atmet in den Rücken. Der Behandler legt eine Hand auf die Schulter der Klientin, mit der anderen zieht er während der Einatmung die Scapula (nicht zu fest) nach lateral [Abb. 6.5]. Während der Ausatmung hält er die Scapula nach lateral fest (Fulcrum).

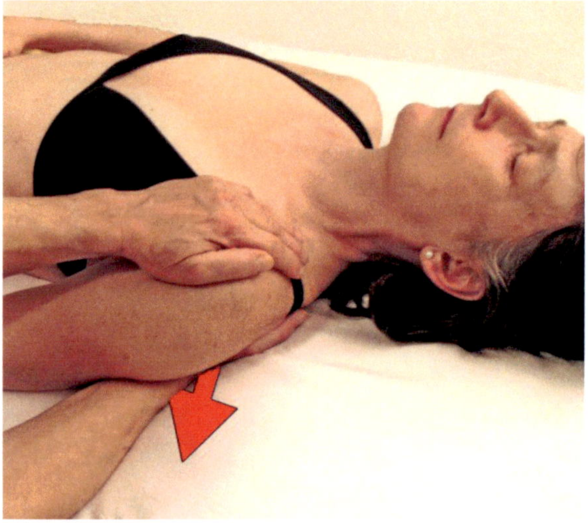

Abb. 6.5

Die Scapula ist nach anterior-lateral-kranial verschoben

- Seitenlage. Die Klientin bewegt den Ellbogen nach anterior/kaudal, während der Behandler die Scapula nach medial zieht [Abb.6.6].

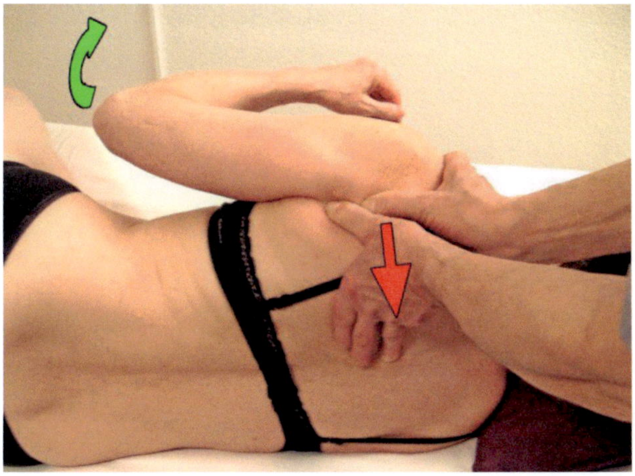

Abb. 6.6

- Seitenlage. Der Klient abduziert den Arm leicht. Während der Behandler am M. Supraspinatus arbeitet, adduziert der Klient den Arm wieder.
- Rücken- oder Seitenlage, Arm kranial ausgestreckt. Mit der Hand die Scapula nach posterior-kaudal halten, während die Klientin den Arm zurück zur Liege neben den Rumpf bewegt. [Abb. 6.7]

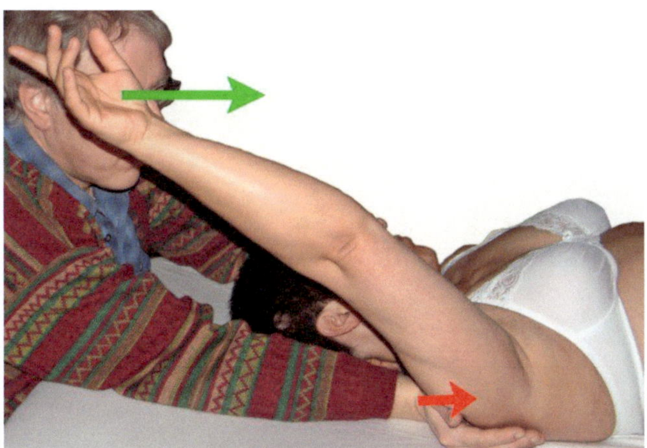

Abb. 6.7

- Rückenlage oder sitzend. Der Klient hebt ausatmend den Arm Richtung Zimmerdecke oder in andere Richtungen und wieder zurück, während der Behandler die Scapula nach kaudal hält (Fulcrum) bzw. während er an den beteiligten Muskeln (M. Trapezius, M. Supraspinatus, M. Levator scapulae) arbeitet. [Abb. 6.8]

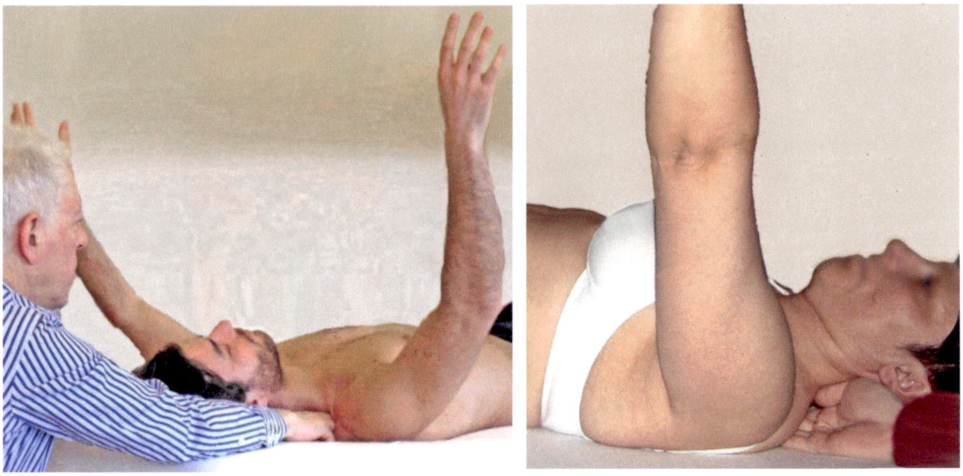

Abb. 6.8

Arbeit am M. Supraspinatus (links) und am M. Levator scapulae (rechts)

- Arbeit am M. Latissimus dorsi: Sitzend. Der Behandler schiebt den Muskel von beiden Seiten her nach medial. Die Klientin bewegt die seitlich ausgestreckten Arme langsam nach vorn, während der Behandler von beiden Seiten her den Muskel nach medial hält (Fulcrum). [Abb. 6.9]

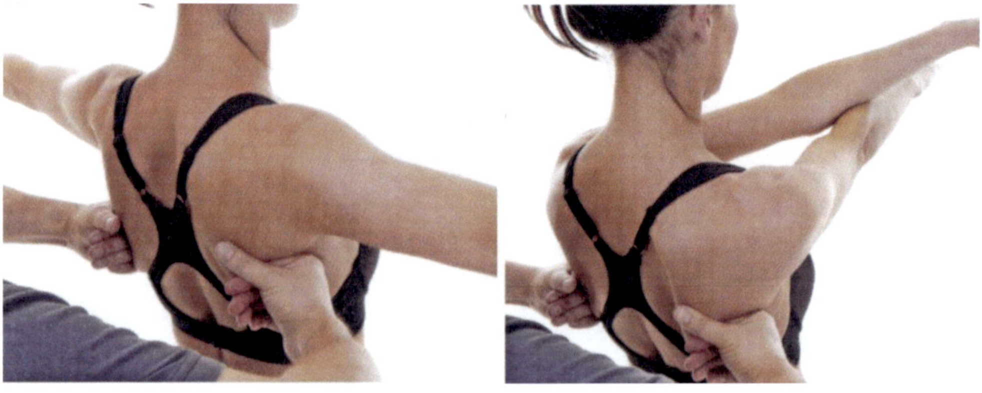

Abb. 6.9

- Seitenlage. Während der Behandler den M. Trapezius mit nach kaudal gerichtetem Druck bearbeitet, wird der ganze Organismus durch die aktive Beteiligung der Klientin miteinbezogen. Diese drückt ihren Fuß gegen die Wand. Dadurch spürt sie, wie ihr oberes Zentrum mit Aufrichtung und Verlängerung der Vorderseite der Wirbelsäule reagiert. [Abb. 6.10, links] Zusätzlich bewegt sie den gestreckten Arm langsam nach vorn [Abb. 6.10, rechts] und wieder zurück.

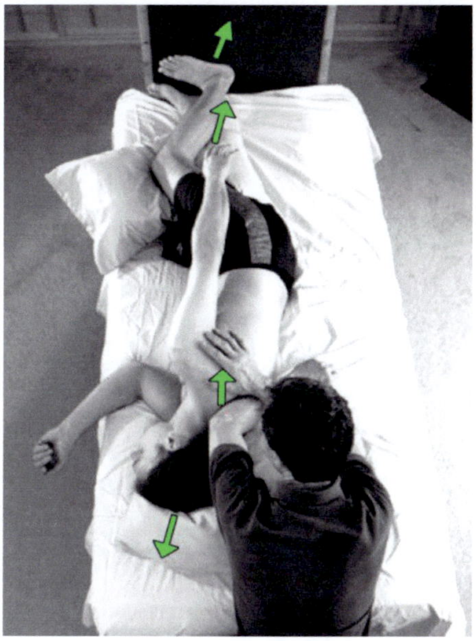

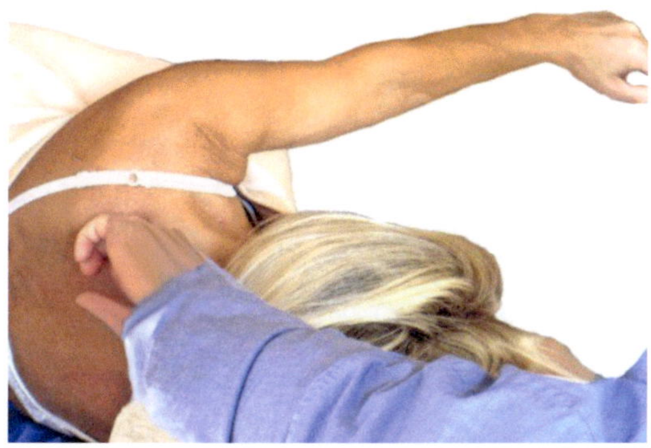

Abb. 6.10

- Rückenlage. Der Klient dehnt den Arm nach kaudal-lateral und dreht den Kopf zur anderen Seite, während der Behandler an den beteiligten Muskeln (M. Trapezius, M. Levator scapulae, M. Supraspinatus) arbeitet, um die Scapula nach kaudal zu bringen.
- Sitzend. Mit dem Gewicht des Unterarms am M. Trapezius arbeiten, während die Klientin den Kopf langsam in verschiedene Positionen bringt: zur anderen Seite und wieder zurück zur Mitte drehen; zur Seite neigen und nach vorn neigen [Abb. 6.11, links]; zur Seite und nach vorn neigen sowie zur anderen Seite drehen [Abb. 6.11, rechts] . Während der ganzen Zeit streckt die Klientin die Arme zum Boden. Auf das rechts-links Gleichgewicht der Klientin achten.

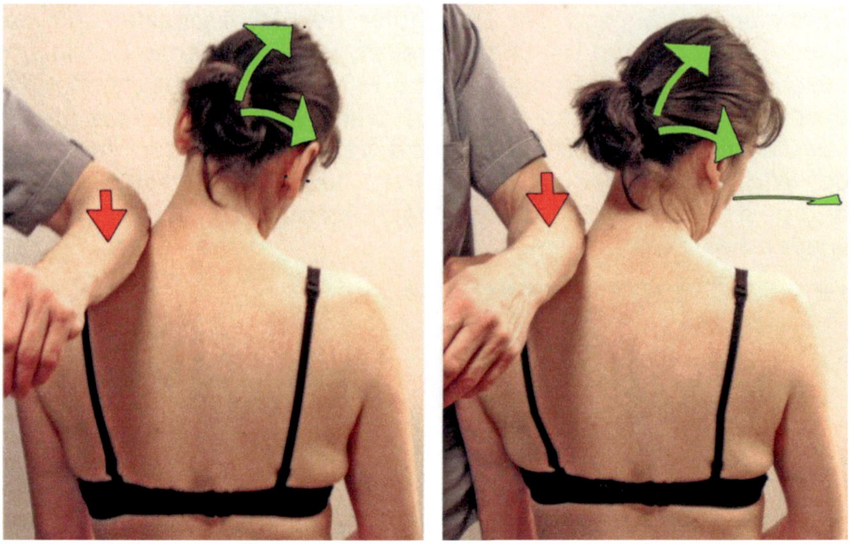

Abb. 6.11

Die Schulter ist nach anterior verschoben

- Rückenlage oder sitzend. Der Behandler schiebt den M. Trapezius nach posterior und hält ihn dort (Fulcrum), während der Klient den nach lateral gerichteten Ellbogen nach kranial und kaudal bewegt. [Abb. 6.12]

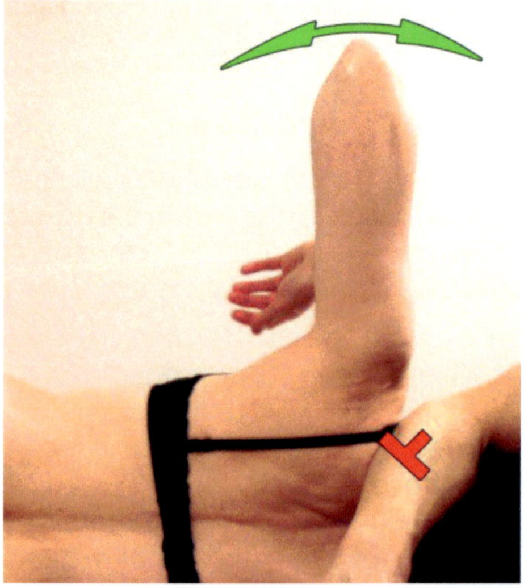

Abb. 6.12

- Wenn die Schulter im Liegen nach anterior steht und der Arm nicht aufliegen kann: am M. Triceps brachii arbeiten (siehe S.242).
- Rückenlage. Der gestreckte Arm liegt abduziert vom Rumpf. Der Kopf ist in die andere Richtung gedreht. Während eine Hand den Humeruskopf auf die Liege drückt, bearbeitet die andere Hand den Hals seitlich [Abb. 6.13, links], die Mm. Scaleni [Abb. 6.13, Mitte] und den Rand des Occiput. [Abb. 6.13, rechts].

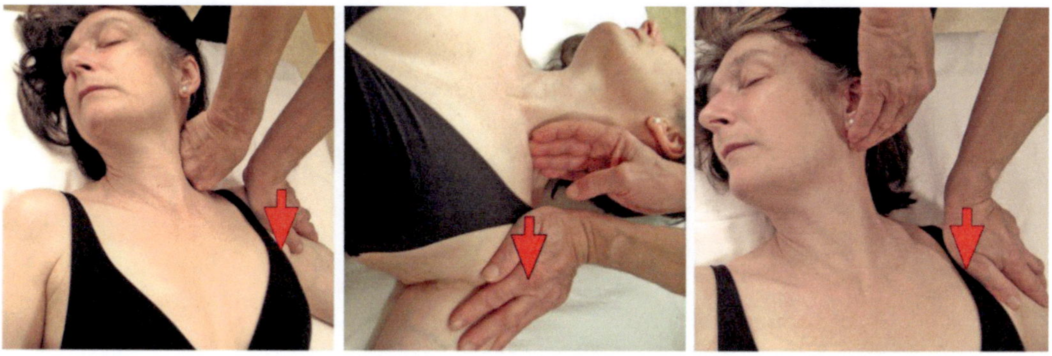

Abb. 6.13

Schulterluxation

Rückenlage oder mit dem Rücken zur Wand stehend. Während der Behandler den Ellbogen sanft in das Schultergelenk schiebt, bewegt der Klient den Arm langsam nach kaudal Richtung Liege. [Abb. 6.14]

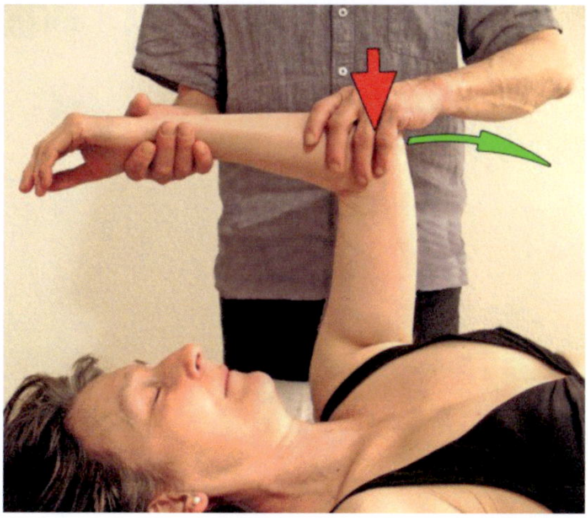

Abb. 6.14

M. Subscapularis und M. Serratus anterior [Abb. 6.15]

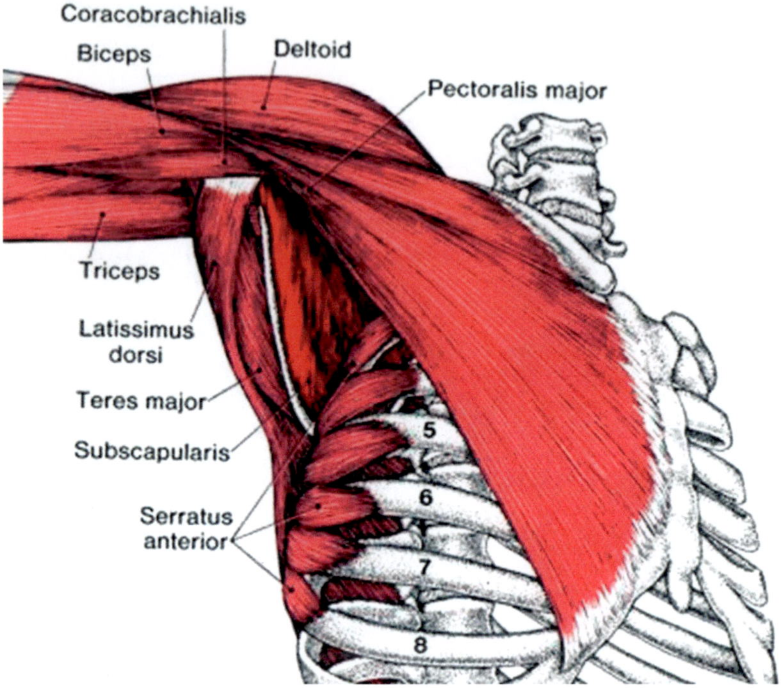

Abb. 6.15

- Seitenlage, Arm Richtung Zimmerdecke oder nach kranial ausstreckt. Zugriff auf die Muskeln im hinteren Anteil der Achselhöhle. [Abb. 6.16] Möglich ist auch die Rückenlage, Arme unter dem Kopf verschränkt.

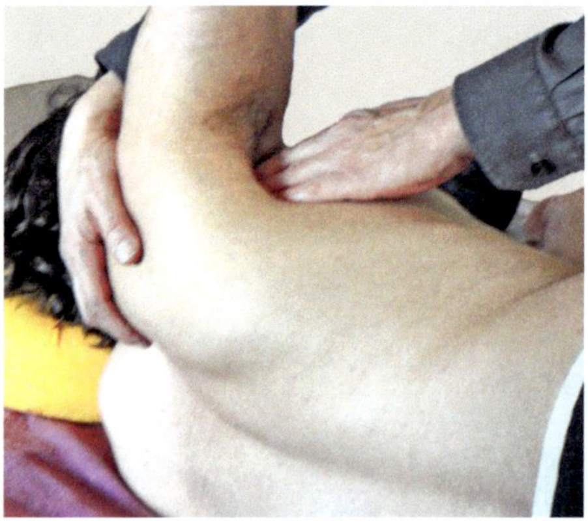

Abb. 6.16

- M. Subscapularis vom medialen Rand der Scapula her bearbeiten: Seitenlage, der Arm liegt hinter dem Oberkörper. Der Behandler greift soweit wie möglich unter den medialen Rand der Scapula Richtung ventraler Knochenfläche. [Abb. 6.17]

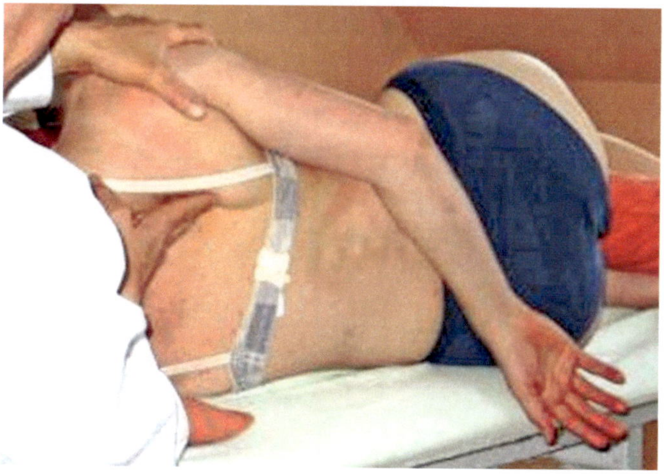

Abb. 6.17

- Die Faszie des M. Serratus anterior von der Faszie des M. Subscapularis separieren: Rückenlage, der Arm bewegt sich zur anderen Schulter. In die Achselhöhle hineingehen bis zur Linie, wo sich beide Muskeln treffen. Dort schmelzend arbeiten. [Abb. 6.18]

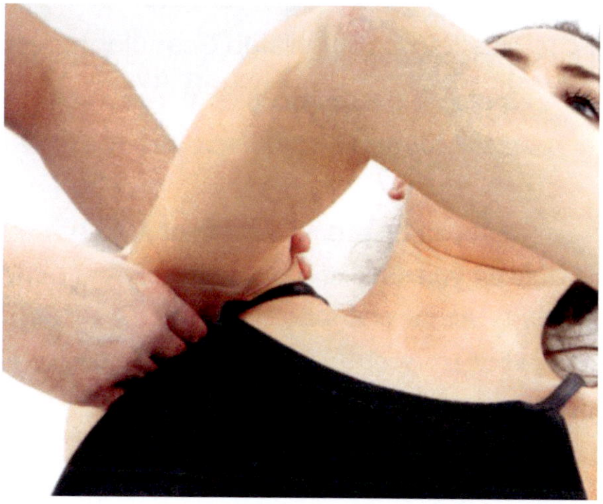

Abb. 6.18

M. Latissimus dorsi und M. Teres major (Abb. 6.15 auf S. 238)

- Seitenlage. Zugriff auf die Muskeln im hinteren Anteil der Achselhöhle, während der Klient den Arm Richtung Zimmerdecke ausstreckt. (Abb. 6.16 auf S. 238)
- Rückenlage, Arm nach kranial ausgestreckt oder in Außenrotation abduziert.
- Sitzend: Siehe S. 234

M. Teres minor und M. Infraspinatus [Abb. 6.19]

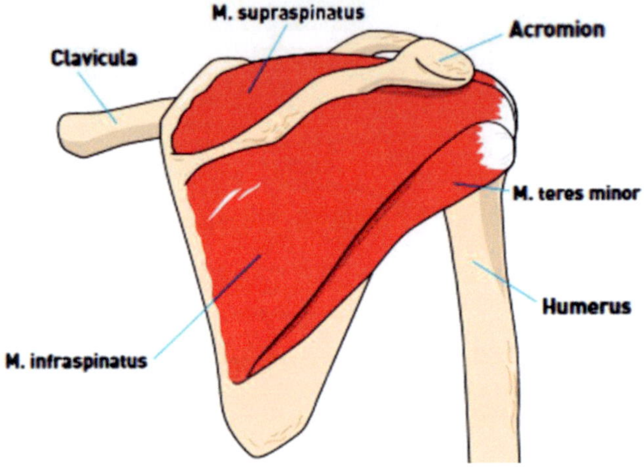

Abb. 6.19

- Seitenlage. Die Muskeln am lateralen Scapularand nach posterior halten (Fulcrum), während die Klientin den Arm langsam nach vorn bewegt. [Abb. 6.20]

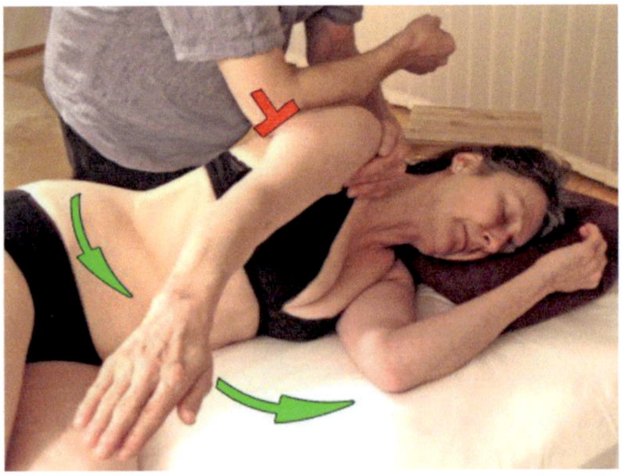

Abb. 6.20

- Bauchlage am Liegenrand, Arm außenrotiert am Oberkörper liegend. Die Muskeln am lateralen Scapularand festhalten (Fulcrum), während die Klientin den Arm langsam in eine Innenrotation und Abduktion bewegt, ähnlich der Armbewegung beim Kraulschwimmen. [Abb. 6.21] Die Armbewegung endet am Ohr.

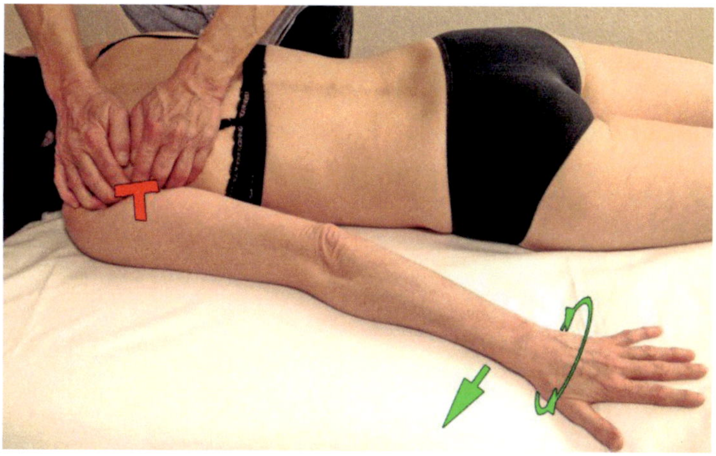

Abb. 6.21

M. Deltoideus

- Rückenlage. Längs zum Faserverlauf arbeiten. [Abb. 6.22, links]
- Seitenlage. Schräg zum Faserverlauf arbeiten. [Abb. 6.22, rechts]

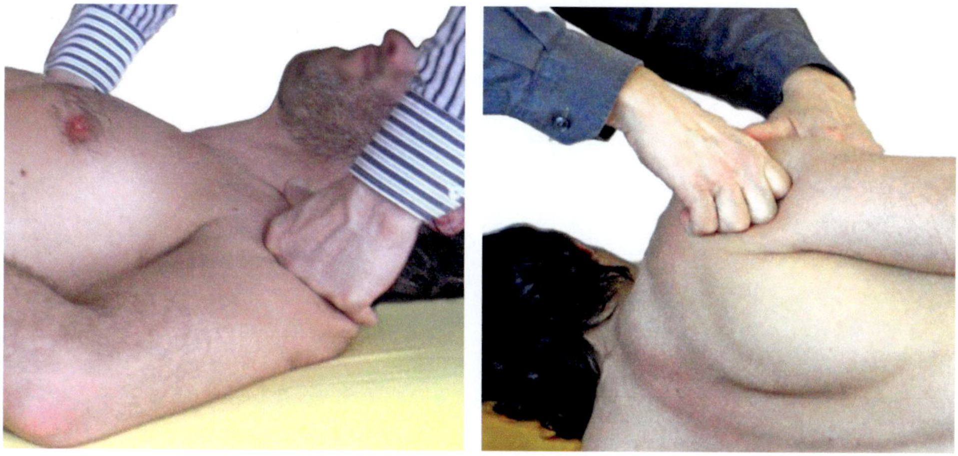

Abb. 6.22

- Seitenlage, der Oberarm liegt auf dem Oberkörper. Am hinteren Teil des Deltoids quer zum Faserverlauf Richtung Schulterblatt arbeiten, während der Klient den Arm innenrotiert. Am vorderen Teil quer zum Faserverlauf Richtung Brustkorb arbeiten, während der Klient den Arm außenrotiert.

M. Triceps brachii

- Rückenlage, Arm zur Zimmerdecke ausgestreckt. Mit den Daumen beider Hände im Gewebe ein Fulcrum setzen [Abb. 6.23, A]. Halten, während die Klientin den Ellbogen beugt. [Abb. 6.23, B]

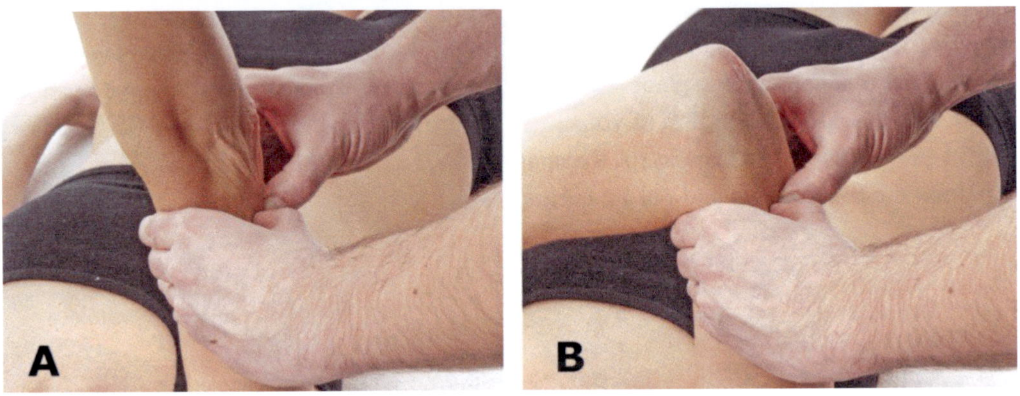

Abb. 6.23

- Rückenlage, Arm im Ellbogen angewinkelt aufgestellt. Den Muskel längs zum Faserverlauf bearbeiten. [Abb. 6.24, links] Variante: schmelzend [Abb. 6.24, rechts].

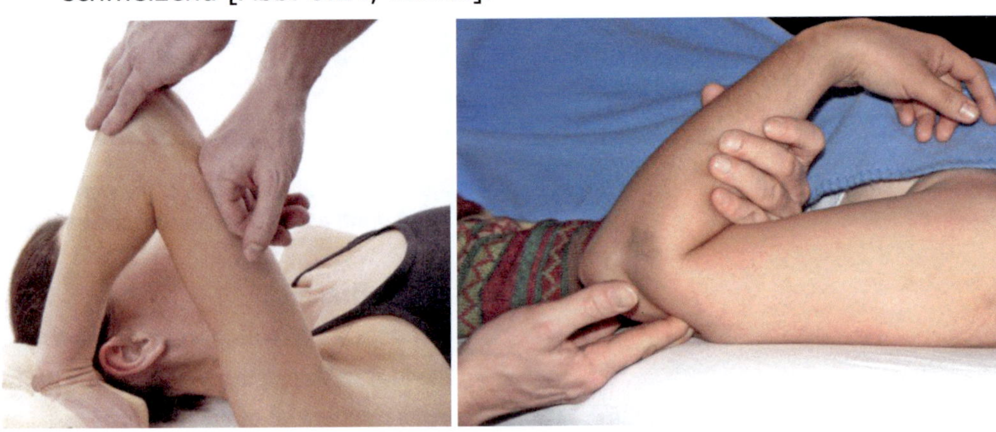

Abb. 6.24

M. Coracobrachialis [Abb. 6.25]
Rückenlage, Arm abduziert. Der Behandler geht an die Innenseite des Oberarms (nahe Achselhöhle). Wenn der Klient gegen Widerstand versucht den Arm zu adduzieren, ist der Muskel deutlich zu spüren. Der Klient streckt den abduzierten Arm, der Behandler dehnt mit den Fingern das Muskelgewebe längs zum Faserverlauf.

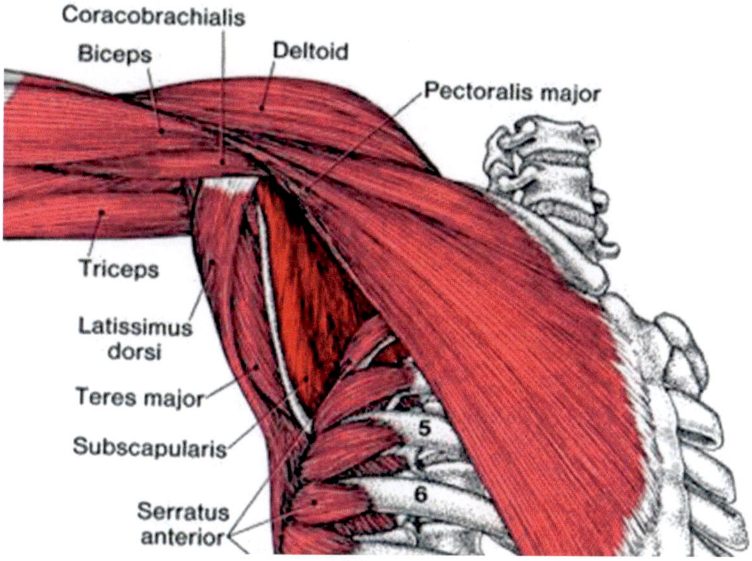

Abb. 6.25

M. Biceps brachii

- Rückenlage. Den Unterarm des Klienten mit einer Hand anheben. Mit der Faust Richtung Schulter arbeiten, während die erste Hand den Unterarm langsam ablegt. [Abb. 6.26]

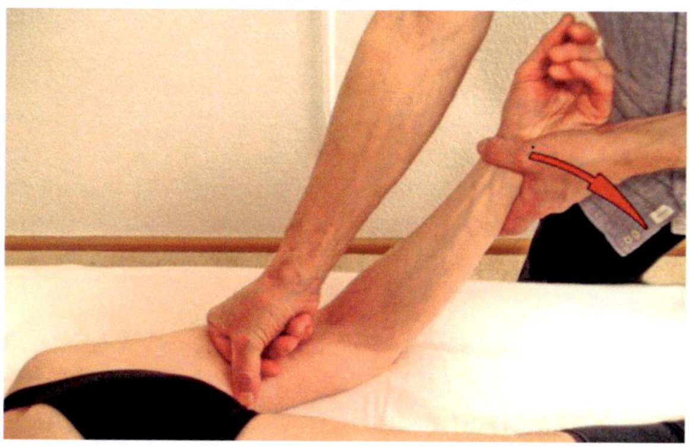

Abb. 6.26

- Rückenlage, Arm gestreckt. Während der Behandler den Biceps quer zum Faserverlauf oder schmelzend bearbeitet, stellt sich der Klient vor, dass der Arm sich in den Raum hinein verlängert. [Abb.6.27]

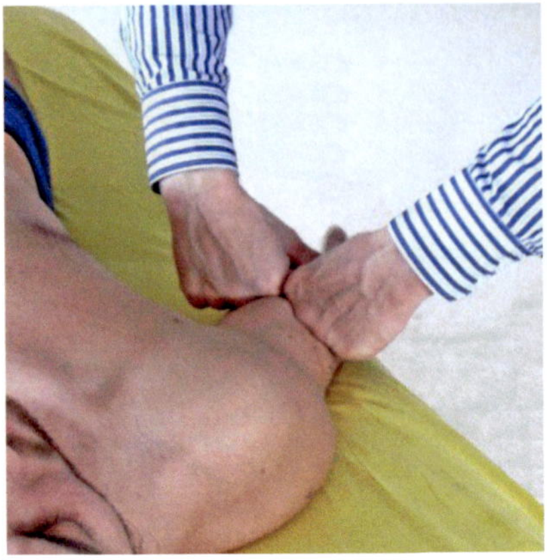

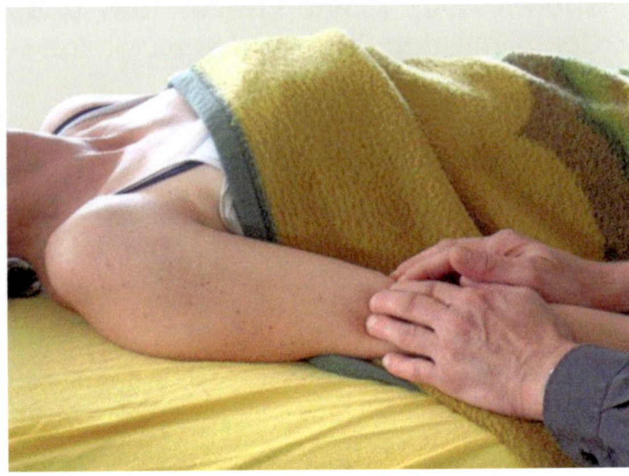

Abb. 6.27

M. Brachialis [Abb. 6.28]

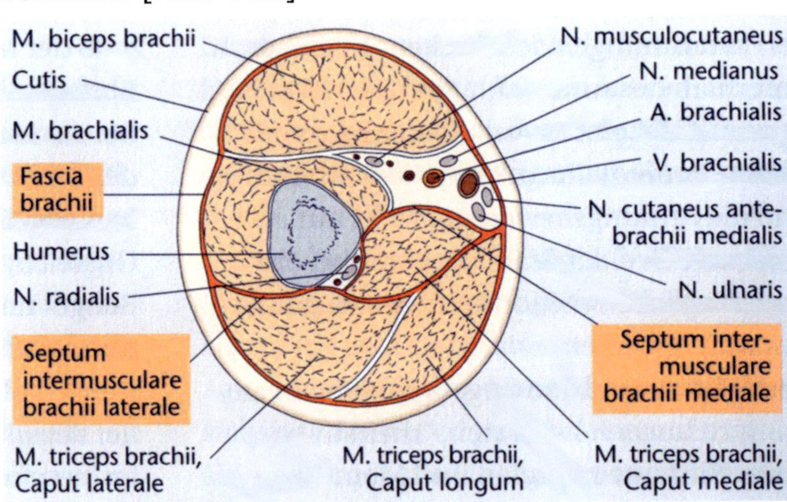

Abb. 6.28

Rückenlage, Unterarm aufgestellt. Von beiden Seiten her unter die Bicepssehne gehen (unmittelbar oberhalb der Armbeuge). Den Brachialis mit den Fingerkuppen fulcrumartig nach medial-kaudal fixieren, während der Klient den Unterarm auf die Liege ablegt.

Septa des Oberarms [Abb. 6.28]

- Rückenlage, Arm in Pronation liegend nahe dem Rumpf. Mit den Fingern die Septa längs bearbeiten. [Abb. 6.29, links]
- Rückenlage, Arm in Abduktion aufgestellt mit gebeugtem Ellbogen. Mit den Fingern die Septa längs bearbeiten. [Abb. 6.29, rechts]

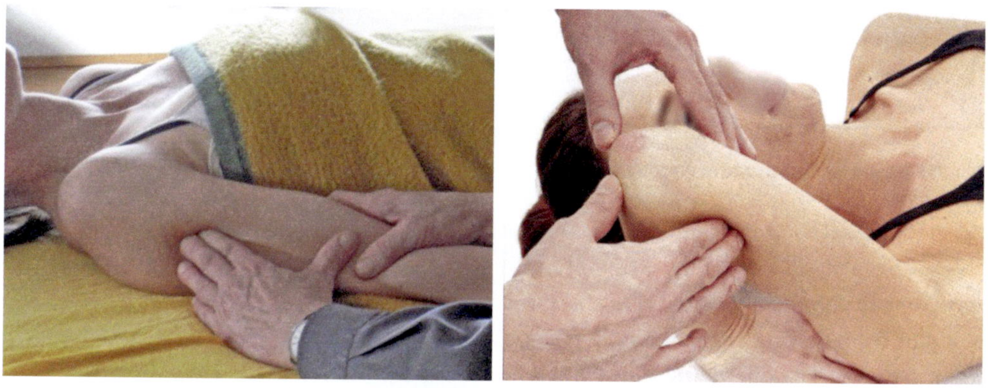

Abb. 6.29 *Arbeit am lateralen Septum*

M. Trapezius

- Rückenlage. Die Hand des Klienten liegt unter dem Gesäß. Die HWS ist etwas nach links geneigt. Mit dem Daumen der einen Hand langsam steigernd Druck auf den Muskel ausüben und damit die Schulter nach kaudal drücken. Die andere Hand hilft. [Abb.6.30]

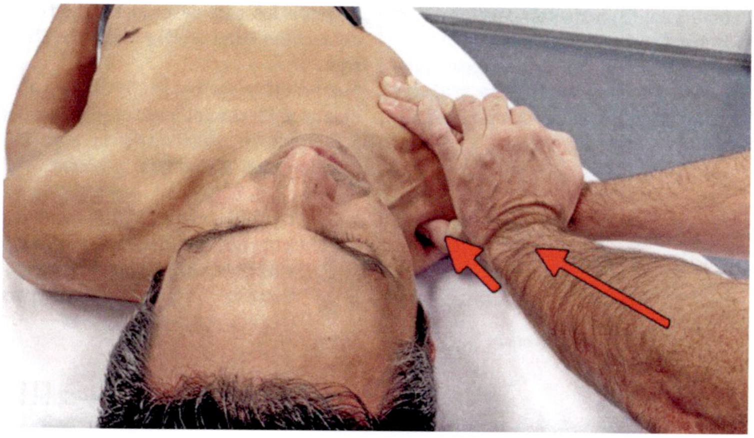

Abb. 30

- Seitenlage. Der Arm wird vor dem Oberkörper auf ein Kissen o.ä. abgelegt. Mit den Fingern 2-5 beider Hände den Winkel zwischen Clavicula und Scapula aufdehnen. Gleichzeitig die Schulter nach kaudal und posterior ziehen. [Abb. 6.31]

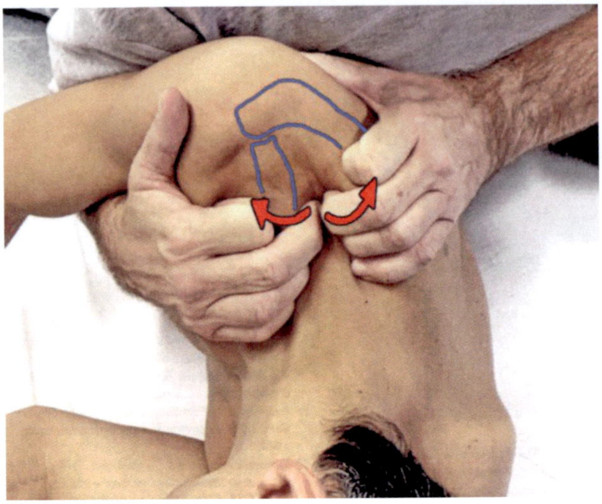

Abb. 6.31

Lig. Coracoclaviculare [Abb. 6.32]
Rückenlage. Schmelzenden Druck auf die beiden Anteile des Bandes ausüben.

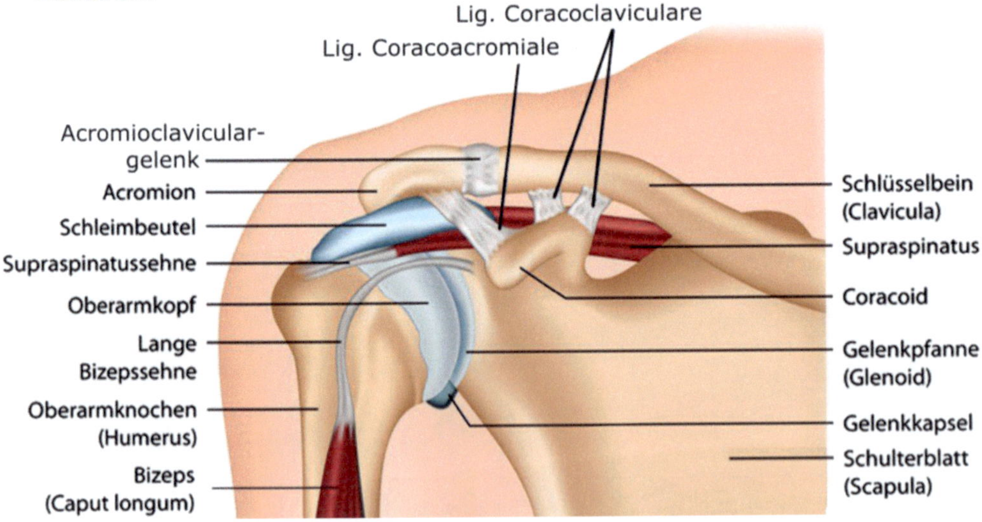

Abb. 6.32 *Das Schultergelenk*

Arbeit um den Processus coracoideus
Am Processus coracoideus entspringen der kurze Kopf des M. Biceps brachii und der M. Coracobrachialis. Des Weiteren setzen hier der M. Pectoralis minor) sowie diverse Bänder [Abb. 6.33] an.

Seitenlage, der Arm des Klienten ruht auf der Rumpfseite. Der Behandler steht hinter dem Klienten. Eine Hand kontaktiert den Processus Coracoideus von vorn, die andere Hand von hinten durch die Achselhöhle hindurch. Behutsam und systematisch die myofaszialen Strukturen um den Processus herum bearbeiten, während der Klient seinen Arm langsam hinter den Rumpf sinken lässt.

Diese Arbeit ist besonders hilfreich bei einer Frozen Shoulder.

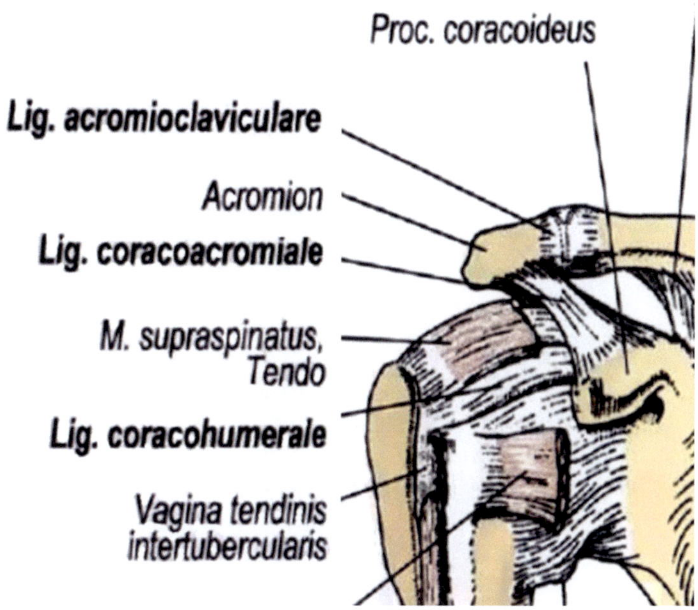

Abb. 6.33

3. Ellbogen und Unterarme

Ellbogentracking

Rückenlage, Arm in Pronationsstellung. Der Behandler fixiert mit seinen Händen Schulter und Handgelenk. Der Klient bewegt langsam den Ellbogen ca. 2 cm nach lateral und medial. [Abb. 6.34]

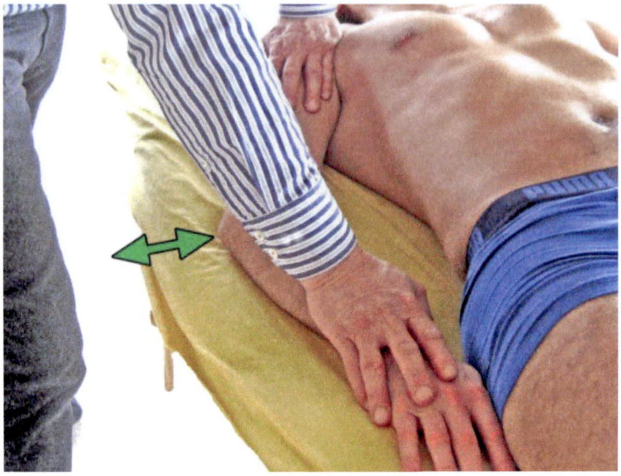

Abb. 6.34

Ellbogengelenk öffnen

Rückenlage, Arm in Supinationsstellung. Der Behandler positioniert seine Faust in der Ellenbeuge (Keil). Der Klient bewegt den Unterarm behutsam weiter in die Beugung. [Abb. 6.35]

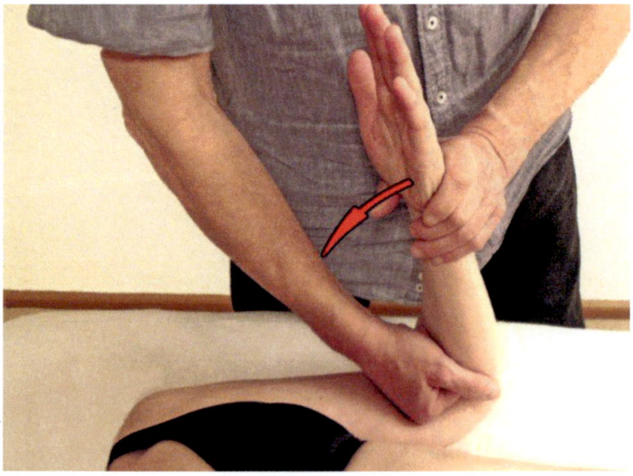

Abb. 6.35

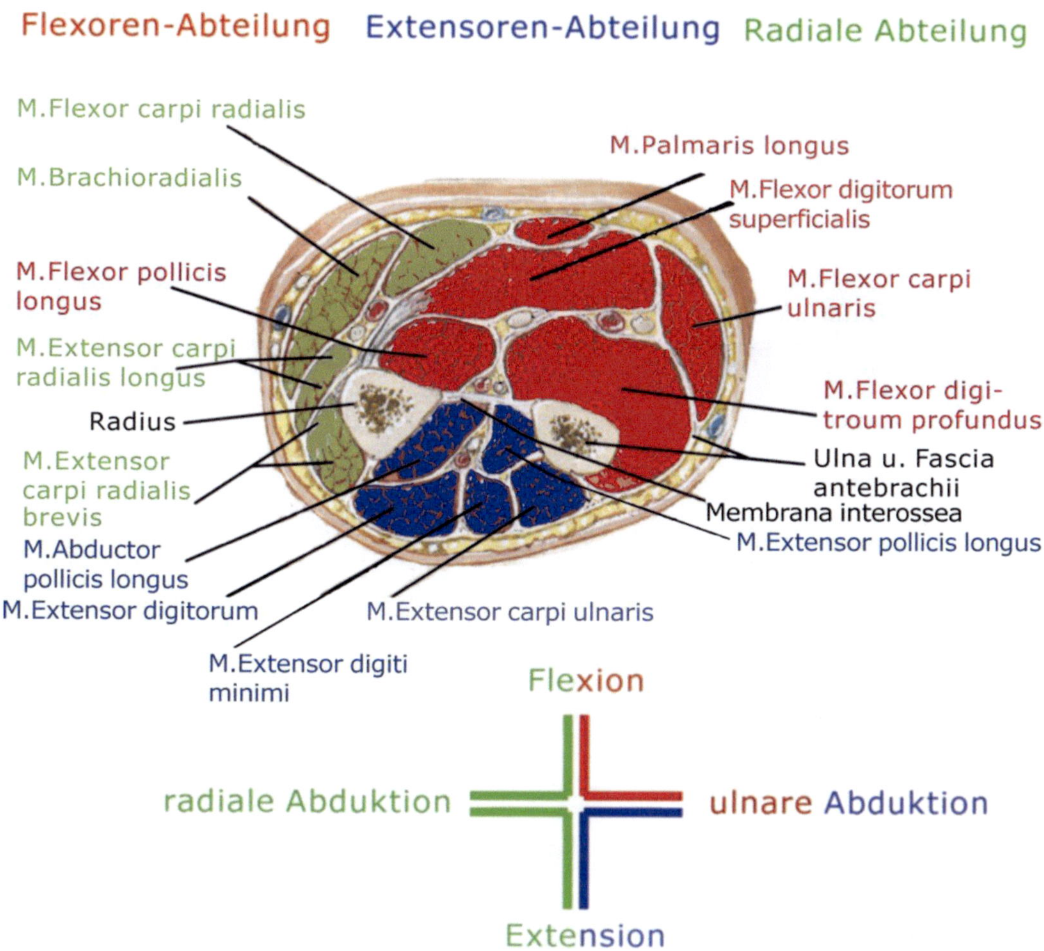

Abb. 6.36

Querschnitt des Unterarms: Die Muskeln des Unterarms und ihre Funktion

Extensoren des Unterarms

- Rückenlage. Der Arm liegt in Pronation neben dem Rumpf. Die Extensoren schmelzend oder längs zum Faserverlauf bearbeiten. [Abb. 6.37 und 6.38] Zusätzlich kann der Klient die Hand aus einer Dorsalbeugung heraus langsam ablegen.
- Rückenlage, Unterarm aufgestellt. Der Vorteil: Ulna und Radius sind in Parallelstellung. [Abb. 6.39]

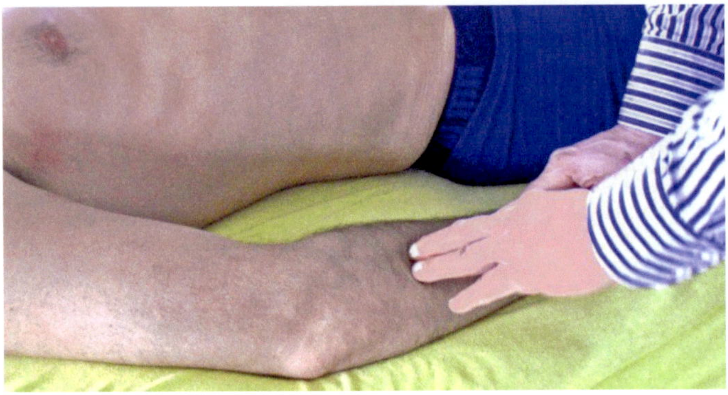

Abb. 6.37

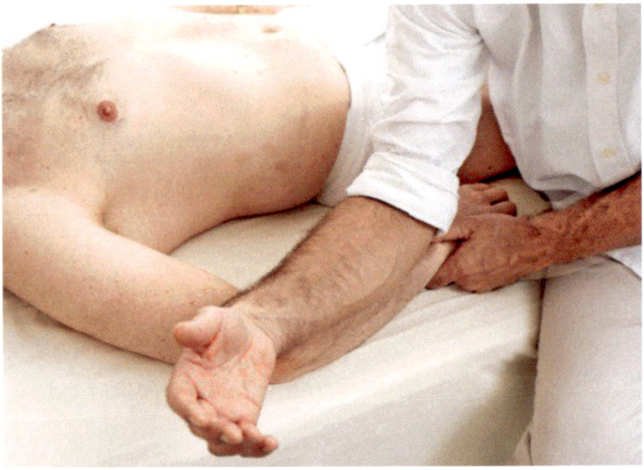

Abb. 6.38

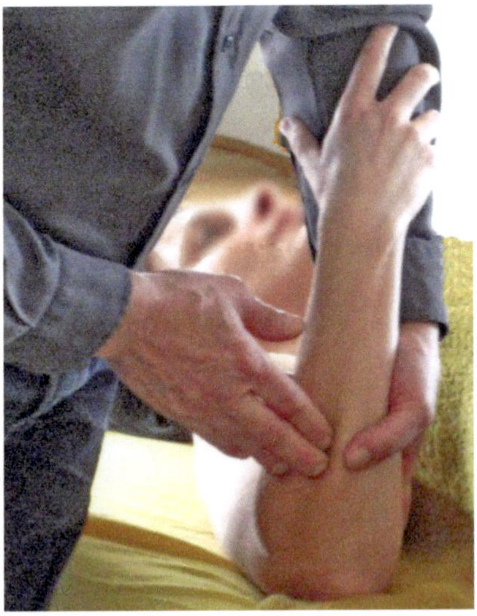

Abb. 6.39

Flexoren des Unterarms (Abb. 6.36 auf S. 249)

- Rückenlage. Die Flexoren längs bzw. quer zum Faserverlauf bzw. schmelzend bearbeiten. [Abb. 6.40] Währenddessen streckt der Klient Arm und Hand oder bewegt Handgelenk und Finger beugend, streckend, radial abduzierend und ulnar abduzierend.

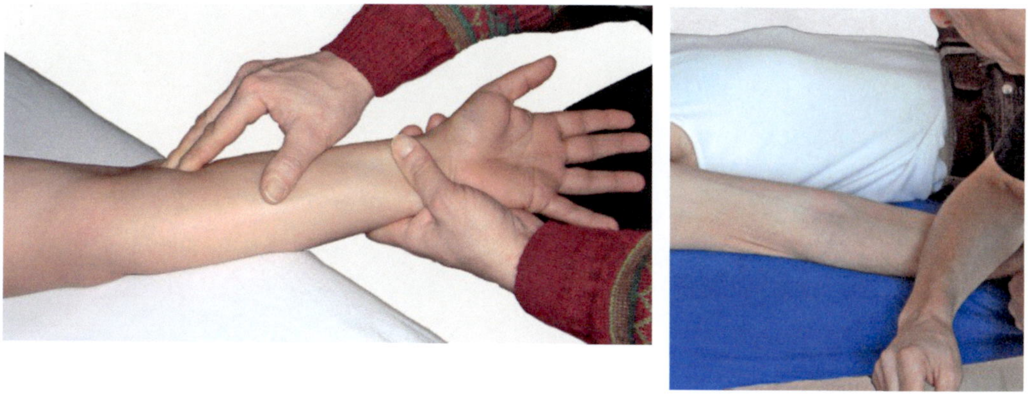

Abb. 6.40

Die Muskelursprünge an den Kondylen des Humerus

An der lateralen Kondyle: M. Brachioradialis und M. Supinator; an der medialen Kondyle: die langen Hand-Finger-Flexoren und M. Pronator teres.

Rückenlage, Arm in Supination. Schmelzend behandeln. [Abb. 6.41]

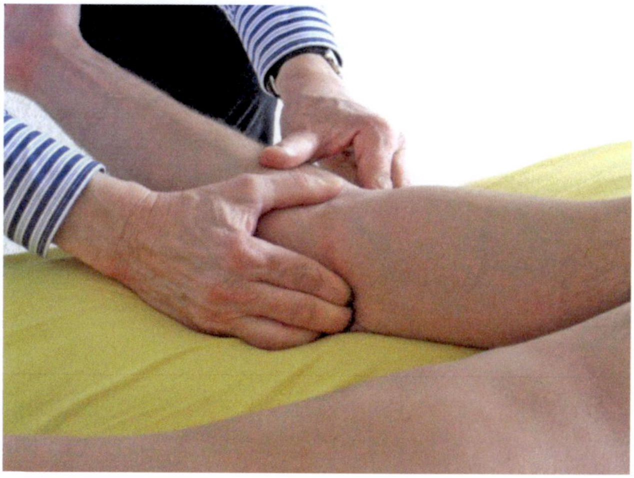

Abb. 6.41

Zwischenknochenmembran des Unterarms [Abb. 6.36, S. 249]

- Rückenlage, Arm in Supination. Der Behandler bringt seinen Ellenbogen behutsam zwischen Ulna und Radius des Klienten und setzt dort ein Fulcrum. Der Klient dreht seine Hand nach außen und innen. [Abb. 6.42] Vorsicht bei instabilem Handgelenk.

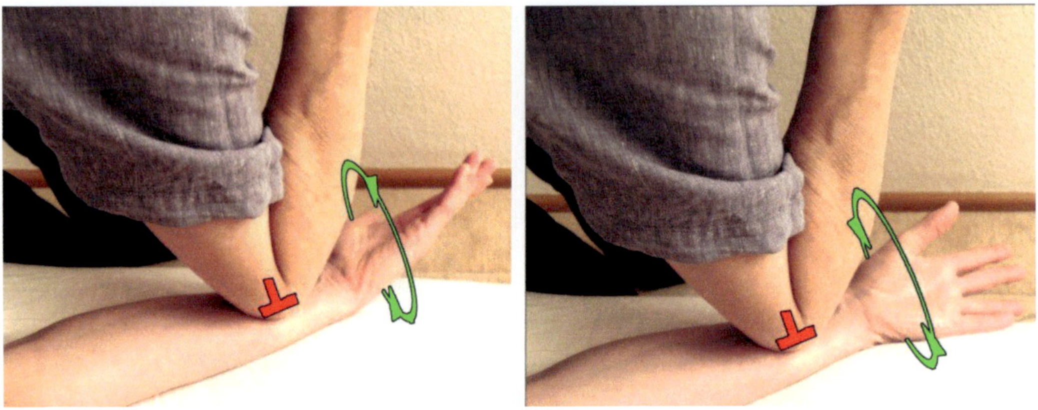

Abb. 6.42

- Rückenlage. Arm in Supination und Pronation. Tiefes, sehr langsames Arbeiten entlang der Knochenränder, wo Periost und Membrana interossea sich treffen.
- Indirekte Technik: Rückenlage, Arm in Supination. Beide Knochen mit langsam steigendem Druck komprimierend einander annähern und langsam wieder loslassen. [Abb. 6.43]

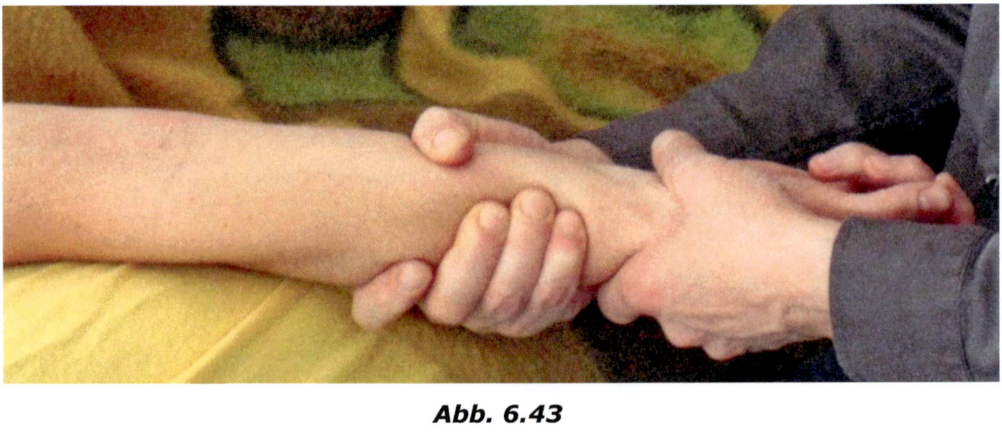

Abb. 6.43

Eingeschränkte Supination des Unterarms [Abb. 6.44]

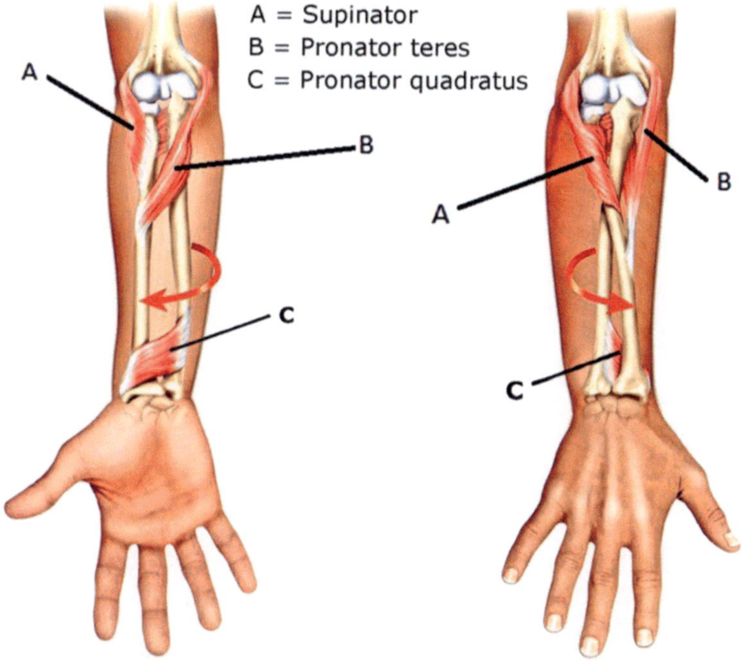

Abb. 6.44 *Supination und Pronation des Unterarms*

- Isometrische Technik: Rückenlage, der Arm liegt in Supination. Mit einer Hand stabilisiert der Behandler den Oberarm. Der Klient wird aufgefordert, gegen den Widerstand der anderen Hand des Behandlers den Unterarm zu pronieren. Dauer ca. 10 Sekunden. [Abb. 6.45] Gegebenenfalls 2-7 x wiederholen.

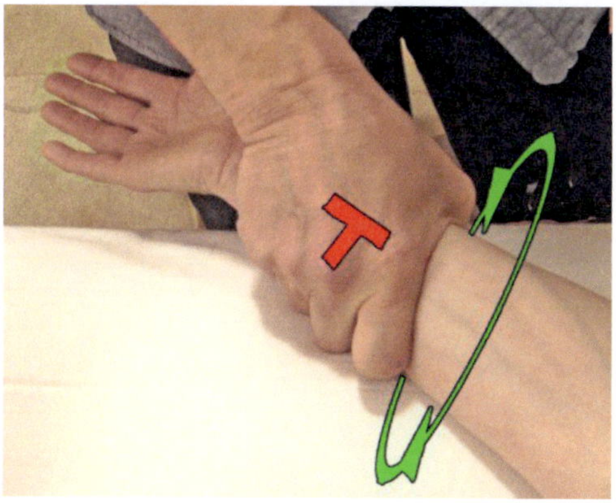

Abb. 6.45

- Den M. Pronator quadratus [Abb. 6.44] behandeln. Vorgehen: Rückenlage, Arm in Supination. Jeweils vom Knochenrand herkommend an der Innenseite tief ins Gewebe gehen und entlang dem Knochen den Muskel bearbeiten. [Abb. 6.46]

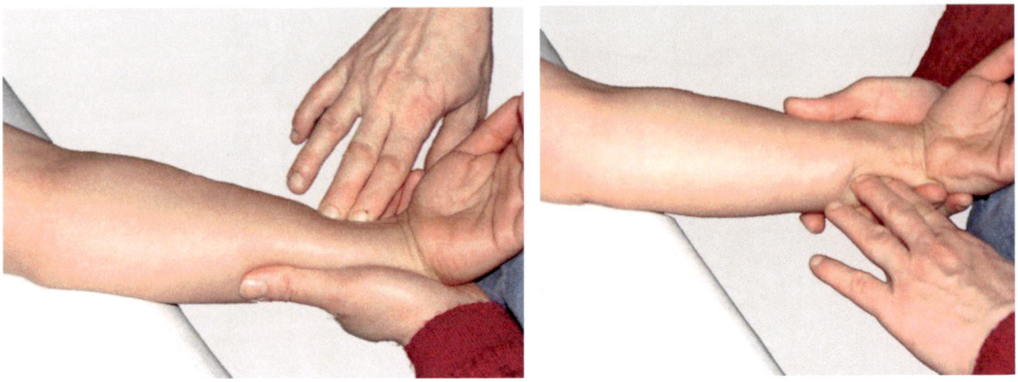

Abb. 6.46

- Den M. Pronator teres [Abb. 6.43] behandeln. Vorgehen: Rückenlage, Arm in Supination. Den Ansatz des Muskels kann man am besten erspüren, wenn man am Innenrand des Radius Richtung Ellbogen entlanggeht. Etwa an der Stelle, an der das Volumen des Unterarms zunimmt, ist der Muskel zu spüren. Besonders, wenn der Klient gegen Widerstand versucht in die Pronation zu gehen. Tief ins Gewebe gehen und schmelzend arbeiten. [Abb. 6.47]

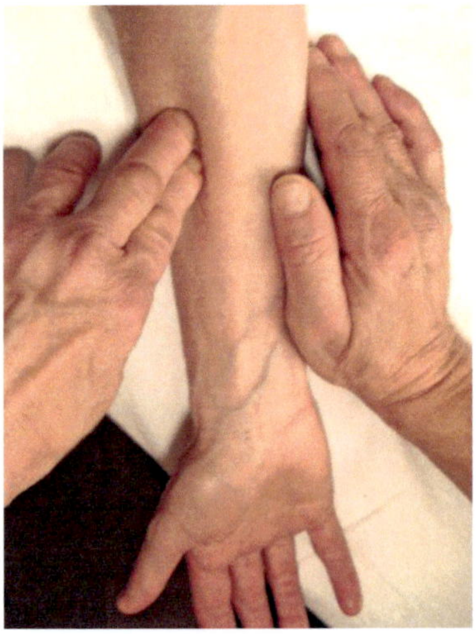

Abb. 6.47

Eingeschränkte Pronation des Unterarms
Rückenlage, Arm in Pronation. Den M. Supinator [Abb. 6.44] behandeln, während der Klient versucht, gegen den Widerstand des Behandlers den Unterarm noch weiter in die Pronation zu drehen.

Tennisarm [Abb. 6.48]

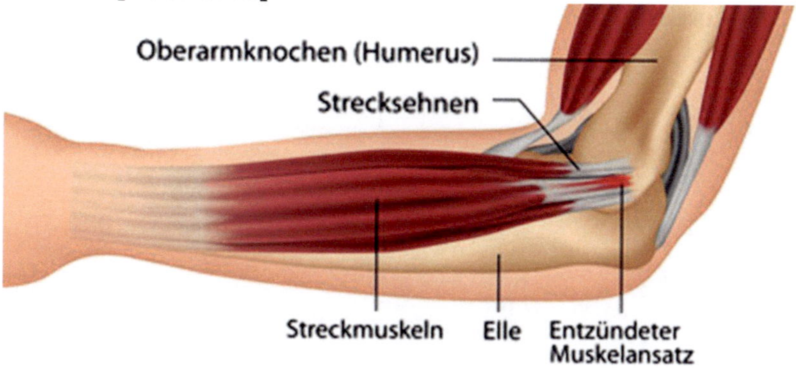

Abb. 6.48

- Liegend am Liegenrand, Arm abduziert, Unterarm proniert und im Ellbogen gebeugt. Der Behandler umfasst mit einer Hand den Ellbogenhöcker der Ulna (Olecranon), mit der anderen das Handgelenk des Klienten. Von beiden Enden aus übt er Druck aus und hält ihn aufrecht, während der Klient den Unterarm Richtung Oberkörper adduziert. [Abb. 6.49]

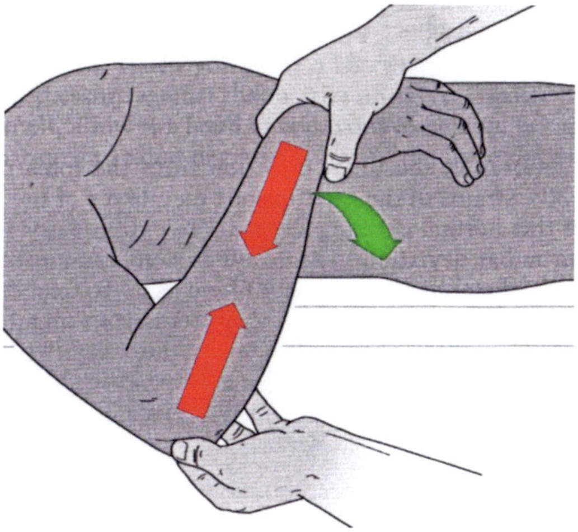

Abb. 6.49

- Stehend. Die Klientin lässt den Arm locker hängen. Der Behandler setzt seine Hände so an, wie wenn er ein Handtuch auswringen möchte. Mit beiden Händen das Gewebe in entgegengesetzter Richtung aufeinander zu bewegen [Abb. 6.50, links] und ca. 30 Sekunden halten [Abb. 6.50, rechts]. Eventuell – Hände etwas versetzt – wiederholen. Diese Technik erst nach sonstiger Armarbeit einsetzen.

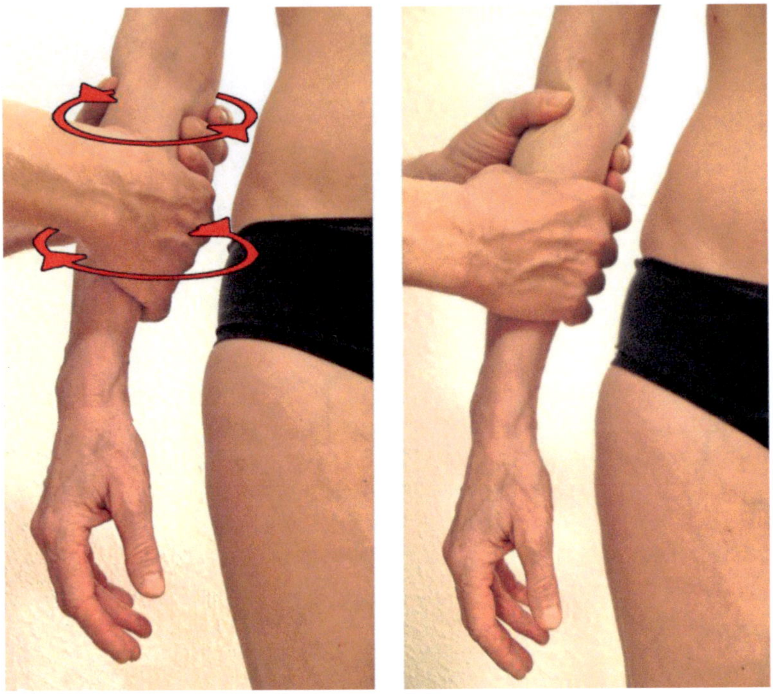

Abb. 6.50

4. Hände

Handknochen mobilisieren

- Rückenlage. Der Behandler drückt zunächst den jeweiligen Gliedmaßenabschnitt - in der unten geschilderten Abfolge – sanft stauchend *in* das bestehende strukturelle Muster (Kompression) und zieht ihn dann behutsam *heraus* (Dekompression).

1. Mit einer Hand den jeweiligen Finger des Klienten ins Grundgelenk schieben und wieder herausziehen, während die andere Hand den Mittelhandknochen fulcrumartig fixierend hält. [Abb.6.51]

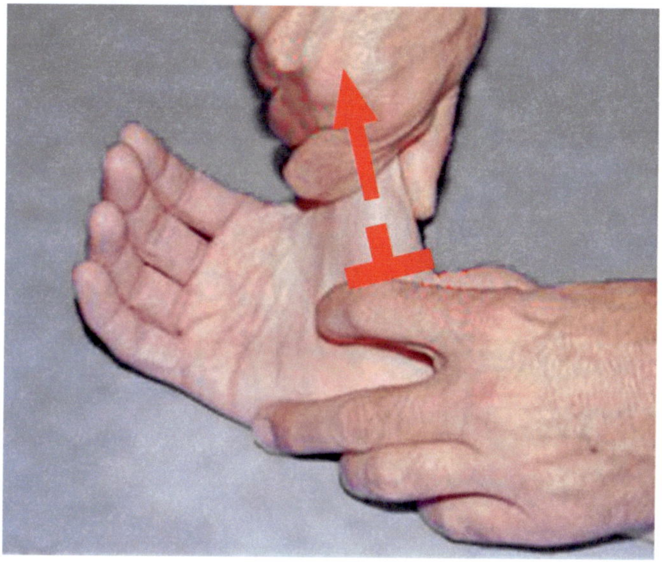

Abb. 6.51

2. Mit einer Hand die Hand des Klienten sanft in das Handgelenk stauchen und behutsam wieder herausziehen, mit der anderen Hand die Handwurzelknochen fulcrumartig halten.

- Den proximalen Knochen fulcrumartig fixiert halten und den benachbarten distalen Knochen sanft kreisend [Abb. 6.52, links] und in alle gelenkadäquaten Richtungen bewegen [Abb. 6.52, rechts].

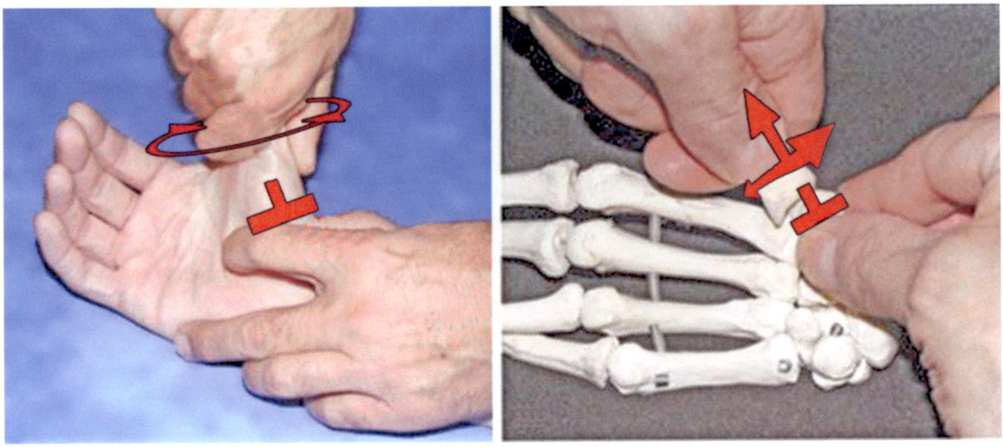

Abb. 6.52 *Kreisen und Translation des Daumengrundgelenks*

Proximales Handgelenk [Abb. 6.53] **mobilisieren**

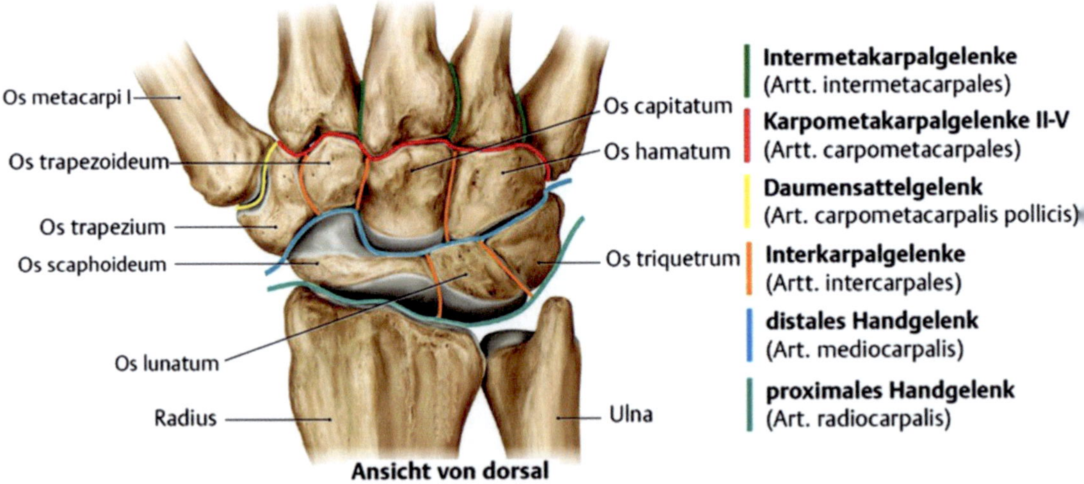

Abb. 6.53 *Handwurzel*

Rückenlage, Von dorsal her Finger ins proximale Handgelenk bringen als Keil zwischen Hand und Unterarm. Dann die Hand des Klienten passiv dorsal beugen. [Abb. 6.54]

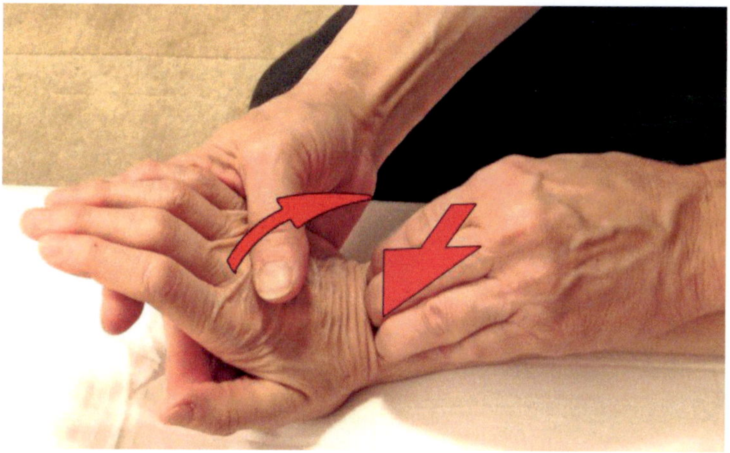

Abb. 6.54

Carpaltunnel erweitern

- Rückenlage. Die Palmarseite der Hand von beiden Seiten her unterfassen. [Abb. 6.55] und im Carpaltunnel schmelzend arbeiten. Die Daumen stabilisieren die Handwurzelgelenke.
- Die Palmarfaszien und -muskeln behandeln (siehe S. 260 ff).

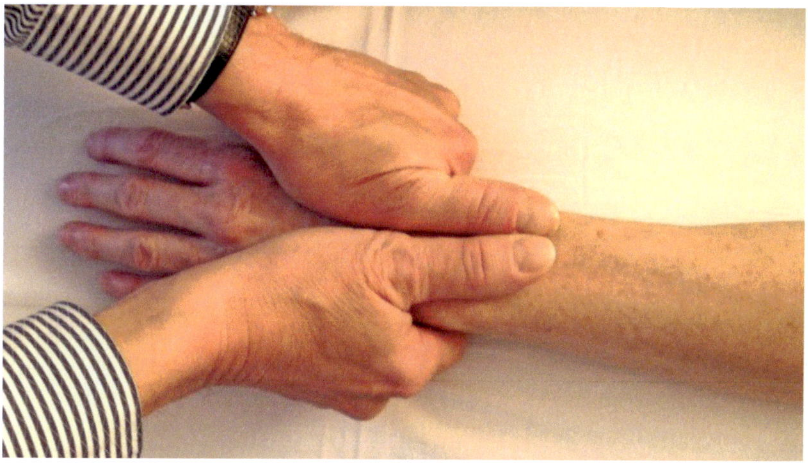

Abb. 6.55

Palmarfaszien und -muskeln [Abb. 6.56]

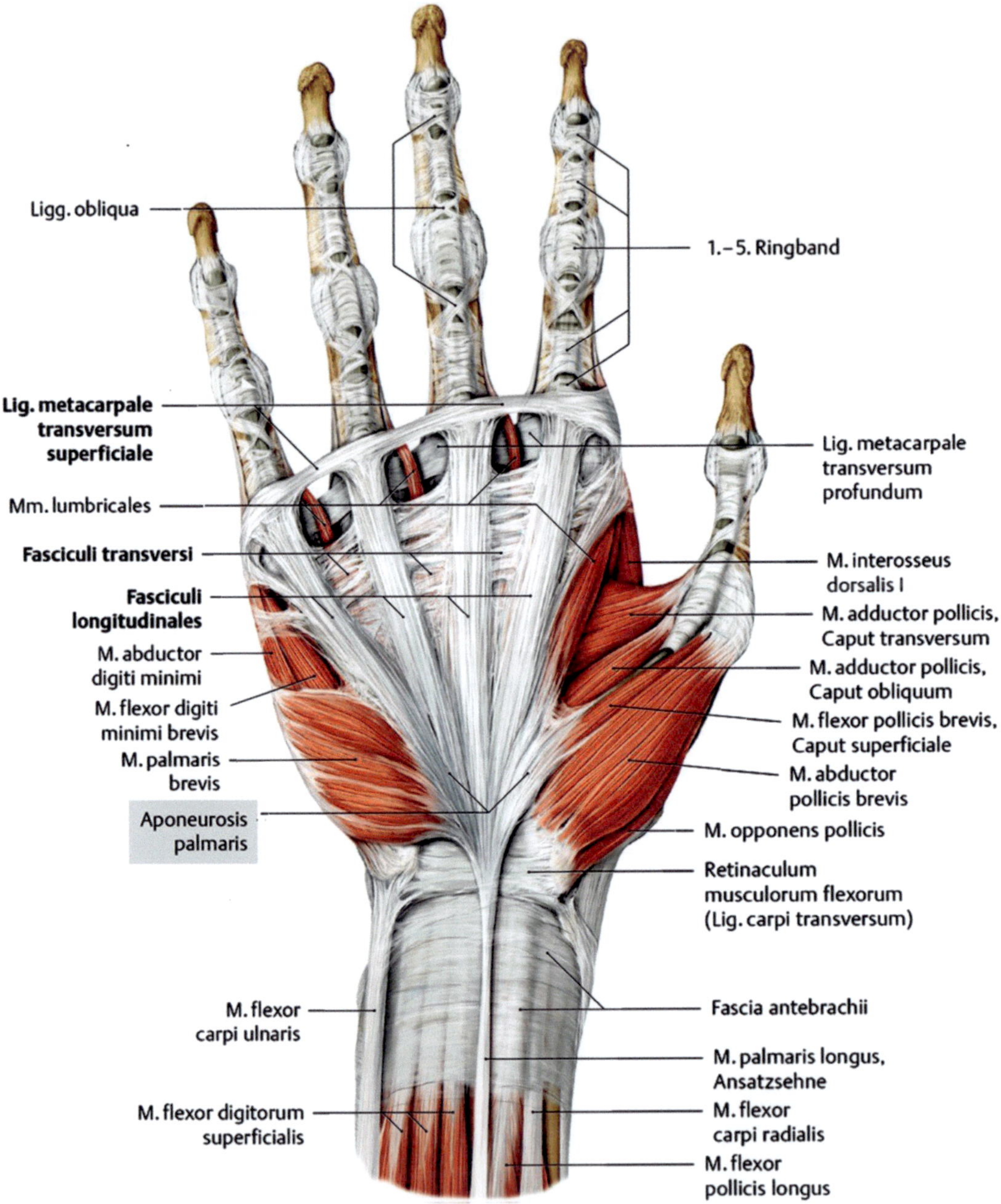

Abb. 6.56

Die Hand hat, ähnlich wie der Fuß, verschiedene Gewölbe. Bei der Hand sind es zwei Quergewölbe und ein Längsgewölbe. [Abb. 6.57] Die Palmarfaszien sind wichtig für ein ausgewogenes Verhältnis dieser Gewölbe zueinander.

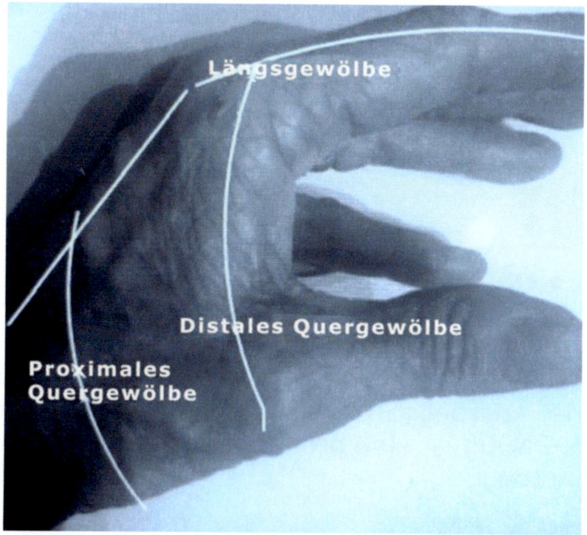

Abb. 6.57

An der Palmarfaszie kann man mit verschiedenen Positionierungen der Hand arbeiten. [Abb. 6.58, 6.59 und 6.60]

Dabei ist es gegebenenfalls wichtig, die Handwurzelknochen zu stabilisieren. [Abb. 6.59 und 6.60]

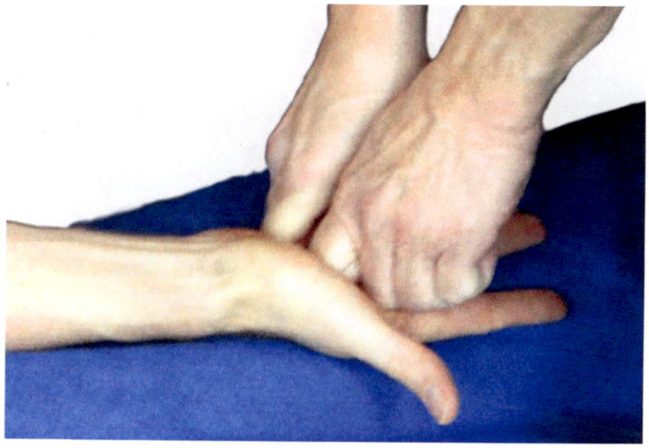

Abb. 6.58

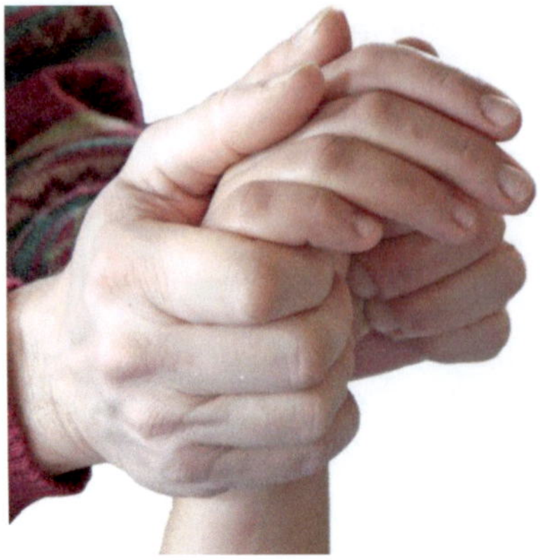

Abb. 6.59

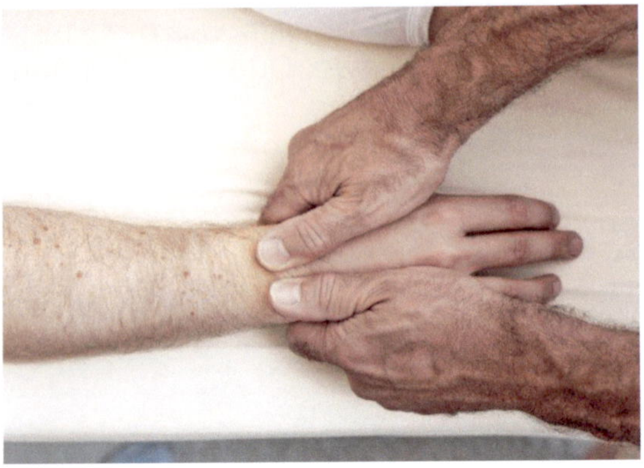

Abb. 6.60

Morbus Dupuytren [Abb. 6.61]
Systematisches Arbeiten an den Kontrakturen in der Palmarfläche. Das hypertone, knorpelige Gewebe behandeln, um die Kontraktur zu rehydrieren. Nötig ist eine größere Anzahl von Sitzungen. Dauer jeweils 25 Minuten.

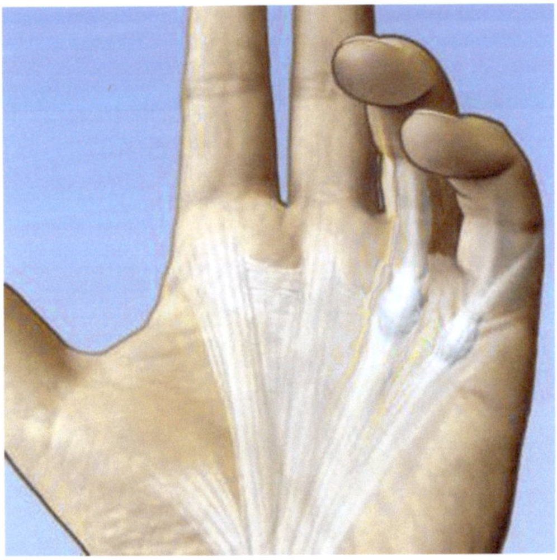

Abb. 6.61

Mit dem Daumen in die Sehnen hineingehen und systematisch mit der Rückseite des Fingernagels Schicht für Schicht kratzend behandeln. [Abb. 6.62] Danach die Beugerseite des Unterarms behandeln, besonders um den Radiuskopf herum.

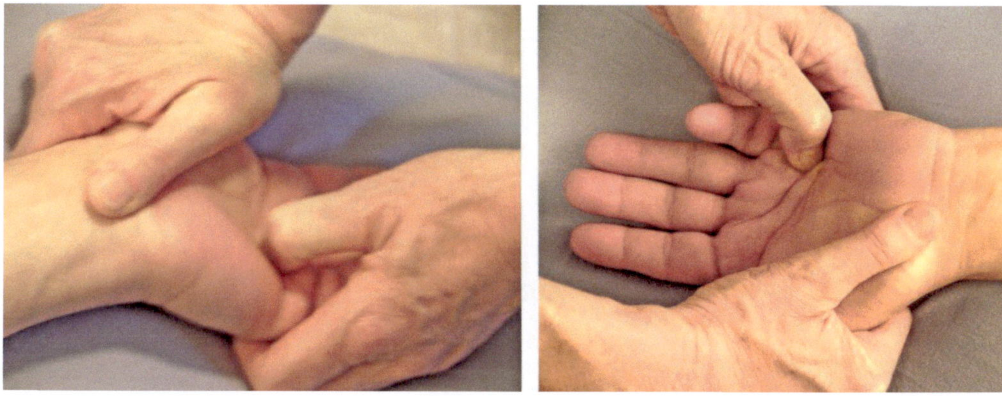

Abb. 6.62

Fingerbeugung und -streckung

Beuge- und Streckprobleme sind beeinflusst durch die lumbricalen Muskeln, die kurzen Fingerbeuger und -strecker [Abb. 6.56 auf S.260] und die Metacarpalmuskeln [Abb. 6.63].

- Auf der palmaren wie auf der dorsalen Seite mit den Fingerkuppen zwischen den Fingerknochen und den Metacarpalknochen dehnend arbeiten. Dabei können die Fingerkuppen als Keile eingesetzt werden.

- Die Metacarpalmuskeln [Abb. 6.63] und die Bänder zwischen den Fingergliedmaßen [Abb. 6.56 auf S. 260] bearbeiten.

  Vorgehen: Die Klientin streckt den jeweiligen Finger aus. Die Behandlerin bringt Zeige- und Mittelfinger von den Seiten her in den Gelenkspalt zwischen den Fingergliedern. Wenn sie genügend Druck anwendet, wirken ihre Finger von beiden Seiten her wie ein Keil. Während sie den Druck aufrechterhält, beugt und streckt die Klientin den Finger mehrmals. [Abb. 6.64].

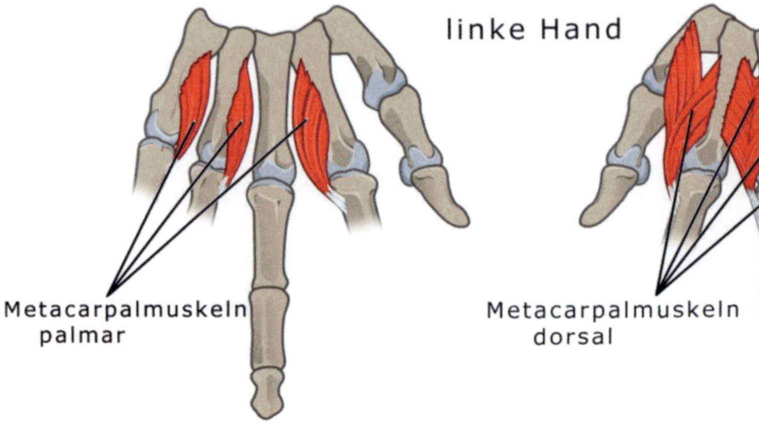

Abb. 6.63

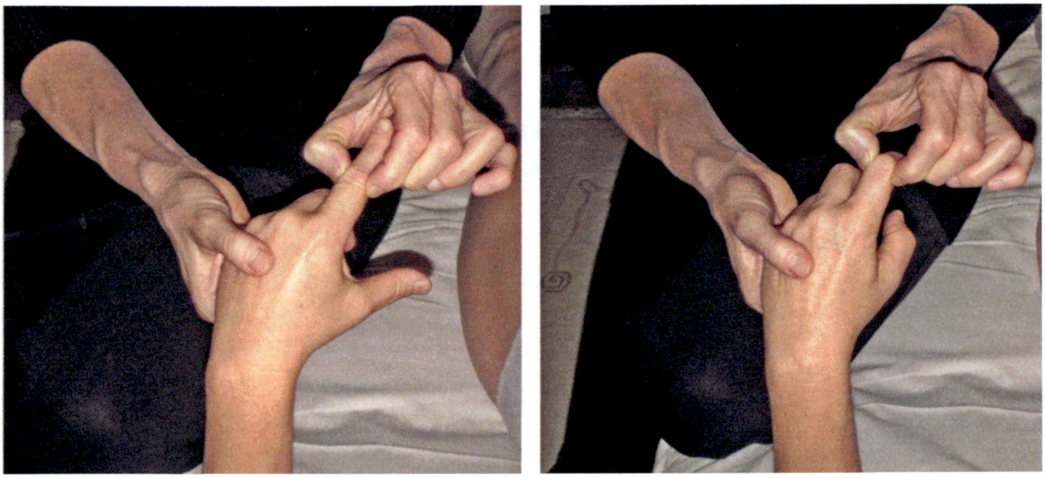

Abb. 6.64

Hals

Endothorakaler Übergang (Fascia endothoracica)

Die Fascia endothoracica kleidet den Thorax von innen aus und trennt die Organe des Thorax von den Rippen und den Zwischenrippenmuskeln.

Kopfwärts geht sie in die mediale und tiefe Halsfaszie über [Abb.7.13 auf S. 272] , kaudal in das Zwerchfell, bzw. in die Fascia transversalis. Ventral, am Brustbein, und dorsal, an der Wirbelsäule, hat die Faszie durch die Ligamenta Sternopericardiaca einen Übergang zum Mediastinum [Abb. 7.1].

In der hier beschriebenen Definition meint die Fascia endothoracica den bindegewebsartigen Bereich *zwischen* der Fascia thoracica interna und der Pleura. Andere Definitionen sehen in der Fascia endothoracica dagegen das *gesamte* Gewebe zwischen Brustwand und Pleura.

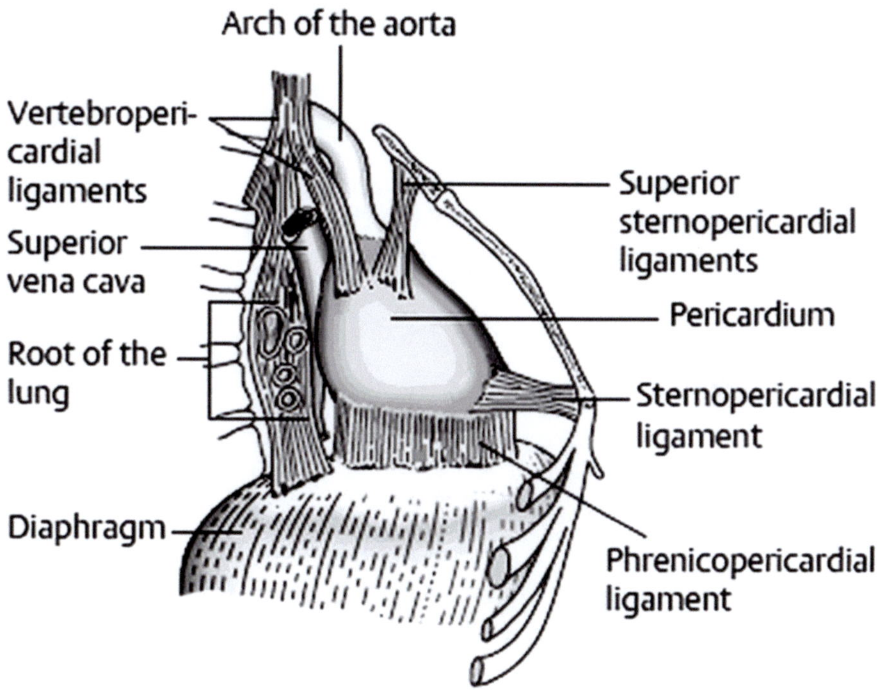

Abb. 7.1

- Rückenlage. Der Behandler gleitet mit dem Zeigefinger unter den oberen Rand des Manubrium Sterni, wobei er in engem Kontakt mit dem Knochen bleibt. Dort übt er zunächst einen schmelzenden Druck nach kaudal aus. Den Druck beibehaltend führt er dann den Finger halbkreisförmig nach lateral bis unter den Ansatz des M. Sternocleidomastoideus. [Abb. 7.2]

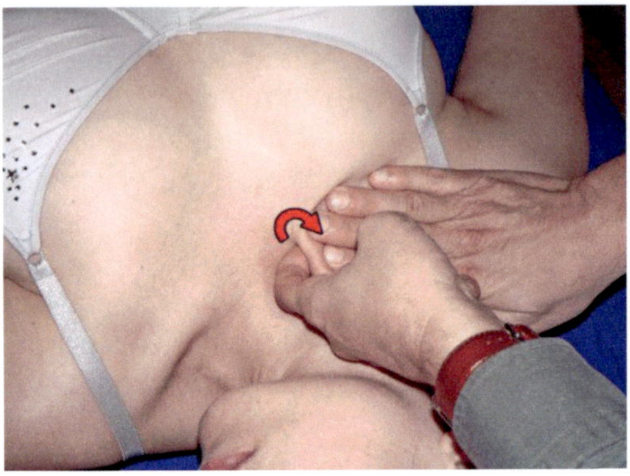

Abb. 7.2

- Sitzend. Der Behandler legt seine Daumen unterhalb der beiden Schlüsselbeine an. Die Klientin lässt die Rumpfvorderseite lang werden, während sie sich langsam von den Hüftgelenken her nach vorn neigt, wobei sie ihr Gewicht in die Daumen des Behandlers abgibt. [Abb. 7.3] Dann dehnt sie die Halsvorderseite nach oben aus.

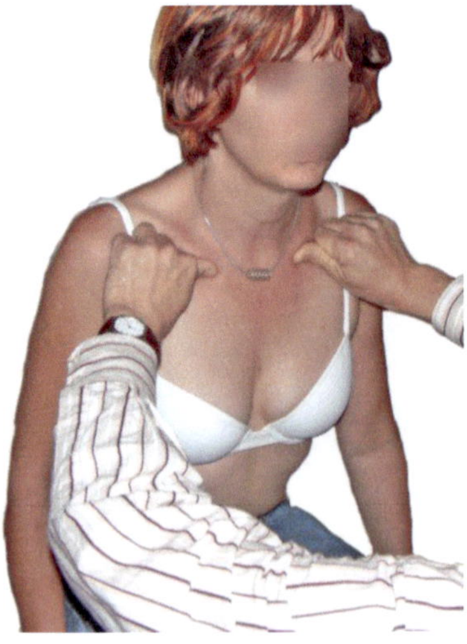

Abb. 7.3

Suprahyoidale Muskeln [Abb. 7.4]

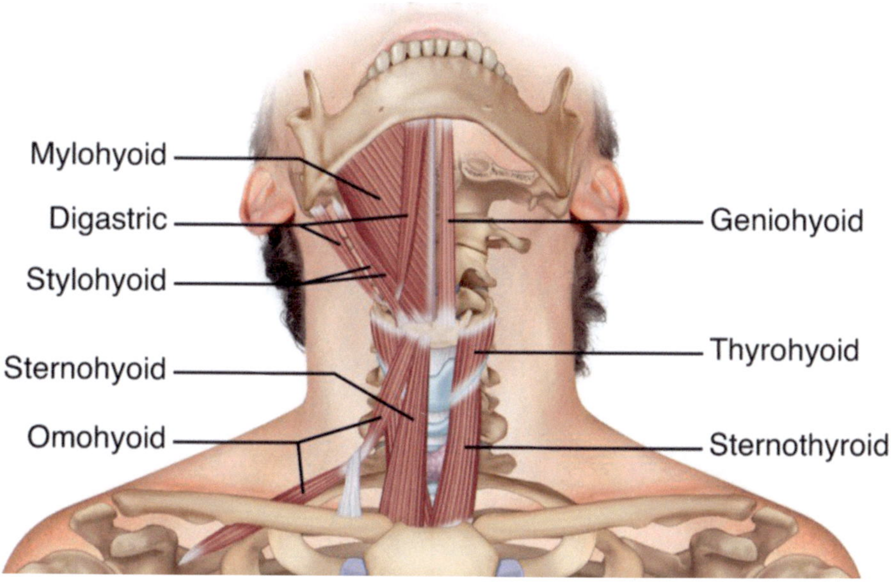

Abb. 7.4

Rückenlage. Nacken/Kopf in leichter Extensionsstellung (Pre-stretch). Das Os Hyoideum leicht nach kaudal ziehen. [Abb. 7.5]

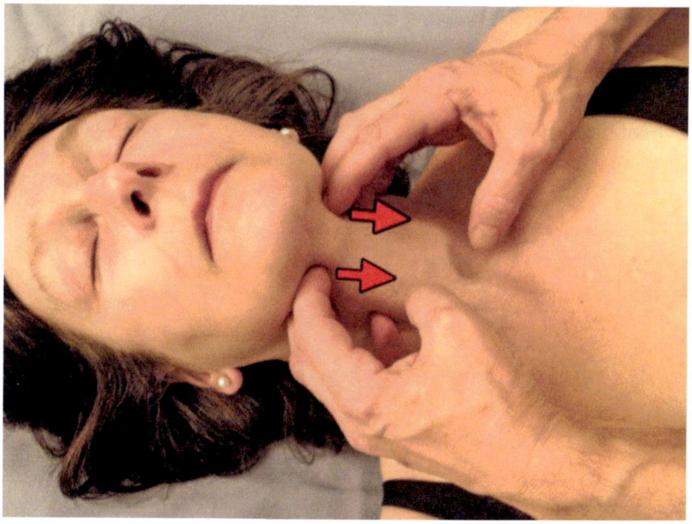

Abb. 7.5

Infrahyoidale Muskeln [Abb. 7.4]

Beide Hände quer auflegen. Der Daumen der einen Hand liegt auf der superior Oberfläche des Cricoid-Knorpels, der andere Daumen liegt auf dem inferioren Aspekt des Thyroid-Knorpels. [Abb. 7.7] Mit sanftem Druck beide Knorpel voneinander wegziehen. [Abb. 7.6] Diese Technik ist auch nützlich für die Stimmbänder.

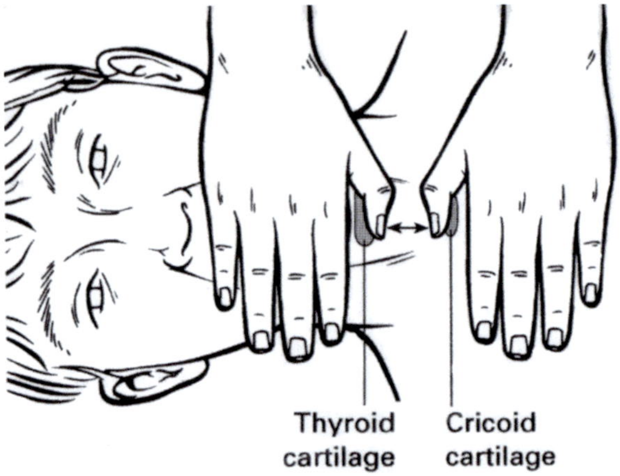

Abb. 7.6

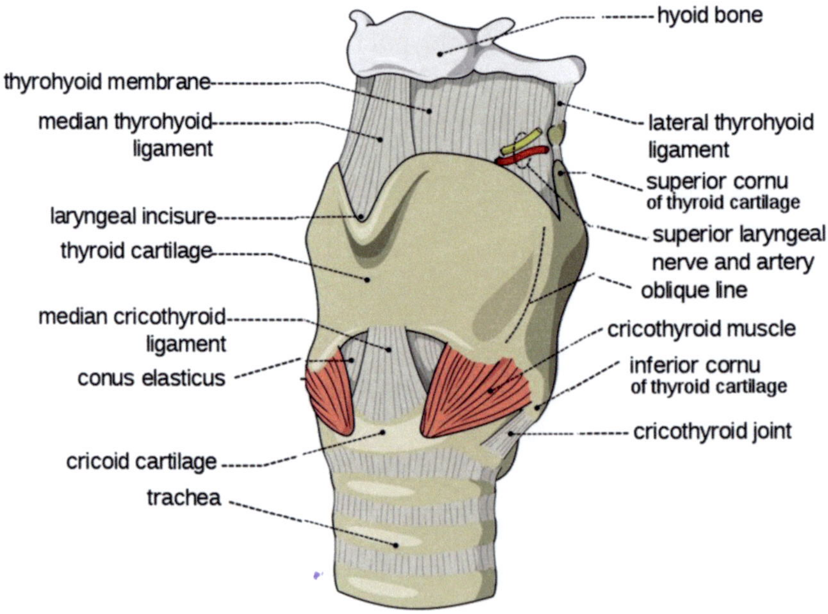

Abb. 7.7

Viscerale und vertebrale Hals-Abteilungen [Abb. 7.8] **differenzieren**

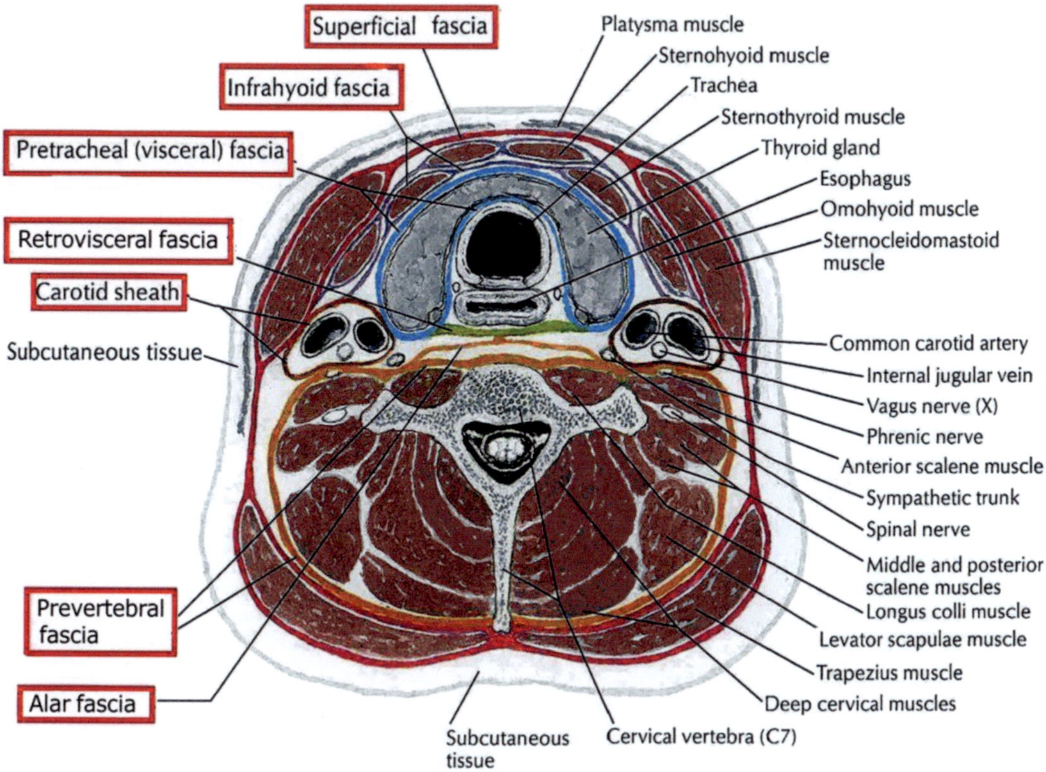

Abb. 7.8

- Der Behandler fasst mit Daumen und Fingern der einen Hand die vordere Halsabteilung, in der sich Luft- und Speiseröhre befinden. [Abb. 7.9, links] Dann bewegt er dieses Kompartment behutsam rhythmisch „rüttelnd" hin und her. Mit der anderen Hand stabilisiert er währenddessen vom Nacken her die hintere Hals-Abteilung, durch welche die Wirbelsäule verläuft. Anschließend auf dieselbe Art das Os Hyoideum bewegen. [Abb. 7.9, rechts]

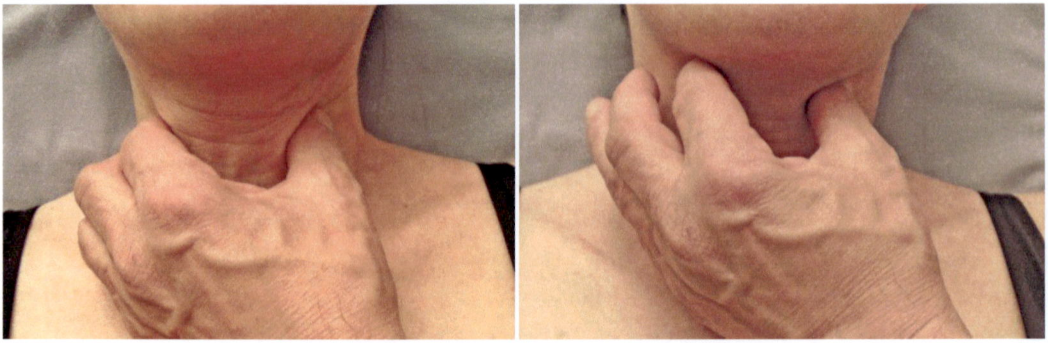

Abb. 7.9

- Rückenlage. Von der Seite her mit einer Hand die Querfortsätze der HWS ertasten und ventral von ihnen mit den Fingern behutsam nach medial gehen. Die Fingerkuppen bewegen sich eng an den Wirbelknochen entlang nach kaudal [Abb. 7.10, links], wobei sie das vordere Kompartment vom hinteren hebelnd abheben [Abb. 7.10, rechts]. Darauf achten, dass kein Druck auf die Wirbel ausgeübt wird. Die andere Hand stabilisiert die HWS.

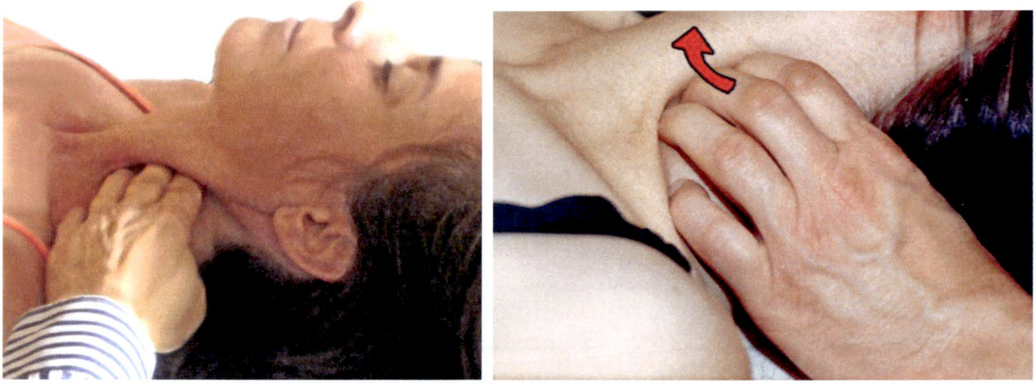

Abb. 7.10

M. Longus colli und M. Longus capitis

[Abb. 7.11 sowie Abb. 7.8 auf S. 269]

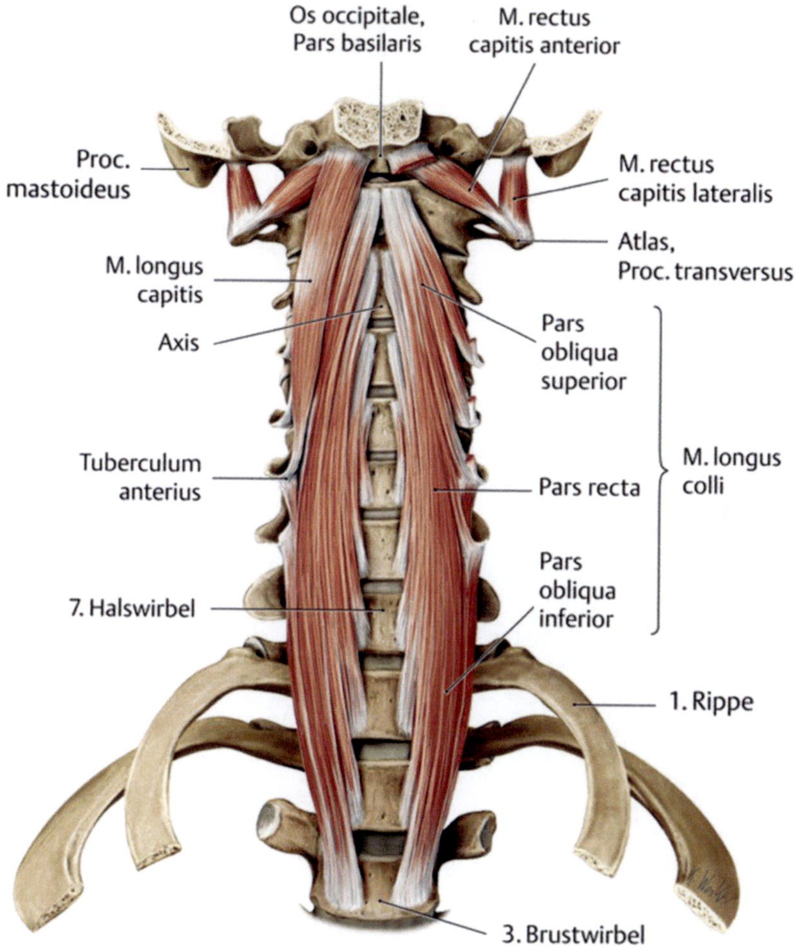

Abb. 7.11

Rückenlage. Von beiden Seiten her die Querfortsätze der HWS ertasten und ventral von ihnen mit den Fingern nach medial hineingehen. Die Muskeln sind gut zu spüren, wenn der Klient den Kopf leicht anhebt, dann springen sie den Fingern entgegen. Längs des Faserverlaufs dehnen. [Abb. 7.12] Wegen des Nervenverlaufs keinen Druck Richtung Wirbel ausüben.

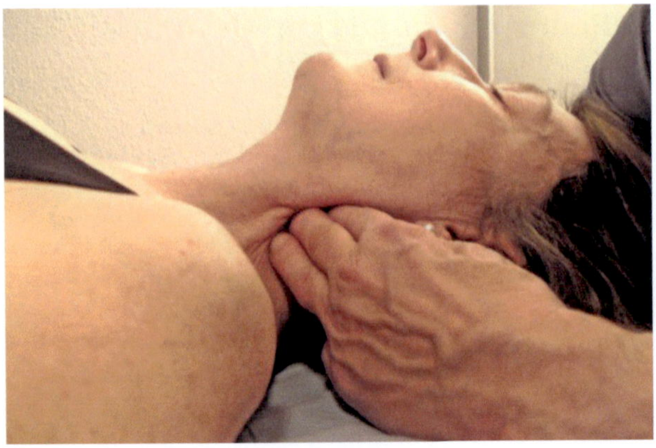

Abb. 7.12

Prävertebrale Faszie [Abb. 7.13]

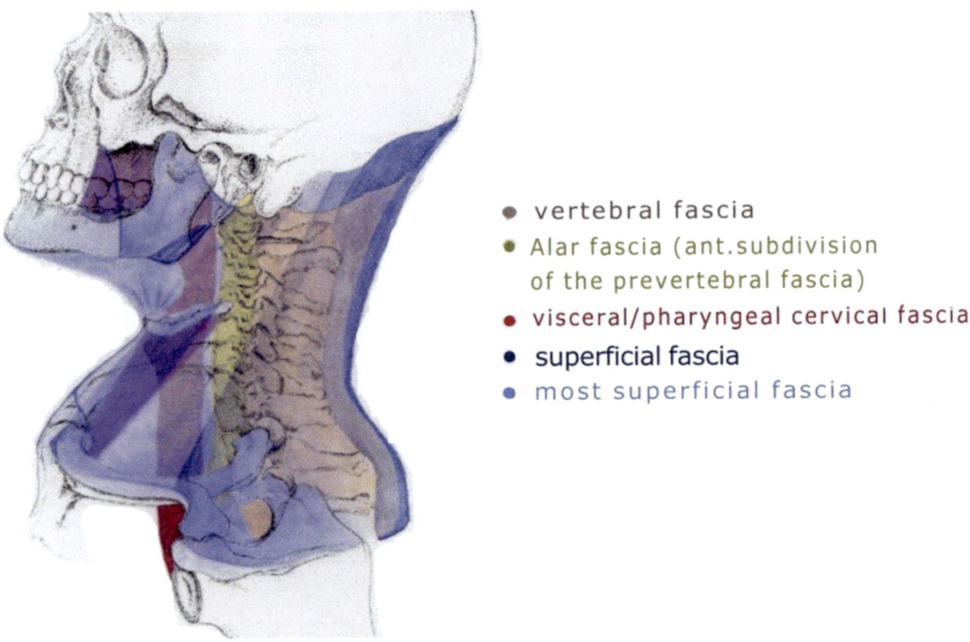

Abb. 7.13

Rückenlage. Der Behandler nimmt den Nacken in beide Hände. Er leitet den Klienten an, paradox zu atmen, d.h. beim Einatmen den Bauch einzuziehen, beim Ausatmen den Bauch herauszustrecken. Beim Ausatmen zieht der Behandler den Hals sanft, aber bestimmt zu sich hin.

Kopf

1. Cranium

Dysfunktionen des Occiput auf dem Atlas [Abb. 8.1]

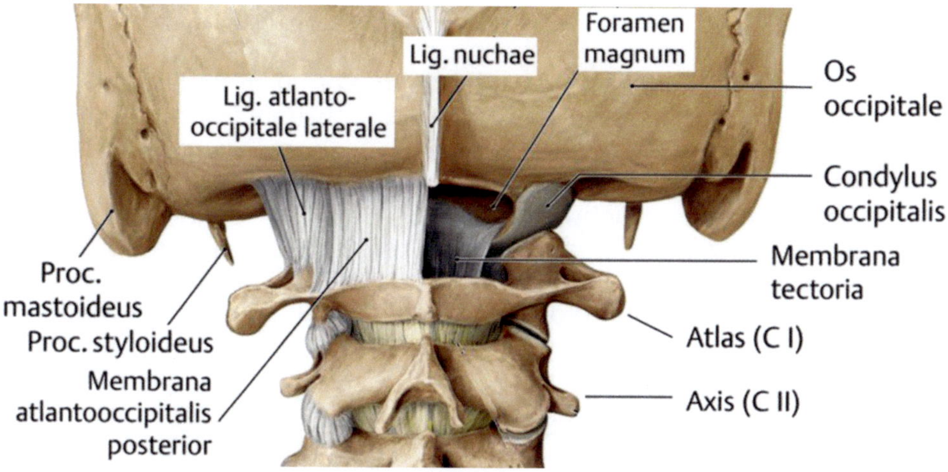

Abb. 8.1

- Rückenlage. Mit den Fingerkuppen schmelzend den Raum zwischen Occiput und Atlas öffnen. [Abb. 8.2] Währenddessen schiebt der Klient den Unterkiefer nach vorn.

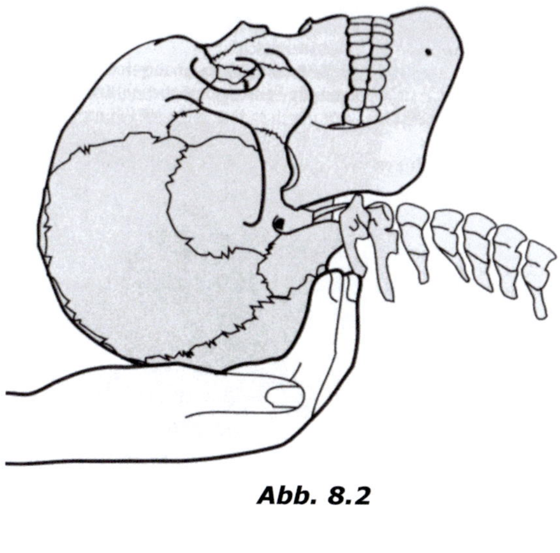

Abb. 8.2

- Wenn bei der Translation in Rückneigung eine einseitige Restriktion feststellbar ist, dann ist das Occiput *in Flektion/Vorneigung fixiert*. Das Occiput ist zur Seite der Restriktion geneigt und zur anderen Seite rotiert.
  - Wenn also die Translation in Rückneigung nach *rechts* eingeschränkt ist, ist das Occiput auf dem Atlas nach rechts geneigt und nach links rotiert.

    Vorgehen:

    Rückenlage. Den Kopf der Klientin in eine nach hinten geneigte Position anheben (um eine Achse durch den Gehörgang). Mit der linken Hand eine Translation nach rechts durchführen, wodurch eine leichte Seitneigung nach links entsteht.

    Die Klientin wird gebeten, ihr Kinn etwa 3-5 Sekunden gegen den Widerstand der anderen Hand des Behandlers Richtung Brust zu bewegen [Abb. 8.3]. Blickrichtung der Klientin dabei Richtung Füße. Dann lösen. Gegebenenfalls mehrmals wiederholen.

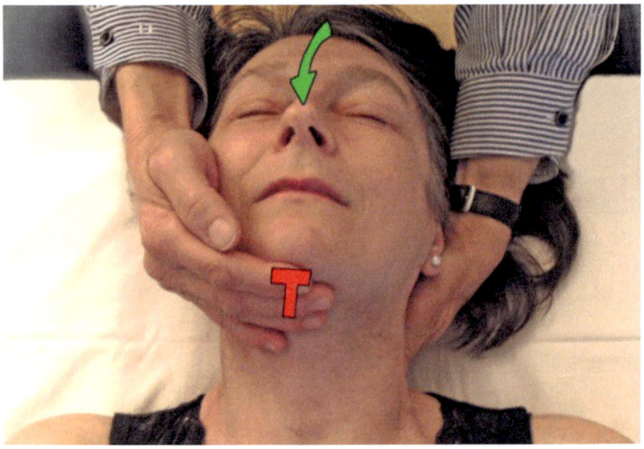

Abb. 8.3

  - Wenn die Translation in Rückneigung nach *links* eingeschränkt ist, ist das Occiput ist auf dem Atlas nach links geneigt und nach rechts rotiert.

    Vorgehen:

    Rückenlage. Den Kopf der Klientin in eine nach hinten geneigte Position anheben (um eine Achse durch den Gehörgang). Mit der rechten Hand eine Translation nach links durchführen, wodurch eine leichte Seitneigung nach rechts entsteht.

Die Klientin wird gebeten, ihr Kinn etwa 3-5 Sekunden gegen den Widerstand der anderen Hand des Behandlers Richtung Brust zu bewegen. [Abb. 8.4] Blickrichtung der Klientin dabei Richtung Füße. Gegebenenfalls mehrmals wiederholen.

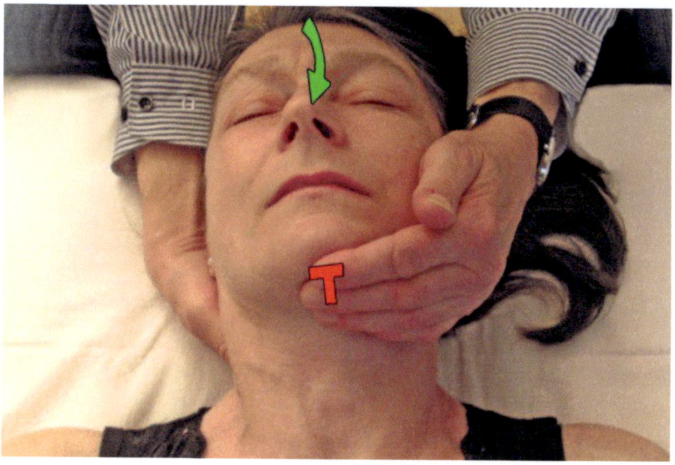

Abb. 8.4

- Wenn bei der Translation in Vorneigung eine einseitige Restriktion feststellbar ist, dann ist das Occiput *in Extension/Rückneigung fixiert*. Das Occiput ist zur Seite der Restriktion geneigt und zur anderen Seite rotiert.
  - Wenn also die Translation in Vorneigung nach *links* eingeschränkt ist, ist das Occiput ist auf dem Atlas nach links geneigt und nach rechts rotiert.

    Vorgehen:

    Rückenlage. Den Kopf der Klientin in eine nach vorn geneigte Position anheben (um eine Achse durch den Gehörgang). Mit der rechten Hand eine Translation nach links durchführen, wodurch eine leichte Seitneigung nach rechts entsteht.

    Die Klientin wird gebeten, ihr Kinn etwa 3-5 Sekunden gegen den Widerstand der anderen Hand des Behandlers Richtung Brust zu bewegen. [Abb.8.5] Blickrichtung des Klienten dabei Richtung Augenbrauen. Gegebenenfalls mehrmals wiederholen.

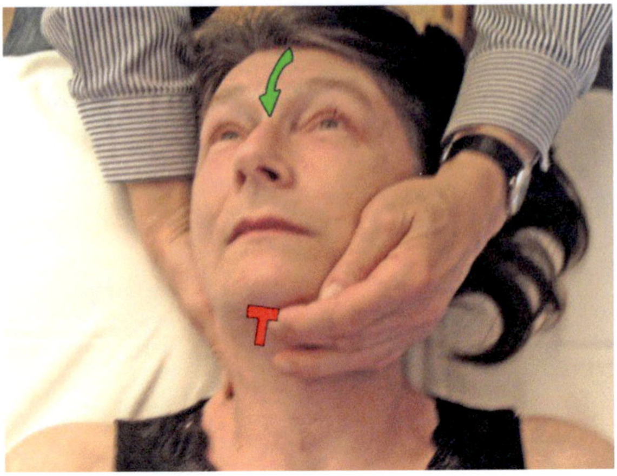

Abb. 8.5

- Wenn die Translation in Vorneigung nach *rechts* eingeschränkt ist, ist das Occiput ist auf dem Atlas nach rechts geneigt und nach links rotiert.

  Vorgehen:

  Rückenlage. Den Kopf der Klientin in eine nach vorn geneigte Position anheben (um eine Achse durch den Gehörgang). Mit der linken Hand eine Translation nach rechts durchführen, wodurch eine leichte Seitneigung nach links entsteht.

  Die Klientin wird gebeten, ihr Kinn etwa 3-5 Sek. gegen den Widerstand der anderen Hand des Behandlers Richtung Brust zu bewegen. [Abb. 8.6] Blickrichtung des Klienten dabei Richtung Augenbrauen. Gegebenenfalls mehrmals wiederholen.

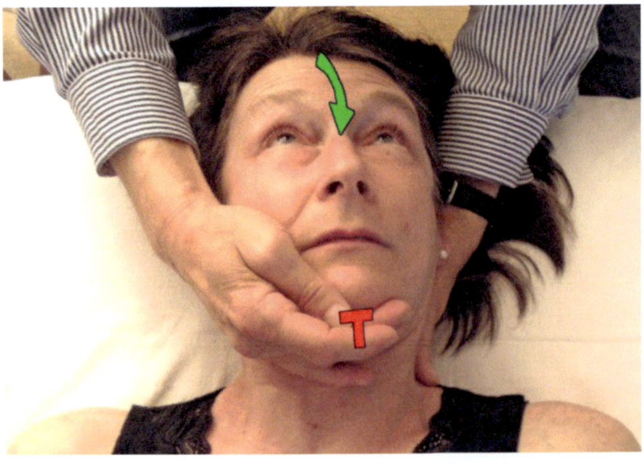

Abb. 8.6

Galea aponeurotica, M. Occipitofrontalis und M. Temporalis [Abb. 8.7]

- Festsitzende Stellen ertasten und mit Fingernägeln bzw. -kuppen lösen.
- An flachen Stellen die Faszie an der Innenseite der Begrenzung der Flachstelle bearbeiten.

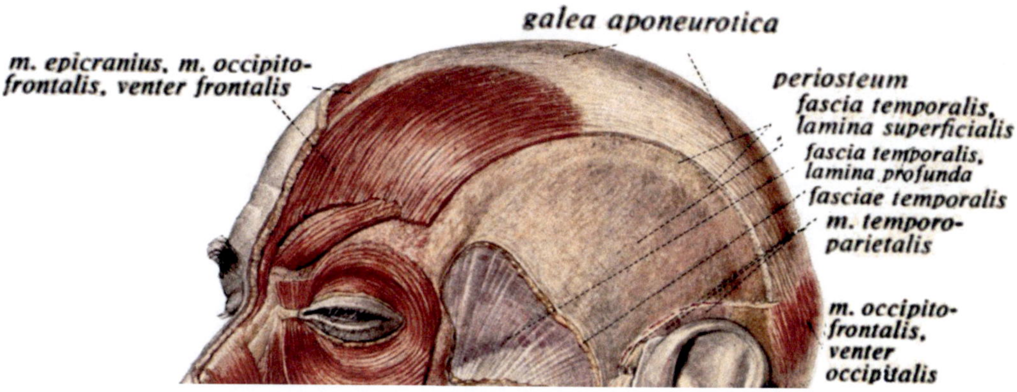

Abb. 8.7

- Auf beiden Seiten oberhalb der Ohren beginnend, mit festem Griff das Gewebe des M. Temporalis langsam Richtung Schädeldach ziehen. [Abb. 8.8] Währenddessen öffnet der Klient langsam den Mund.

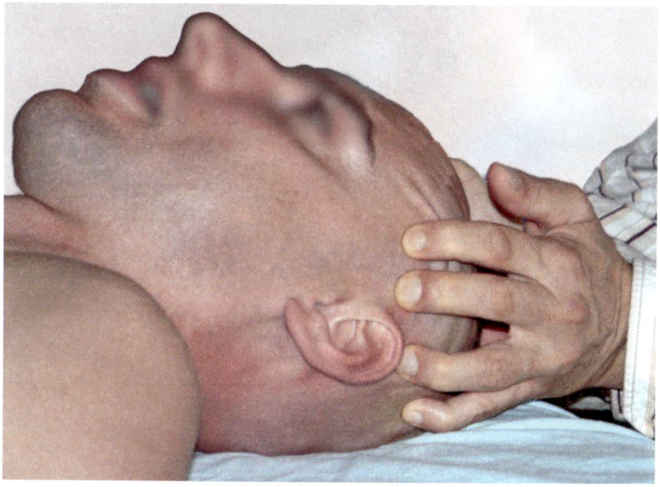

Abb. 8.8

Die Suturen der Schädelknochen freimachen

- zwischen Os frontale und Os parietale
- zwischen Occiput und Os parietale
- zwischen Os temporale und Os parietale
- zwischen linkem und rechtem Os parietale

Mit den Fingerkuppen in einem flachen Winkel arbeiten.

Gesichtsmuskulatur [Abb. 8.9]

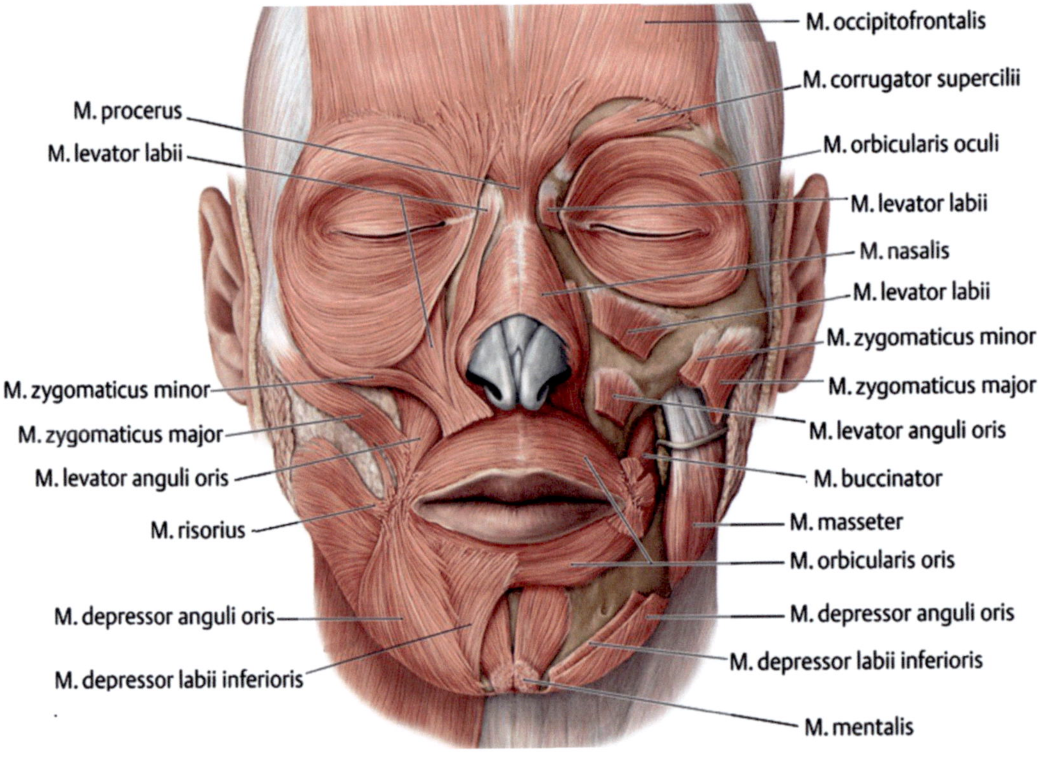

Abb. 8.9

- Falten und Einzüge im Gewebe vor allem um Augen und Mund sowie auf der Stirn schmelzend oder schräg bzw. längs des Faserverlaufs behandeln.

- Im Wangenbereich und der Gegend um den Mund ist das Arbeiten vom Mund*inneren* her besonders effektiv. Die andere Hand hält von außen dagegen oder beide Hände arbeiten gleichzeitig von innen und außen. [Abb. 8.10]. Vorsicht an den drei Stellen, an denen der Trigeminusnerv durch den Schädel nach außen tritt. [Abb. 8.11]

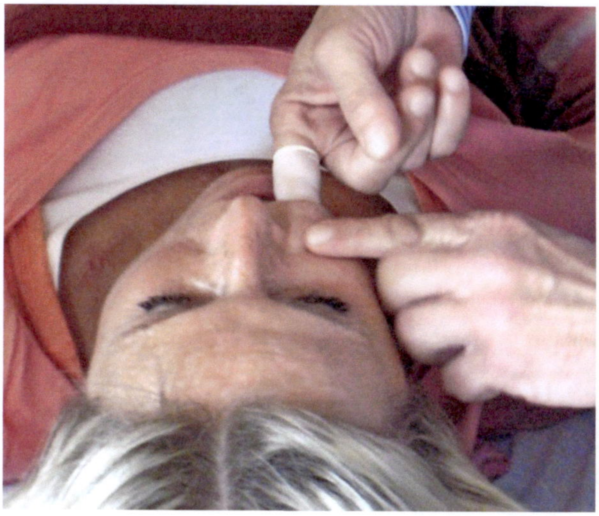

Abb. 8.10

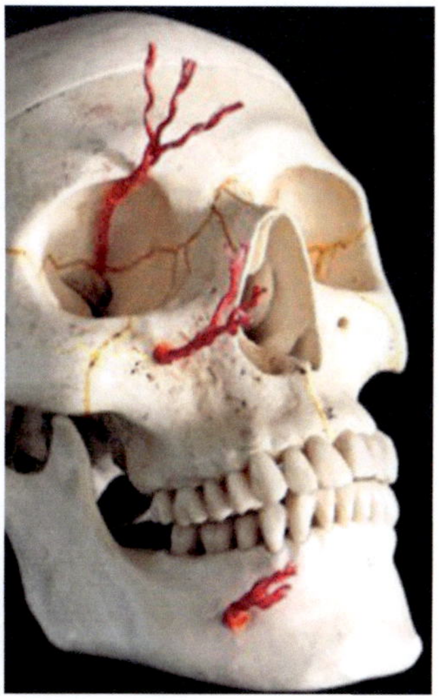

Abb. 8.11

Generell zur Arbeit im Mundraum

Interventionen im Mundinneren sind aus vielerlei Gründen auf Seiten des Klienten mit Angst besetzt. Hinzu kommt, dass es sich um einen intimen Bereich des Körpers handelt. Deshalb der Rat von Ida Rolf: „Gehe nicht in den Mund eines Klienten, über dessen emotionale Stabilität du Zweifel hast."

Oberkiefer und Gaumen

Die Maxillae bilden als Oberkieferknochen die Grenzwände von drei Körperhöhlen: das Dach der Mundhöhle, den Boden und die Seitenwand der Nasenhöhle sowie den Boden der Augenhöhlen.

Die individuelle Form des Gaumens und die Flexibilität zwischen beiden Maxillae sind daher für die intrastrukturellen Verhältnisse im Cranium von eminenter Bedeutung. Oft ist die Form des Gaumens zu eng (gotisch). Es geht dann um Weitung dieses Raums. [Abb.8.12 oben und 8.13]

Auch kann die Motilität zwischen beiden Maxillae eingeschränkt sein, z.B. wenn jemand lange eine durchgehende Zahnspange getragen hat.

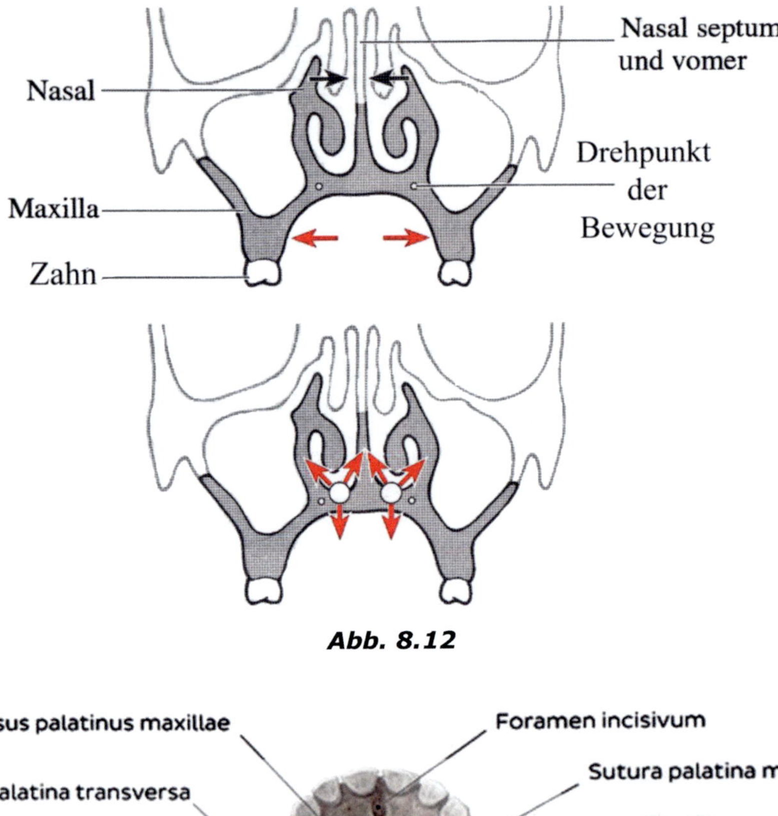

Abb. 8.12

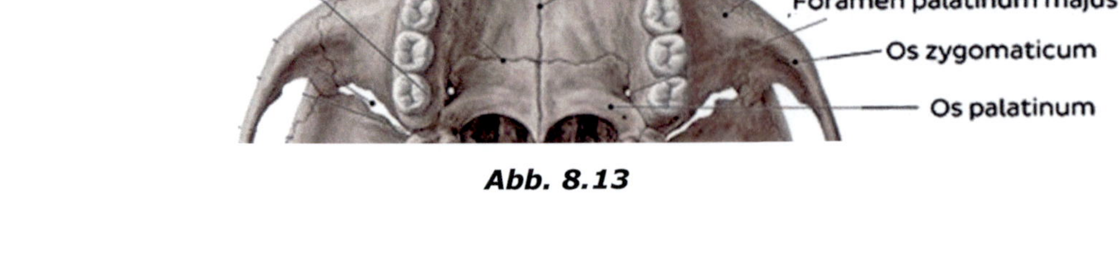

Abb. 8.13

Vorgehen:

Eine Hand hält stabilisierend den Kopf. Mit dem Zeigefinger der anderen Hand jeweils an einer Maxilla schmelzend arbeiten. Dabei kann sich der Finger punktuell von vorn nach hinten und wieder von hinten nach vorn bewegen. [Abb. 8.14] Wenn eine Gaumenseite gegenüber der anderen Seite abfällt, diese weitend und nach kranial arbeiten.

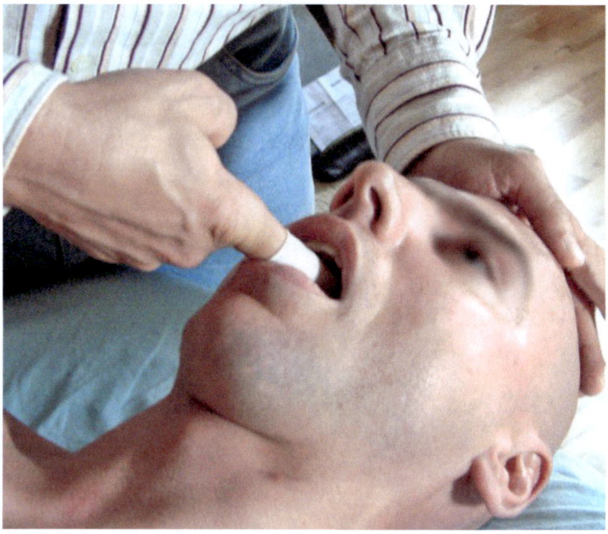

Abb. 8.14

Folgendes ist zu beachten:

- Der Klient sollte durch die Nase atmen. Das verringert die Gefahr eines Würgereflexes.
- Nie über die Sutura palatina transversa zum hinten gelegenen Gaumenbein (Os Palatinum) [Abb. 8.13] gehen, um einen Würgereflex zu vermeiden.
- Nicht auf die zwischen den Maxillae verlaufende Knochennaht [Abb. 8.13] drücken.
- Das Weiten des Gaumens kann u.U. den oberen, nasalen Anteil des Gaumendachs verengen [siehe Abb. 8.12, oben]. Insofern hat die Erweiterung der Schädelinnenräume durch die nasalen Passagen einen Vorteil. Deshalb eine gegebenenfalls vorgesehene Arbeit in der Nase *nach* der Behandlung des Gaumens vornehmen.

Erweiterung der Nasenhöhlen

Mögliche Intentionen:

- Erweiterung des Raums im viszerales und neuralen Cranium [Abb.8.12 unten und 8.15]
- Wiederherstellung der Spannweite des Gaumenbogens, was dem Sphenoid seine normale Beweglichkeit zurückgeben kann.
- Positive Auswirkung auf das Gelenk zwischen Os Sphenoid und der Basis des Occiput.
- Korrektur einer seitlich abweichenden Stellung des Septums
- Erleichterung von Spannungen innerhalb des Vomer – hervorgerufen durch craniale Torsions- oder Scherkräfte.
- Dadurch, dass die Maxillae von der Mitte weg geweitet werden, kann eine positive Veränderung des Bisses und des Sehens sowie eine generelle vegetative Entspannung gefördert werden.
- Die Funktion von Zirbeldrüse und Hypophyse fördern.
- Stimulierung des vegetativen Nervensystems über neuronale Zellkörper (Ganglion of Ribes) in der Bindegewebsschicht um die Arteria communicans anterior.

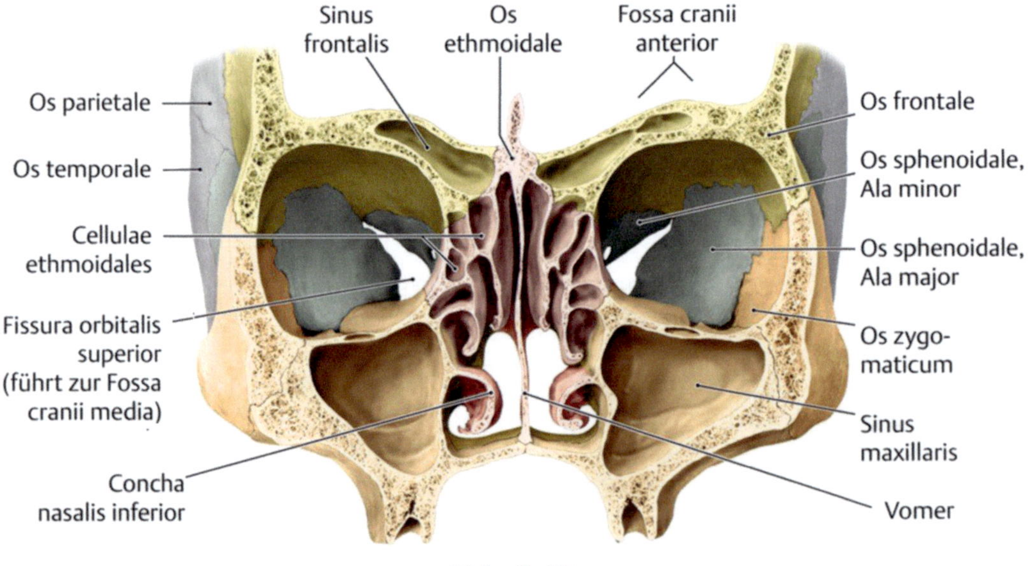

Abb. 8.15

Kontraindikationen:

- Kinder, kürzliches Gesichts-Trauma, längerer Kokain-Missbrauch, Blutgerinnungsstörungen, Diabetes, akute Sinusitis, Einnahme von blutverdünnenden Medikamenten.
- Auf Interventionen im Naseninneren sollte man wie beim Mundinneren verzichten, wenn der Klient seelisch zu instabil erscheint.
- Vorsicht bei Personen mit genereller Hypermobilität von Gelenken.

Schrittweises Vorgehen:

1. Den kleinen Finger in den Nasenvorhof gleiten lassen, die Fingerkuppe am Septum, der Fingernagel nach lateral. Manchmal kann jedoch eine umgekehrte Positionierung (Fingerkuppe nach außen, Fingernagel zum Septum) adäquater sein. Der Zeigefinger der anderen Hand kann durch leichten Druck auf den Nasenknorpel helfen, den Finger einzuführen. [Abb. 8.16, oben und unten]

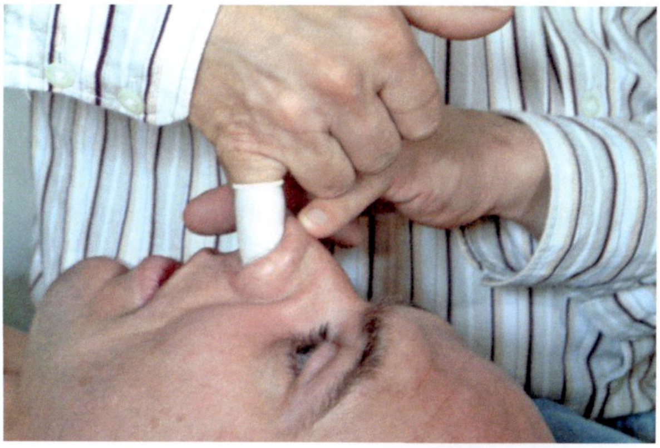

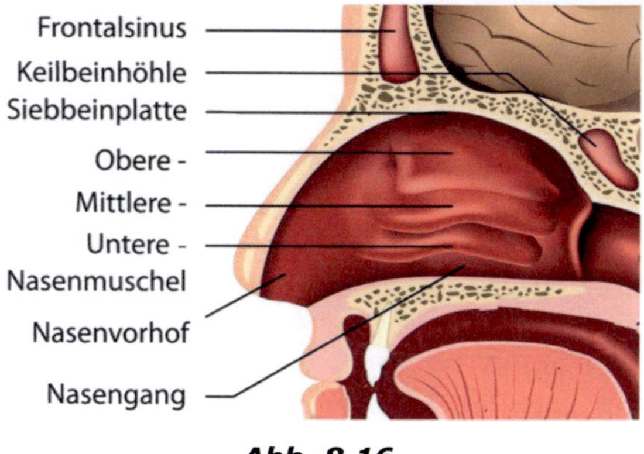

Abb. 8.16

2. An der ersten Barriere (Concha inferior) anhalten und warten, bis ein Release eintritt, d.h. bis sich der Raum von innen her etwas nach lateral öffnet. Der Behandler setzt kontrolliert das Gewicht seines Arms ein. Auf keinen Fall darf mit Druck gearbeitet werden. Stattdessen mit der Vorstellung arbeiten, dass die Fingerspitze in die Tiefe strebt (Raumorientierung), dass die Fingerspitze den Finger hinter sich herzieht. Es kann hilfreich sein, den Finger vorsichtig ein wenig suchend zu drehen (vom Ellbogen her, nicht aus dem Handgelenk), um den Winkel seines Fingers zur Nasenöffnung zu optimieren.
3. Der Finger gleitet weiter nach innen, bis er wieder auf eine Barriere stößt (mittlere Concha). Wieder hält er an und verfährt wie im Schritt vorher beschrieben.
4. Nach der dritten Barriere (Concha superior) besteht ein Vakuum, das den Finger einsaugt.
5. Der Behandler zieht seinen Finger sehr langsam wieder zurück. Dabei eine leichte Korkenzieherbewegung anwenden, das öffnet die Nasennebenhöhlen durch Zug auf das Bindegewebe.

Korrektur eines nach lateral abweichenden Septums:

Das generelle Vorgehen orientiert sich zunächst an den obigen Schritten 1-3. Dann das nach lateral abweichende Septum nach medial bewegen.
Die Korrektur erfordert eine allmonatliche Behandlung über mehrere Monate hinweg.

Hilfreiche Visualisierungen/Vorstellungen für den Klienten:

- Weißes Licht strahlt aus dem Finger des Behandlers.
- Ich mache Platz, damit das Innen weiter wird.
- Ich bin ganz schwer, mein Nacken ist locker.

Folgendes ist zu beachten:

- Keine Nasenintervention ohne ausreichende vorbereitende Arbeit mit den Faszien des Gesamtkörpers.
- Vorher genau erklären, was wie gemacht wird, und ein Stop-Signal vereinbaren. Beispielsweise kann der Klient den Unterarm des Behandlers umfassen und gegebenenfalls mit einem leichten Druck ein Stop-Signal geben.
- Man sollte mit der engeren Passage beginnen. Von außen unterschiedlich große Nasenhälften können allerdings über das tatsächliche Größenverhältnis der Nasengänge täuschen.

- Es kann u.U. zu einem leichten (!) Nasenbluten kommen oder zu leisen Knackgeräuschen.
- Nach dieser tiefgreifenden Intervention mehr noch als sonst darauf schauen, dass diese lokale Arbeit vom Gesamtorganismus gut integriert werden kann. Der Integration kann auch craniosacrale Arbeit dienen (die cranial vault Technik, Occiput, Sacrum).

2. Unterkiefer

Verhältnis Unterkiefer-Cranium

Der Unterkiefer kann mehr an das Cranium gebunden sein oder mehr an den Hals/Nacken. Ist er mehr an den Schädel gebunden, so kann er zusätzlich mehr nach anterior oder nach posterior verschoben sein. Ist er mehr an Hals/Nacken gebunden, so ist er zusätzlich nach posterior verschoben.

Ist der Unterkiefer mehr an das Cranium gebunden, so sind die Kaumuskeln zu behandeln (siehe S. 289 ff). Ist er nach posterior verschoben, so ist – egal, ob mehr cranium-gebunden oder mehr Hals/Nacken-gebunden – der Mundboden zu bearbeiten (siehe S.287). Muskulär sind dies die Muskeln Digastricus (vorderer Anteil), Mylohyoideus und Geniohyoideus [Abb. 8.17].

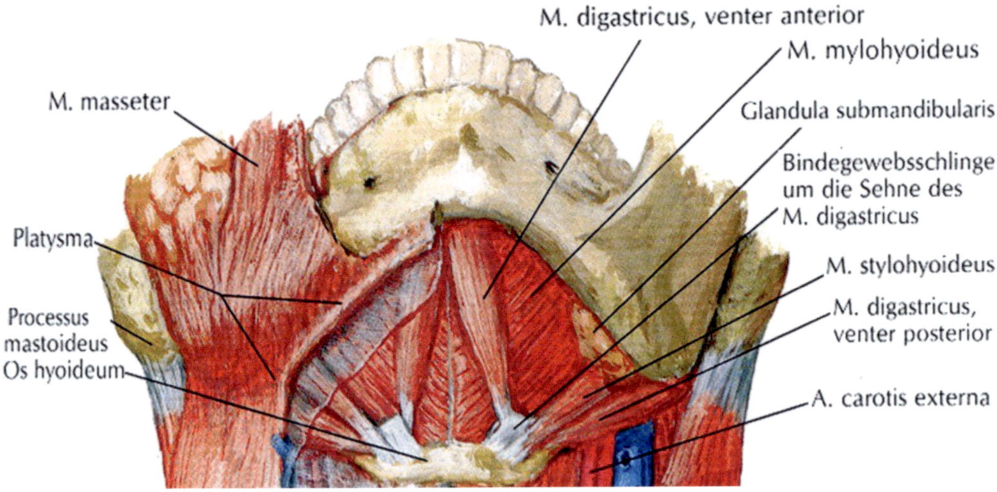

Abb. 8.17

Unterkiefer mit Mundbodenmuskulatur (Die Mm. Geniohyoidei sind nicht zu sehen, da sie sich mittig hinter den Mm. Mylohyoidei befinden.)

Behandlung des Mundbodens

- Rückenlage. Nacken und Kopf ein wenig in Extension lagern, das ergibt eine gewisse Vordehnung. Ein- oder beidseitig mit den Fingerkuppen von medial nach lateral schmelzend vorgehen. [Abb.8.18] Die Klientin kann währenddessen den Unterkiefer nach vorn schieben oder die Zunge herausstrecken. Nicht auf die Speicheldrüsen oder Lymphknoten drücken!
- Suprahyoidale Muskeln bearbeiten (siehe S. 267)

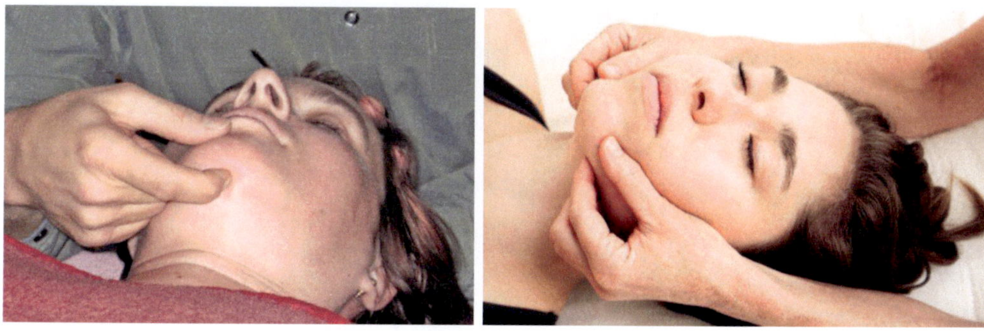

Abb. 8.18

Zunge

Verkürzungen in der Zungenmuskulatur [Abb. 8.19] wirken sich auf die Stellung des Unterkiefers aus und beeinflussen die Spannungsverhältnisse in der Halsregion.

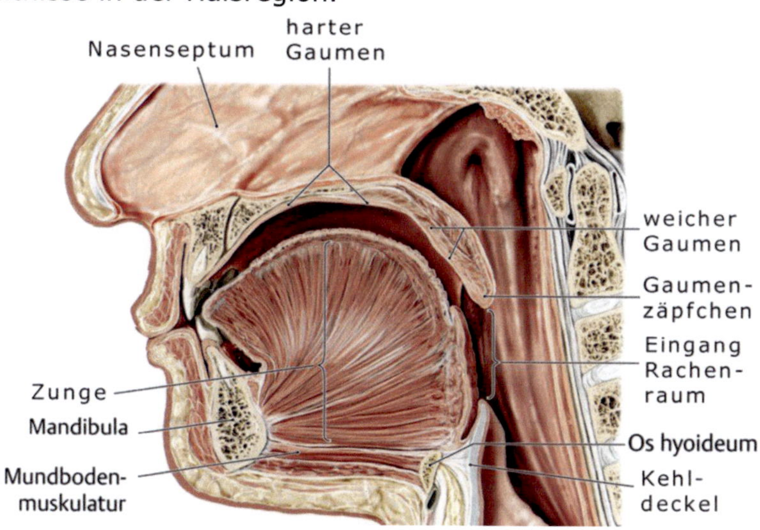

Abb. 8.19 *Mittlerer Sagittalschnitt der Zunge*

Die Klientin streckt die Zunge heraus. Mit dem Zeigefinger intraoral die Mitte der Zunge von hinten nach vorn arbeiten (Hakengriff). Die andere Hand liegt unter dem Nacken. Durch Nasenatmung kann ein Würgereiz vermieden werden. [Abb. 8.20]

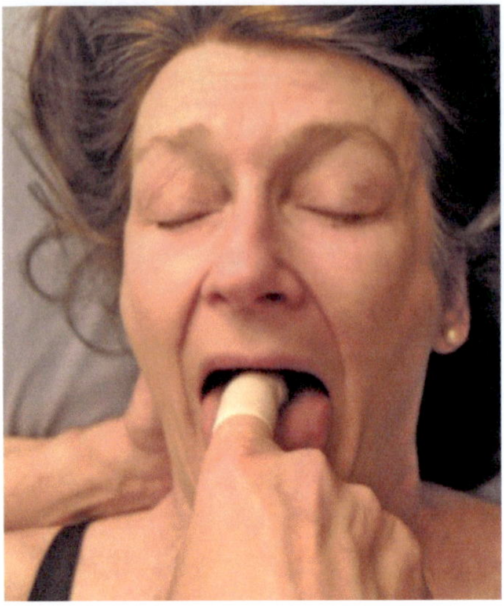

Abb. 8.20

3. Kiefergelenke und Kaumuskulatur

Kiefergelenke beidseitig

- Watterollen quer hinter die Zahnreihen als eine Art Keil positionieren. Der Klient drückt seinen Unterkiefer 1-2 Minuten lang sanft gegen den Oberkiefer.
- Sitzend oder stehend. Der Behandler hält den Unterkiefer der Klientin (Zeigefinger quer unter dem Kinn, Daumen oberhalb des knöchernen Kinnvorsprungs).
  Die Klientin öffnet den Mund gegen den *hinhaltend nachgebenden* Widerstand durch den Zeigefinger des Behandlers [Abb. 8.21, links]. Dann schließt sie den Mund, gegen *hinhaltend nachgebenden* Widerstand durch den Daumen des Behandlers [Abb. 8.21, rechts]. Falls nötig hält der Behandler mit der anderen Hand stabilisierend den Hinterkopf der Klientin.

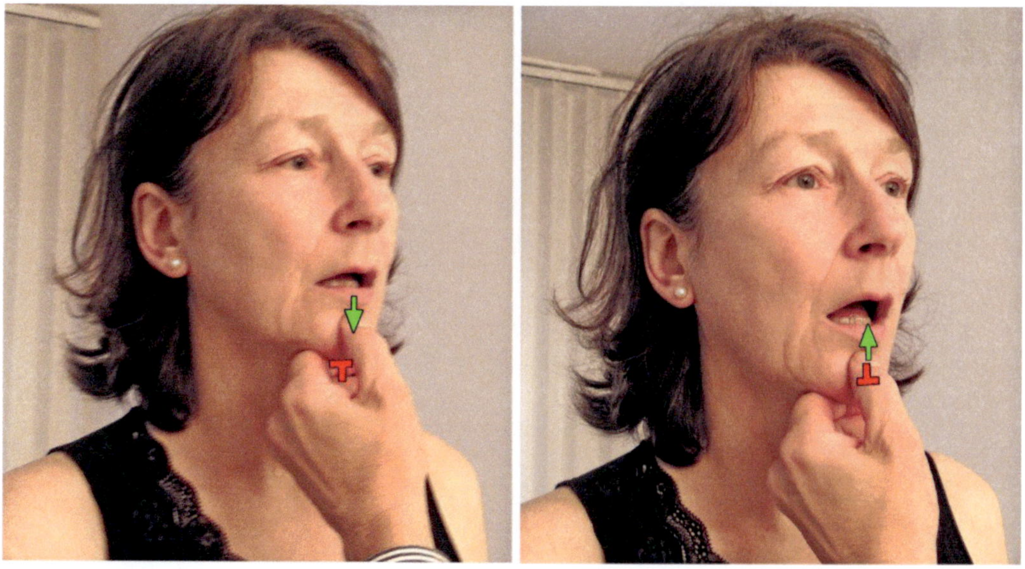

Abb. 8.21

Energiezysten im Zahnfleisch auflösen

Durch Betäubungsmittel, Ängste etc. können sich im Zahnfleisch Energiezysten bilden. Mit dem Zeigefinger von hinten nach vorn am Zahnfleisch entlang langsam und schmelzend arbeiten. Mit der anderen Hand von außen stabilisieren.

Wenn die Mandibula beim Mundöffnen nach lateral abweicht

- Beiderseits: M. Masseter und M. Temporalis (siehe S. 291 ff).
- Auf der Seite, zu der der Unterkiefer ausweicht: M. Pterygoideus medialis (siehe S. 295 f).
- Auf der Seite, von der der Unterkiefer abweicht: M. Pterygoideus lateralis (siehe S. 293 f).
- Die Mandibula von unten her am Bogen des Knochens von beiden Seiten leicht Richtung Zimmerdecke halten, während die Klientin den Mund langsam öffnet und schließt. [Abb. 8.22]

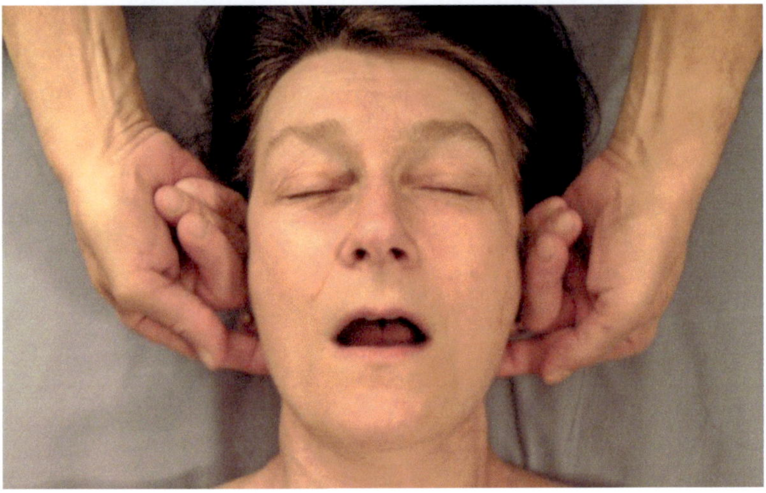

Abb. 8.22

M. Masseter [Abb. 8.23]

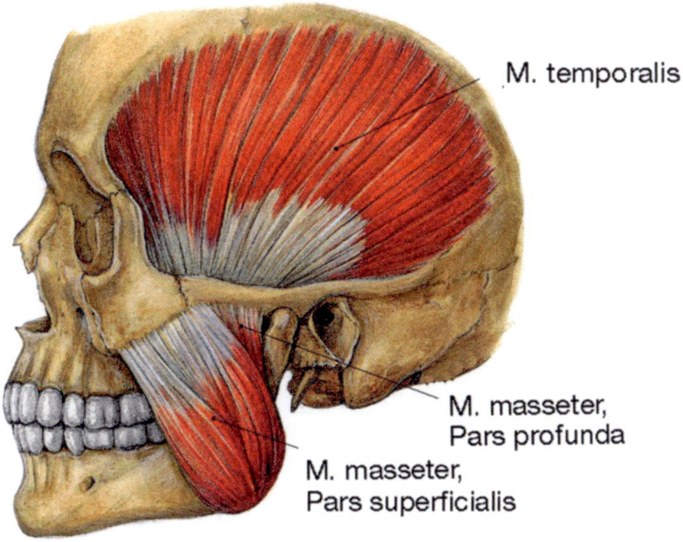

Abb. 8.23 *Äußere Kaumuskulatur*

- Von außen: Mit beiden Händen auf beiden Seiten schmelzend [Abb. 8.24] oder mit dem Faserverlauf oder schräg dazu arbeiten.

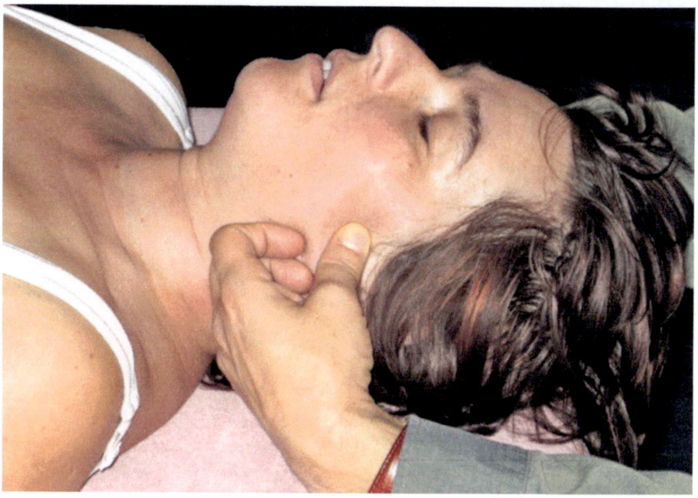

Abb. 8.24

- Im Mund: Der Klient öffnet den Mund. Mit dem Zeigefinger der einen Hand bearbeitet der Behandler den Muskel schmelzend oder mit dem Faserverlauf oder schräg dazu. Mit der anderen gibt er von außen her Stabilität. [Abb. 8.25]

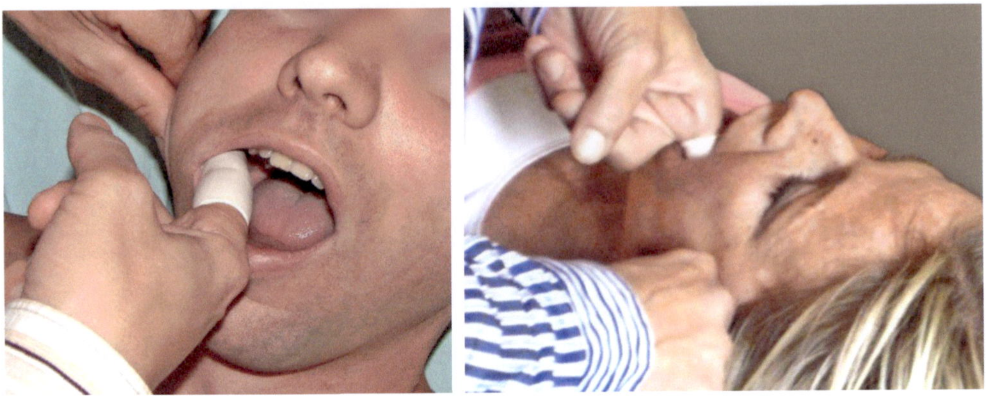

Abb. 8.25

- Isometrische Entspannungstechnik: Der Behandler öffnet den Mund des Klienten passiv bis zum Anschlag (erste Barriere). Der Klient versucht gegen den Widerstand des Behandlers (mit 25 % seiner Kraft) den Mund zu schließen. Für 6 Sekunden halten. Dann öffnet der Behandler den Mund des Klienten wieder passiv, bis zur nächsten Barriere. Ca. 3 mal wiederholen.

M. Temporalis [Abb. 8.26]

- Bei geöffnetem Mund schmelzend an dem Muskelanteil arbeiten, der in der Incisura mandibulae spürbar ist. [Abb. 8.26]

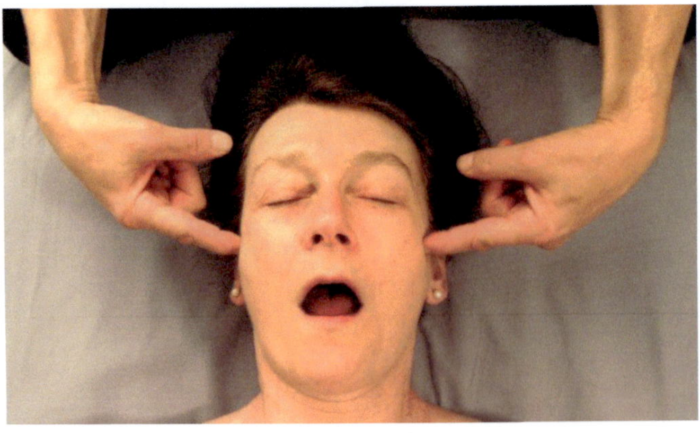

Abb. 8.26

- Schmelzend oder schräg oder längs zum Faserverlauf am Muskelanteil oberhalb des Jochbeins arbeiten. [Abb. 8.27]

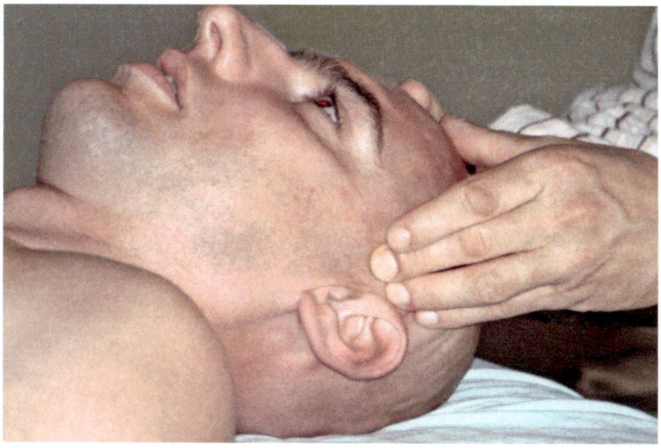

Abb. 8.27

M. Pterygoideus lateralis [Abb. 8.28 und 8.30]

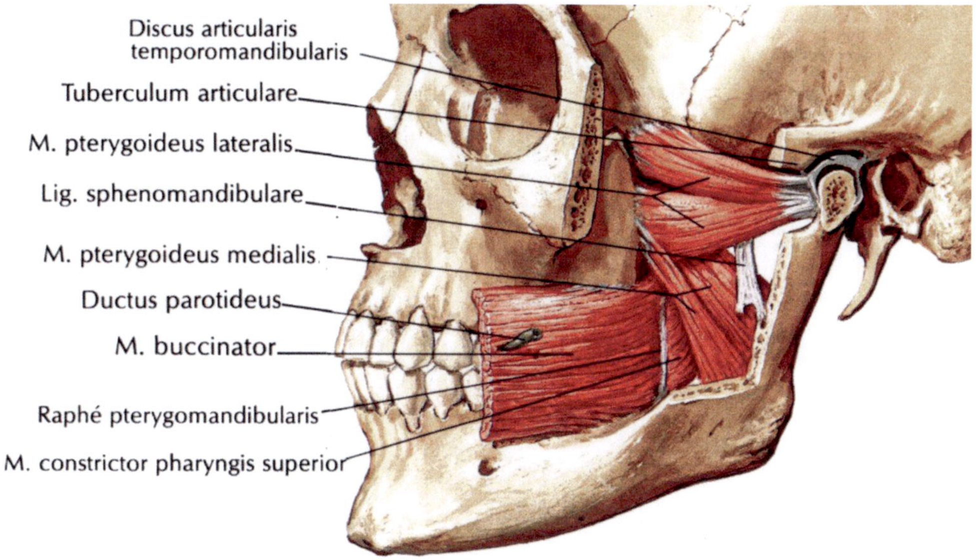

Abb. 8.28 *Kiefergelenke und innere Kaumuskulatur von lateral*

Intraoral: Den Zeigefinger an der Außenseite des oberen Zahnfleisches Richtung Ohrausgang entlangführen. Die palmare Fingerfläche ist zum Zahnfleisch gerichtet.

Wenn der Finger mit dem aufsteigenden Ast des Unterkiefers in Berührung kommt, wird der Finger so gedreht, dass seine palmare Fläche die Wange berührt.

Der Finger wird so weit nach posterior und kranial bewegt, bis er mit der Fingerspitze auf das Gewebe des Muskels stößt. Mit der Fingerspitze Druck auf den Muskel ausüben in Richtung Ohrausgang [Abb.8.29]. Die andere Hand stabilisiert von außen.

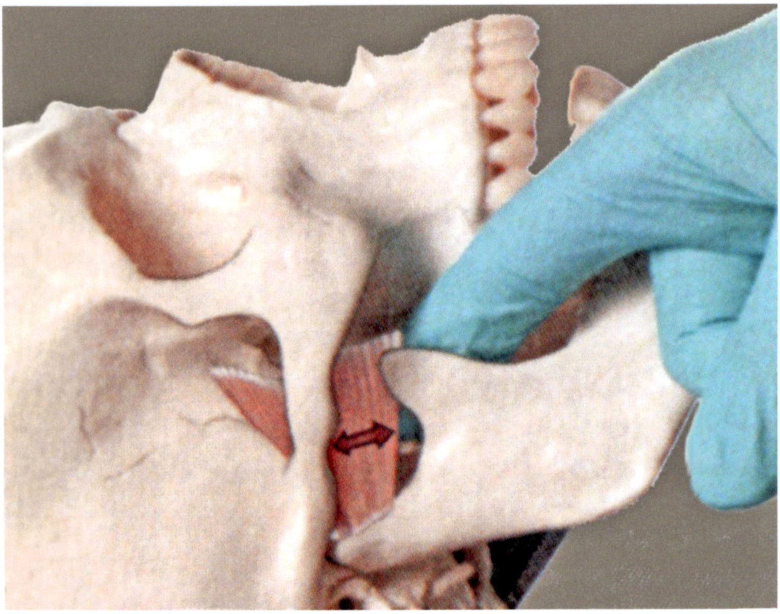

Abb. 8.29

M. Pterygoideus medialis [Abb. 8.28 und 8.30]

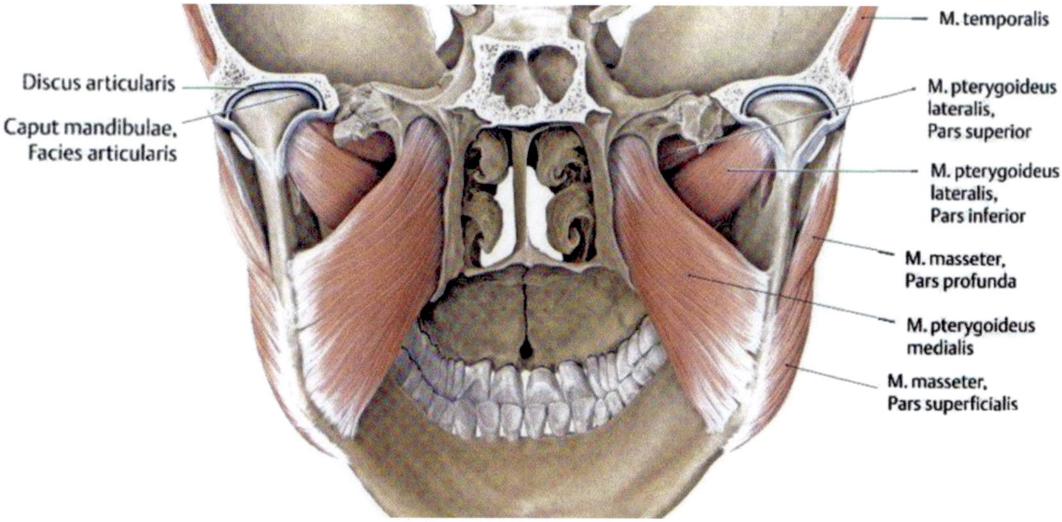

Abb. 8.30 *Kiefergelenke und innere Kaumuskulatur von kaudal*

- Intraoral: Den Zeigefinger an der Innenseite des unteren Zahnfleisches entlang bis zum Unterkieferwinkel führen, wo er auf den Muskel trifft. Die palmare Fingerfläche ist zur Wange gerichtet. Mit der Fingerkuppe einen Druck nach posterior-lateral auf den Muskel ausüben. Dann – dem Muskelverlauf folgend - eine leichte Richtungsänderung nach kranial-anterior mit einem Druck nach lateral [Abb. 8.31]. Die andere Hand stabilisiert von außen.

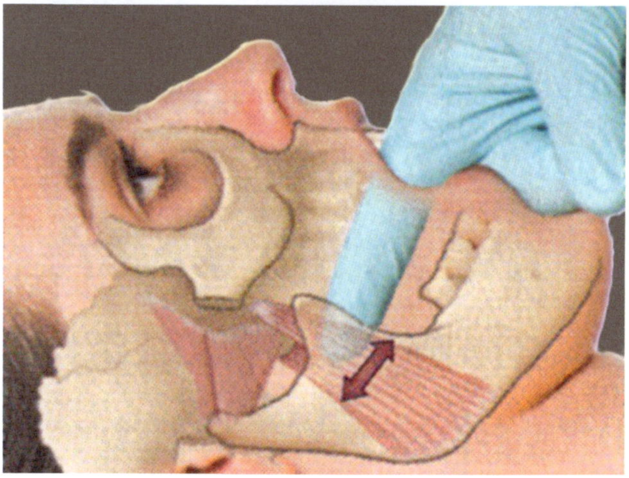

Abb. 8.31

- Von außen: Zeige- und Mittelfinger haken sich knochennah vor dem Mandibulawinkel an der Innenseite des Knochens ein. Mit den Fingerkuppen den Muskel erspüren und einen Druck nach lateral-kranial ausüben. [Abb. 8.32]

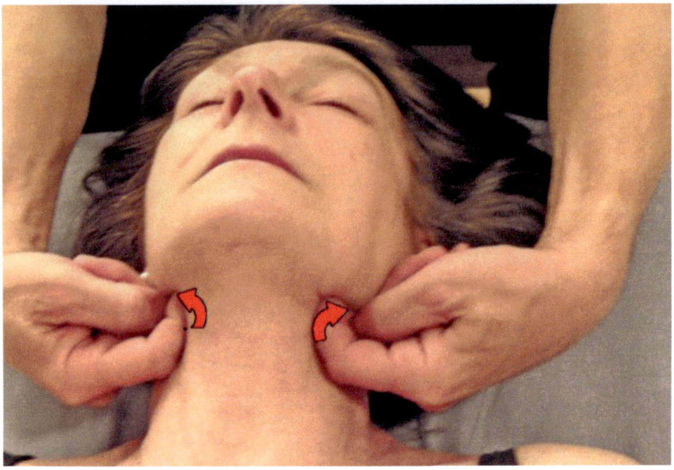

Abb. 8.32

- Isometrische Technik für jede Seite: Eine Hand stabilisiert von außen die Schläfe, während die andere Hand an der Unterkieferseite des verkürzten Muskels positioniert ist. Die Klientin versucht gegen den Widerstand des Behandlers den Unterkiefer nach lateral zu bewegen. [Abb. 8.33]

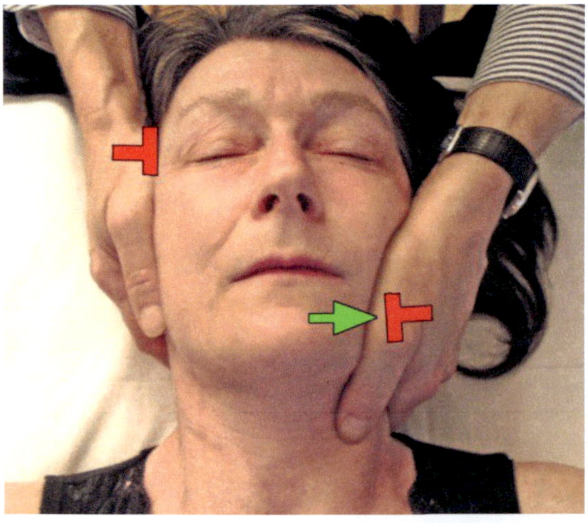

Abb. 8.33 *Technik für den linken M. Pterygoideus medialis*

INTEGRIERENDE TECHNIKEN

1. Ausdehnung in zwei Richtungen

- Rückenlage mit aufgestellten Beinen. Der Behandler sitzt am Kopfende und hält einen Handteller sanft gegen den Kopf der Klientin. Diese drückt sich mit dem Kopf gegen die Hand, indem sie sich von den Füßen her gegen die Unterlage abdrückt und so den ganzen Körper Richtung Kopfende verlängert, an dem der Behandler der Verlängerung nachgibt. [Abb. 9.1]

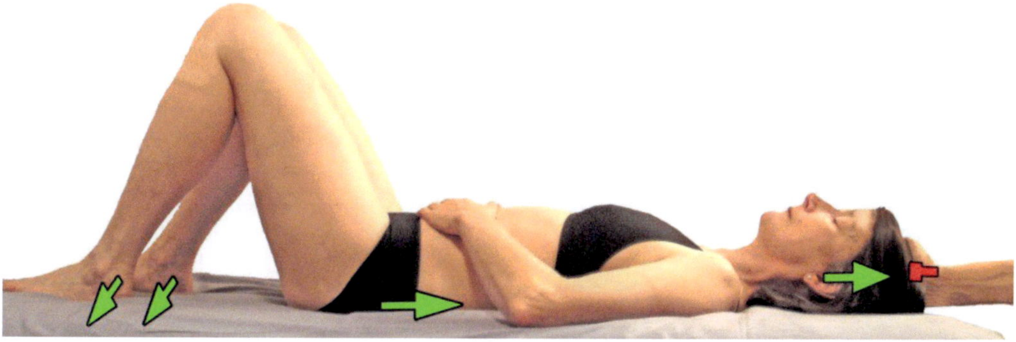

Abb. 9.1

- Rückenlage. Hüft- und Kniegelenke beugend positioniert der Klient seine Fußsohlen an einer Wand. Der Behandler sitzt am Kopfende und staucht den Körper des Klienten von den Schultern her ganz sanft Richtung Fußende. Dann zieht er ganz leicht vom Nacken her kopfwärts.
- Rückenlage. Der Behandler sitzt am Fußende und staucht den Körper des Klienten von den Füßen her ganz sanft Richtung Kopfende. Dann zieht er ganz leicht von den Füßen her.

2. Spannungsausgleich des Gewebes um die Gelenke

Horizontalität der Gelenke

Ziel ist es, durch Verschieben des Gewebes in zwei Richtungen eine ausgewogene Beweglichkeit in diesen Richtungen herzustellen, um so den Spannungszustand des Gewebes rund um die Gelenke auszubalancieren.

Anwendungsbereiche:

- Gewebe um die Malleoli der Füße und um die Knie
- Gewebe des Rückens
- Gewebe auf dem Brustkorb
- Gewebe um die Handgelenke und die Ellenbogen

Schrittweises Vorgehen:

1. Ausgehend von einer neutralen Ebene nach beiden Seiten hin feststellen, in welche diagonale Richtung die Verschieblichkeit des Gewebes eingeschränkt ist [Abb. 9.2 und 9.3]

   In unterschiedlichen Schichten kann das Ergebnis unterschiedlich ausfallen.

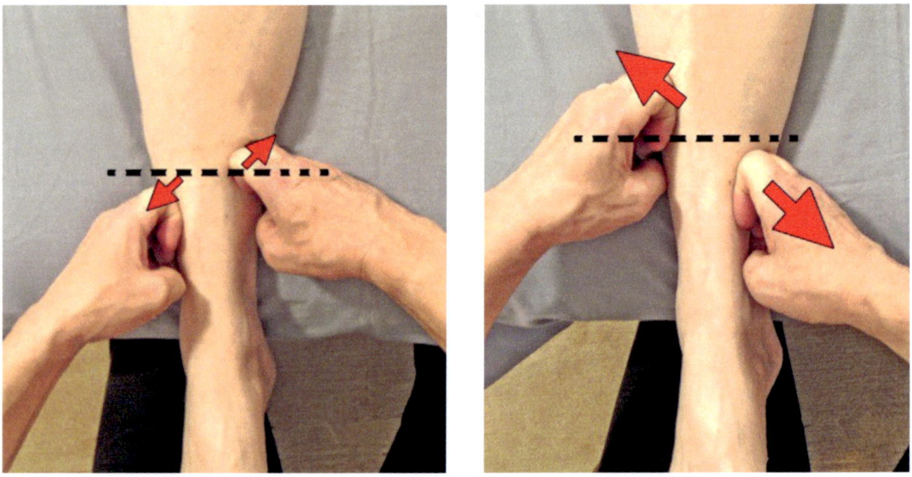

Abb. 9.2 *Beispiel Gewebe oberhalb der Malleoli*
Links: Richtungen, in die das Gewebe weniger gut verschiebbar ist
Rechts: Richtungen, in die das Gewebe besser verschiebbar ist

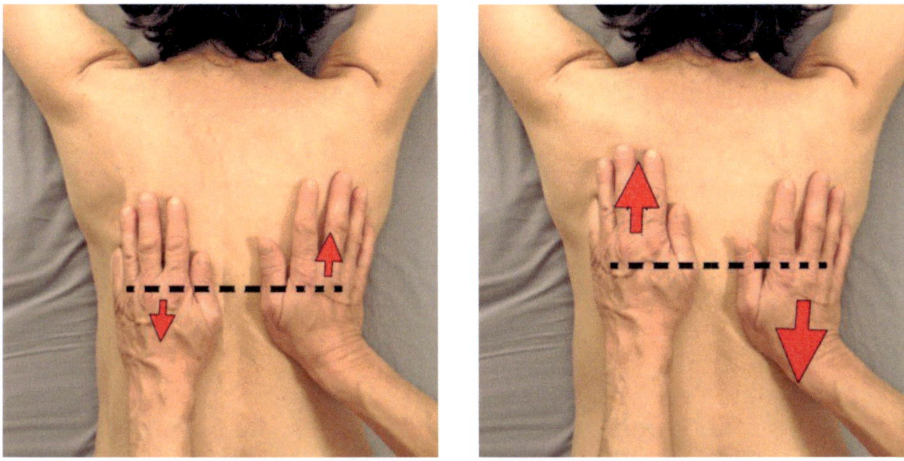

Abb. 9.3 *Beispiel Gewebe lateral der Wirbel*
Links: Richtungen, in die das Gewebe weniger gut verschiebbar ist
Rechts: Richtungen, in die das Gewebe besser verschiebbar ist

2. Die beiden Hände des Behandlers verschieben das Gewebe in die weniger bewegliche Richtung. Gegebenenfalls kann der Klient währenddessen scharnierartige Bewegungen ausführen. [Abb.9.4]

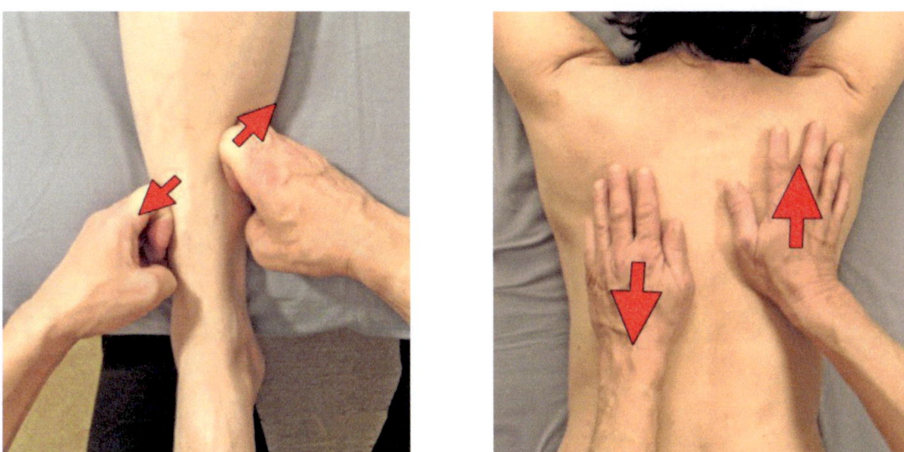

Abb. 9.4 *Arbeitsrichtungen entsprechend der Befunde in Abb. 9.3*

3. Testen, ob die Verschieblichkeit nunmehr ausgewogen ist.

3. Release horizontaler myofaszialer Strukturen

Horizontale myofasziale Diaphragmen beeinflussen sich gegenseitig in ihrer Funktion bzw. Dysfunktion.

Diese Diaphragmen sind:

- Beckenboden
- Zwerchfell
- Obere Thoraxapertur
- Atlanto-occipitaler Übergang

1. Beckenboden

   Eine Hand unter dem lumbo-sacralen Übergang positionieren, die andere auf dem Übergang Schambein-Unterbauch. Die Behandlerin stellt sich vor, ihre obere Hand sinkt nach unten, bis sie Kontakt mit der unteren Hand bekommt. Warten, bis der Bauch und der lumbo-sacrale Übergang entspannen und eventuell ein vegetativer Atemrelease eintritt. [Abb. 9.5]

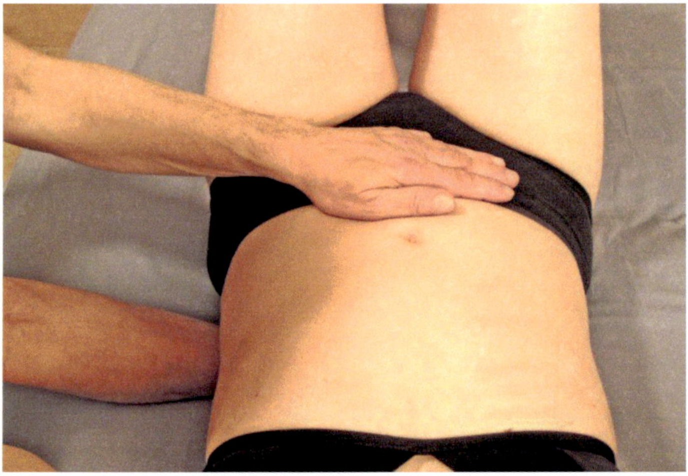

Abb. 9.5

2. Zwerchfell

   Eine Hand unter dem lumbo-dorsalen Übergang positionieren, die andere auf dem Rippenbogen. Die Behandlerin stellt sich vor, ihre obere Hand sinkt nach unten, bis sie Kontakt mit der unteren Hand bekommt. Warten, bis das Zwerchfell entspannt und eventuell ein vegetativer Atemrelease eintritt. [Abb. 9.6]

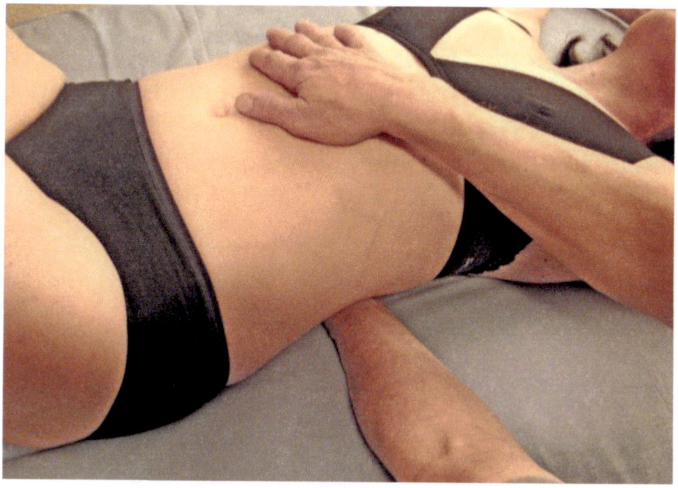

Abb. 9.6

3. Obere Thoraxapertur

   Eine Hand quer unter den Übergang C 7 - T 1 positionieren, die andere Hand quer auf dem Sternum. Die Behandlerin stellt sich vor, ihre obere Hand sinkt nach unten, bis sie Kontakt mit der unteren Hand bekommt. Warten, bis der Brustkorb entspannt und eventuell ein vegetativer Atemrelease eintritt. [Abb. 9.7]

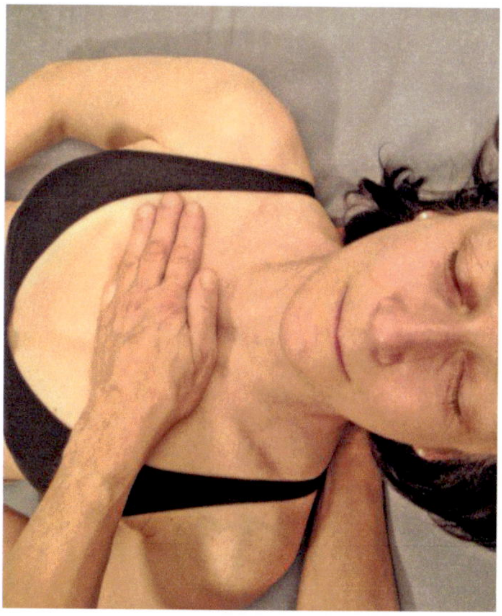

Abb. 9.7

4. Atlanto-occipitaler Übergang

   Die Fingerkuppen beider Hände zwischen Occiput und Atlas positionieren. Warten, bis der atlanto-occipitale Übergang entspannt und eventuell ein vegetativer Atemrelease eintritt. [Abb. 9.8]

   Diese Technik ist besonders effektiv durch den Umstand, dass die Suboccipitalmuskeln keinen Stretchreflex haben.

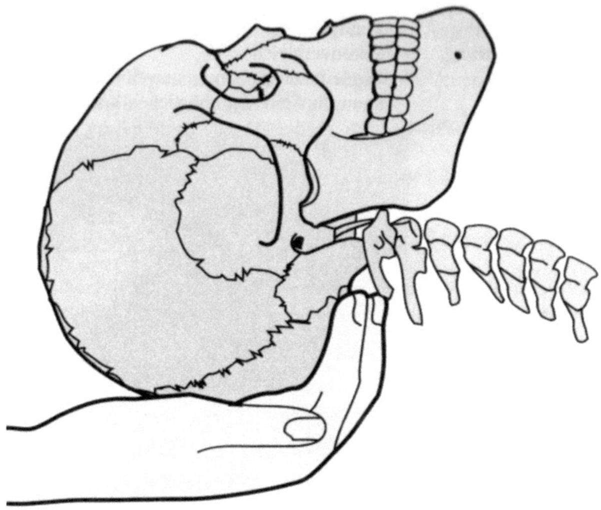

Abb. 9.8

4. Horizontale Körperebenen ausbalancieren

Diese Technik beruht darauf, die Körperstruktur als Summe horizontaler Ebenen anzusehen, die sich gegenseitig beeinflussen.

Hier gehen wir von 5 Ebenen aus:

- Psoas-Ebene
- Zwerchfellebene etwas oberhalb des Rippenbogens.
- Ebene etwas oberhalb der Brustwarzen.
- Ebene unterhalb der Schlüsselbeine.
- Rückenebenen.

Vorgehen:

1. Psoas-Ebene

   Der Behandler sitzt vor der stehenden Klientin und positioniert seine Hände beiderseits auf dem M. Psoas.

   Die Klientin soll die Vorderseite ihrer Wirbelsäule lang lassen, während sie sich langsam von den Fußgelenken her vorlehnt, wobei sie ihr Gewicht allmählich in die Finger des Behandlers abgibt. Sie lehnt sich nur so weit vor, bis der Behandler sich mit der Gesamtstruktur des Klienten verbunden fühlt. Nacken und Kopf der Klientin sollten die ganze Zeit über in der Körperachse bleiben. [Abb. 9.9]

   In dieser Stellung wartet der Behandler auf eine Körperantwort (Weichwerden des Gewebes, Entspannung, Horizontalisierung, Körperverlängerung).

   Dann richtet sich die Klientin wieder auf, wobei der Behandler den Körperkontakt beibehält.

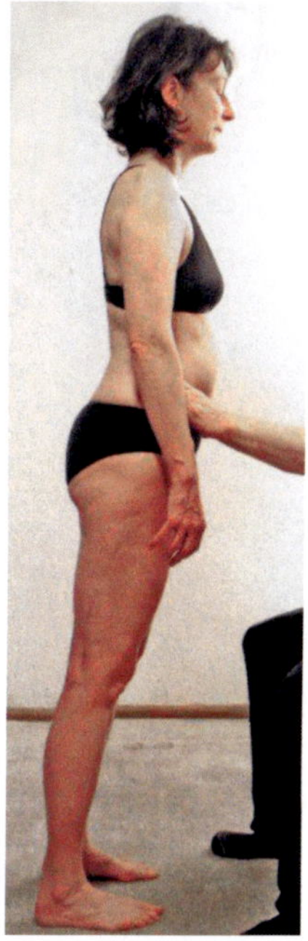

Abb. 9.9

2. Zwerchfellebene etwas oberhalb des Rippenbogens

   Der Behandler sitzt vor der stehenden Klientin und positioniert seine Hände beiderseits zwischen 7. und 8.Rippe. [Abb. 9.10] Weiterer Ablauf wie unter 1.

   Die Klientin soll die Vorderseite ihrer Wirbelsäule lang lassen, während sie sich langsam von den Fußgelenken her vorlehnt, wobei sie ihr Gewicht allmählich in die Finger des Behandlers abgibt. Sie lehnt sich nur so weit vor, bis der Behandler sich mit der Gesamtstruktur des Klienten verbunden fühlt. Nacken und Kopf der Klientin sollten die ganze Zeit über in der Körperachse bleiben. [Abb. 9.10]

   In dieser Stellung wartet der Behandler auf eine Körperantwort (Weichwerden des Gewebes, Entspannung, Horizontalisierung, Körperverlängerung).

   Dann richtet sich die Klientin wieder auf, wobei der Behandler den Körperkontakt beibehält.

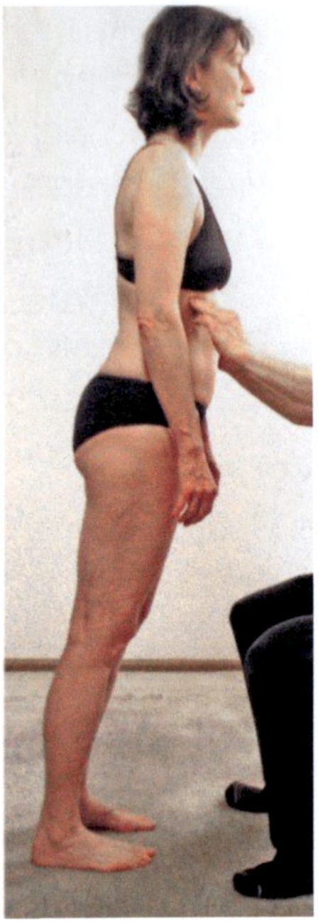

Abb. 9.10

3. Ebene etwas oberhalb der Brustwarzen

   Der Behandler sitzt vor der stehenden Klientin und positioniert seine Hände beiderseits zwischen den Rippen etwas oberhalb der Brustwarzen. [Abb. 9.11 a] Weiterer Ablauf wie unter 2.

4. Ebene unterhalb der Schlüsselbeine

   Der Behandler sitzt vor der stehenden Klientin und positioniert ihre Hände beiderseits unterhalb der Clavicula. [Abb. 9.11 b] Weiterer Ablauf wie unter 1.

5. Rückenebenen

   Die Klientin steht mit dem Rücken zum Behandler. Dieser positioniert seine Hände beiderseits jeweils zwischen zwei Rippenpaaren. [Abb. 9.11 c]

Die Klientin soll die Vorderseite ihrer Wirbelsäule lang lassen, während sie sich langsam von den Fußgelenken her zurücklehnt, wobei sie ihr Gewicht allmählich in die Finger des Behandlers abgibt. Sie lehnt sich nur so weit zurück, bis der Behandler sich mit der Gesamtstruktur des Klienten verbunden fühlt. Nacken und Kopf der Klientin sollten die ganze Zeit über in der Körperachse bleiben.

In dieser Stellung wartet der Behandler auf eine Körperantwort (Weichwerden des Gewebes, Entspannung, Horizontalisierung, Körperverlängerung).

Dann richtet sich die Klientin wieder auf, wobei der Behandler den Körperkontakt beibehält.

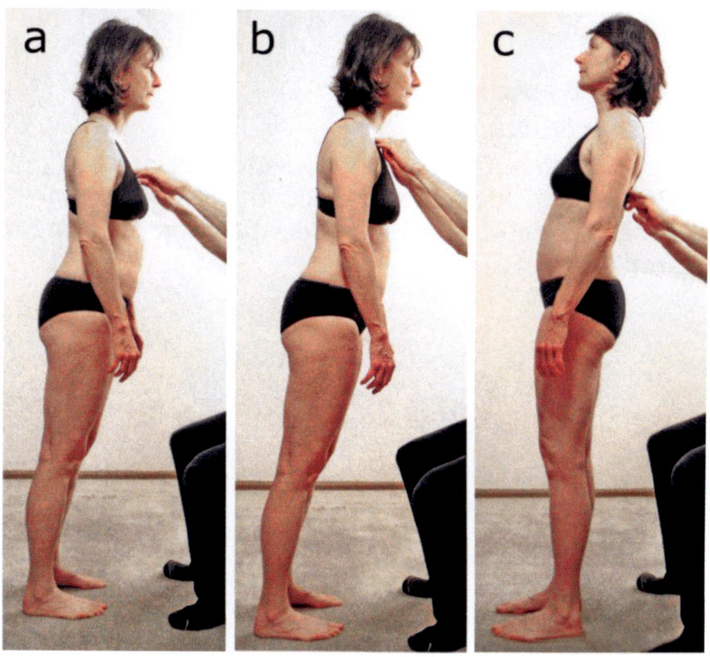

Abb. 9.11

5. Craniosacrale Techniken

Anwendungsmöglichkeiten:

- Am Ende einer Sitzung die Gesamtbalance des Organismus fördern.
- Integration zwischen der Wirbelsäulenmembran und dem Rest des Körpers
- Vegetative Balance zwischen Sympathikus und Parasympathikus.
- Falls am Ende oder während einer Sitzung folgende Phänomene psycho-somatischer Dissoziation auftreten:
  - verminderte Realitätskontrolle oder verwirrter Blick,
  - verminderte Verbindung zu eigenen Gefühlen oder Körperempfindungen.

Integrierender Becken-Lift

Schrittweise Durchführung:

1. Rückenlage, Beine aufgestellt. Der Klient hebt das Becken in einer runden Bewegung, indem er die Sitzknochen Richtung Knie bewegt. Die rechte Hand des Behandlers positioniert sich unter dem Kreuzbein [Abb. 9.12]

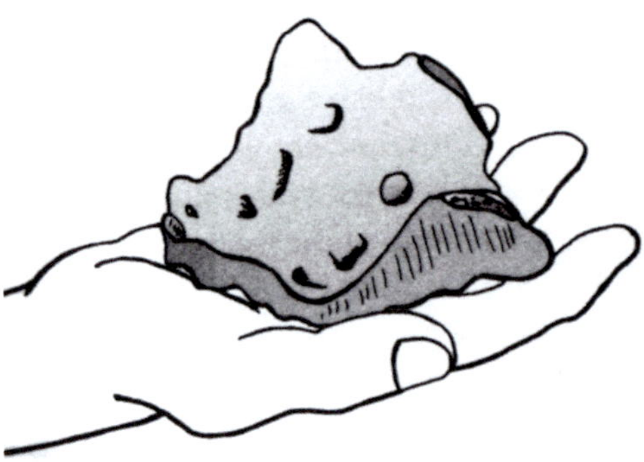

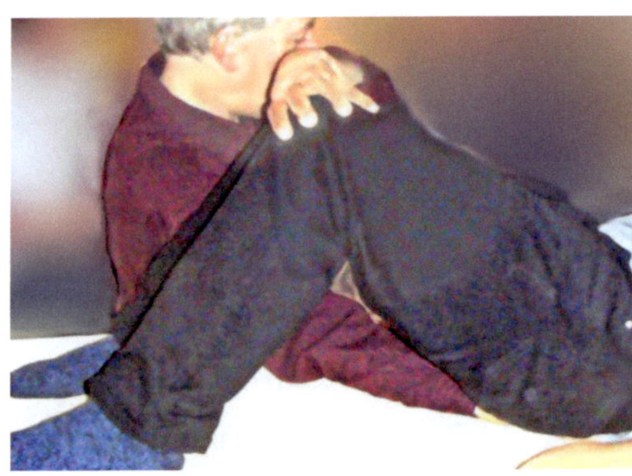

Abb. 9.12

Falls der Klient ein nach *hinten* gekipptes Becken hat, ist es günstiger, wenn seine Beine ausgestreckt liegen. Dies wirkt dem gegebenen strukturellen Muster entgegen. Da bei einer derartigen Beckenstellung die Lendenwirbelsäule wahrscheinlich eher zu steil ist, kann die linke Hand des Behandlers durch leichtes Anheben der LWS Richtung Rippenbogen mehr Lordose impulsieren. [Abb.9.13]

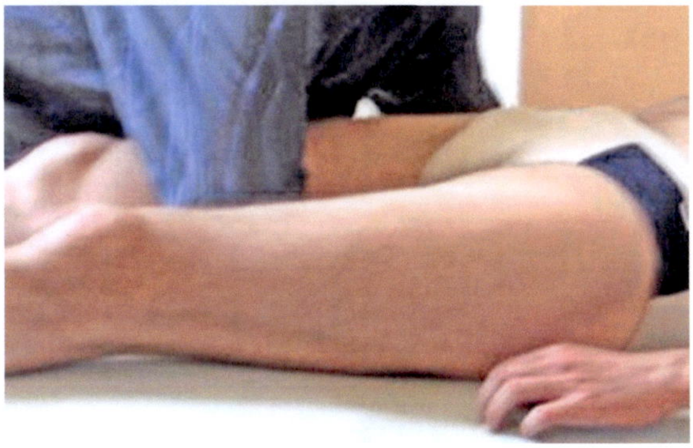

Abb. 9.13

Eventuell das Handgelenk der Hand, die unter dem Sacrum liegt, etwas in die Liege drücken, damit das Sacrum rechts-links im Gleichgewicht ist.

Der Klient gibt sein ganzes Gewicht ab. Hilfreiche Vorstellung für ihn: Das Kreuzbein schwimmt in der Hand des Behandlers wie ein Boot auf dem Wasser.

2. Die Motilitätsbewegung des Kreuzbeins [Abb. 9.14] abwarten und ihr einige Zyklen lang passiv folgen, bis ein Release - eventuell verbunden mit einem unwillkürlichen tiefen Atemzug – erfolgt.

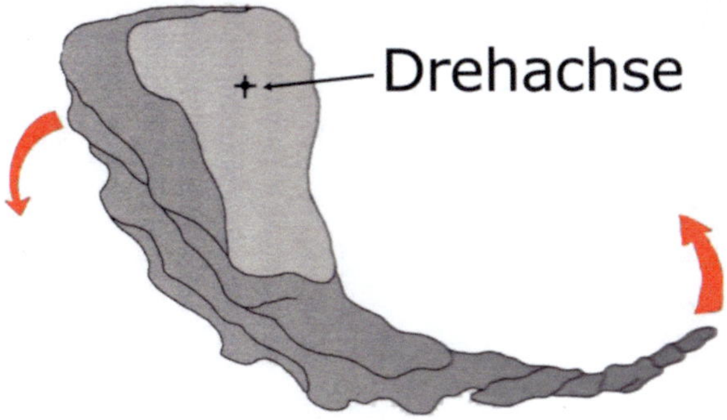

Abb. 9.14

3. Falls der Klient nach dem Becken-Lift etwas benommen oder leicht desorientiert ist, ein wenig stimulierende Nackenarbeit anschließen.

Kombination von Occiput und Sacrum (Tube-Technik)
Bei der craniosacralen Motilität bewegen sich Occiput und Sacrum synchron in zwei Richtungen: nach anterior-superior und nach anterior-inferior [Abb. 9.15]. Die Bewegung findet zyklisch statt. Ein Zyklus wiederholt sich 6-12 mal pro Minute.

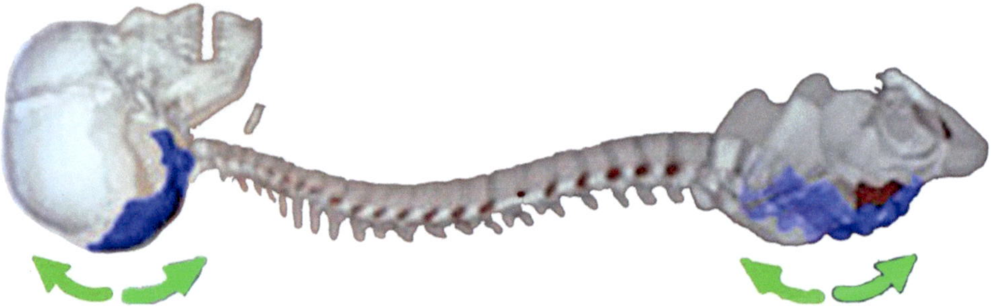

Abb. 9.15

Seitenlage. Der Behandler umfasst mit seinen Händen Occiput und Sacrum [Abb. 9.16]. Die Motilität erspüren und ihr einige Zyklen lang folgen. Auf vegetative Signale der Entspannung achten.

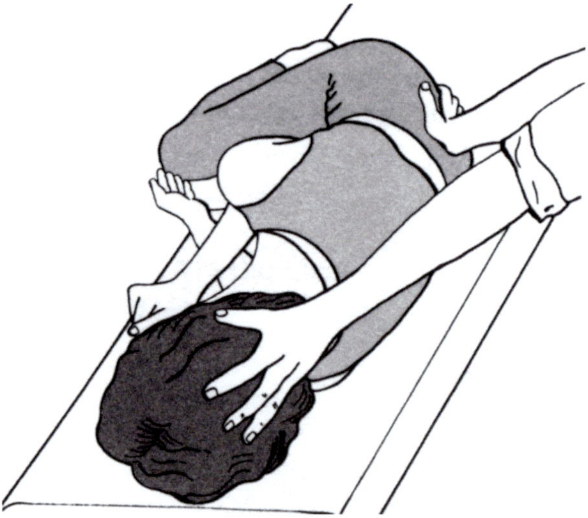

Abb. 9.16

Induktion eines still point (Ruhepunkts) an den Füßen

Allgemeine Hinweise:

- Die still point Technik ist kontraindiziert bei intrakranialen Blutungen oder Aneurysmen.
- Nie während eines still point den Kontakt abbrechen!

Schrittweises Vorgehen am Beispiel einer beidseitig *eingeschränkten* Innen*rotation:*

1. Der Motilität von Innen- und Außenrotation einige Zyklen lang folgen [Abb. 9.17]. Ein Zyklus wiederholt sich 6-12 mal pro Minute. Auf diese Weise feststellen, welche der Rotationen schwächer ausgeprägt ist.

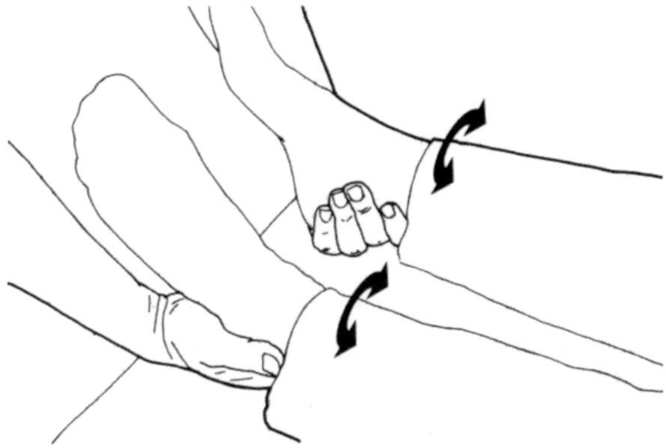

Abb. 9.17

2. Am Endpunkt der freieren Bewegungsrichtung mit der größeren Amplitude, der Außenrotation halten, d.h. die Rückkehr in die neutrale Position sanft aber entschieden verhindern.
3. Normalerweise geht die Bewegung dann im nächsten Zyklus von allein ein wenig weiter in die freie Richtung, die Außenrotation. Folgen und am neuen Endpunkt wieder halten.
4. Nach einigen Wiederholungen dieses Widerstandes gegen die Rückkehr in die neutrale Mitte wird die craniosacrale Bewegung stoppen. Die Dauer des still point kann von ein paar Sekunden bis zu einigen Minuten betragen.
5. Dann wird die craniosacrale Bewegung wieder einsetzen, und zwar in die Gegenrichtung, also die Innenrotation. Dies jetzt zulassen und der Bewegung folgen. Normalerweise sollten nun Veränderungen in Bezug auf Qualität und Amplitude spürbar sein.

6. Falls nicht, die ganze Prozedur wiederholen. Aber nicht mehr als ein paar still points hintereinander durchführen.

Beim Vorliegen einer beidseitig eingeschränkten Außenrotation verfährt man dementsprechend analog.

Schrittweises Vorgehen am Beispiel einer einseitig *eingeschränkten* Innen*rotation:*

1. Der Motilität von Innen- und Außenrotation einige Zyklen lang folgen [Abb. 9.17]. Ein Zyklus wiederholt sich 6-12 mal pro Minute. Auf diese Weise feststellen, bei welchem Fuß die Innen- oder Außenrotation schwächer ausgeprägt ist.
2. Nur bei dem Fuß, dessen Innenrotation in unserem Beispiel eingeschränkt ist, am Endpunkt seiner freieren Bewegungsrichtung, also der Außenrotation, halten, d.h. die Rückkehr in die neutrale Position bzw. die Innenrotation, sanft aber entschieden verhindern.
3. Normalerweise geht die Bewegung dann im nächsten Zyklus von allein ein wenig weiter in die freie Richtung, die Außenrotation. Folgen und am neuen Endpunkt wieder halten.
4. Nach einigen Wiederholungen dieses Widerstandes gegen die Rückkehr in die neutrale Mitte wird die craniosacrale Bewegung beider Füße stoppen. Die Dauer des still point kann von ein paar Sekunden bis zu einigen Minuten betragen.
5. Dann wird die craniosacrale Bewegung wieder einsetzen, und zwar in die Gegenrichtung, also die Innenrotation. Dies jetzt zulassen und der Bewegung folgen. Normalerweise sollten nun Veränderungen in Bezug auf Qualität und Amplitude spürbar sein.
6. Falls nicht, die ganze Prozedur wiederholen. Aber nicht mehr als ein paar still points hintereinander durchführen.

Beim Vorliegen einer einseitig eingeschränkten Außenrotation verfährt man dementsprechend analog.

Anhang

Verwendete Symbole und Abkürzungen

Symbole

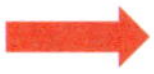 = Richtung des manuellen Manövers oder der passiven Bewegung des Klienten durch den Behandler

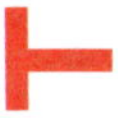 = Halten/Fixieren in Richtung des Querbalkens

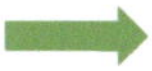 = Richtung der aktiven Bewegung des Klienten

Abkürzungen

WS	Wirbelsäule
BWS	Brustwirbelsäule
HWS	Halswirbelsäule
LWS	Lendenwirbelsäule
C	Cervikal
T	Thorakal
L	Lumbal
ISG	Iliosacralgelenk(e)
SIAS	Spina Iliaca Anterior Superior
SIAI	Spina Iliaca Anterior Inferior
SIPS	Spina Iliaca Posterior Superior
SIPI	Spina Iliaca Posterior Inferior

Nachweis der Abbildungen

Hans Georg Brecklinghaus: 1.2 bis 1.6, 1.9 bis 1.20, 2.1, 2.3 bis 2.6, 2.8 bis 2.13, 2.16, 2.17 (oben), 2.18, 2.20, 2.21, 2.24 (re.), 2.25, 2.26, 2.28, 2.29, 2.30 bis 2.62, 2.64, 2.66 bis 2.71, 2.73 bis 2.75, 2.79 bis 2.90, 2.92, 2.93, 3.3 bis 3.5, 3.7, 3.8, 3.10 bis 3.20, 3.24 (li.), 3.26, 3.28, 3.29 (re.), 3.30, 3.31, 3.33, 3.35, 3.36 (li.), 3.39, 3.40, 3.42, 3.44, 3.46, 3.48, 3.50, 3.51, 3.55, 4.1 bis 4.8, 4.14 bis 4.46, 4.48, 4.49, 4.52, 4.53, 4.55 bis 4.64, 4.66, 5.3 bis 5.7, 5.10, 5.11 bis 5.13, 5.14 (li.), 5.15, 5.18-5.21, 5.22 (lin.), 5.23 bis 5.31, 5.33, 5.35 bis 5.43, 5.44 (li.), 5.45, 5.46, 5.48 bis 5.51, 5.53 bis 5.62, 6.1, 6.2, 6.4 bis 6.8, 6.10 (re.), 6.11 bis 6.14, 6.16 bis 6.17, 6.20 bis 6.22, 6.24, 6.26, 6.27, 6.29 (li.), 6.34 bis 6.37, 6.39 bis 6.43, 6.45 bis 6.47, 6.50 bis 6.52, 6.54, 6.55, 6.58, 6.59, 6.62, 6.64, 7.2, 7.3, 7.5, 7.10, 7.12, 8.3 bis 8.6, 8.8, 8.10, 8.14, 8.16, 8.18, 8.20 bis 8.22, 8.24 bis 8.27, 8.32, 8.33, 9.1 bis 9.7, 9.9 bis 9.11, 9.12 (re.), 9.13

Jeffrey Burch: 4.9, 4.10, 4.11, 4.12, 4.13

Courtesy of the Dr. Ida Rolf Institute® Courtesy: 5.8, 5.44 (re.)

James Earls/Tom Myers: 2.61, 2.63, 2.76, 3.27, 5.17, 6.18, 6.23

European Rolfing Association: 2.2, 2.17 (unten), 6.38, 6.60

Kevin Frank: 1.1, 5.1, 6.10 (li.)

Liz Gaggini: 5.52

Walter de Mello Neto/Rosemarie Burkhardt-Meinel: 1.7, 1.8

Joseph E. Muscolino: 3.23, 8.29, 8.31

Tom Myers: 8.12

Wir haben uns bemüht, alle Urheber zu finden, was aber nicht in jedem Fall möglich war.

Literatur

- *Andrew Biel*: Trail Guide Anatomie, KVM Medizinverlag, Berlin
- *Hans Georg Brecklinghaus:* Handbuch für Strukturelle Integration – Band 1: Atem; Bewegung, Lebenshaus Verlag, Freiburg
- *Hans Georg Brecklinghaus:* Handbuch für Strukturelle Integration – Band 2: Analyse und Synthese der Körperstruktur, Lebenshaus Verlag, Freiburg
- *Hans Georg Brecklinghaus:* Handbuch für Strukturelle Integration – Band 5: Umgang des Behandlers mit sich selbst – Krankheiten und Symptome – Schwangerschaft und Geburt – Strukturelle Integration mit Kindern und Jugendlichen, Lebenshaus Verlag, Freiburg
- *Leon Chaitow*: Palpationstechniken und Diagnostik, Urban & Fischer, München
- *James Earls & Thomas Myers*: Fascial Release for Structural Balance, North Atlantic Books, Berkeley/CA (USA)
- *Philip E.Greenman:* Lehrbuch der Osteopathischen Medizin, Haug Verlag, Heidelberg
- *Kendall:* Muskeln: Funktionen und Tests, Urban & Fischer, München
- *Jeffrey Maitland*: Spinal Manipulation Made Simple, North Atlantic Books, Berkeley/CA (USA)
- *Joseph Muscolino:* Handbuch Muskel- und Knochenpalpation, Urban & Fischer, München
- *Thomas Myers:* Anatomy Trains: Myofasziale Leitbahnen, Urban & Fischer, München
- *Frank H.Netter:* Atlas der Anatomie, Urban & Fischer, München
- *Serge Paoletti:* Faszien: Anatomie, Strukturen, Techniken, Spezielle Osteopathie, Urban & Fischer, München
- *Paulsen/Waschke:* Sobotta: Atlas der Anatomie des Menschen. 3 Bände, Urban & Fischer, München
- *Ida P. Rolf:* Rolfing. Strukturelle Integration, Hugendubel, München
- *Richard H. Rossiter*: Overcoming Repetitive Motion Injuries. The Rossiter Way, New Harbinger Publications, Oakland/CA (USA)
- *Carla Stecco:* Atlas des menschlichen Fasziensystems, Urban & Fischer, München

Weitere Bücher des Autors

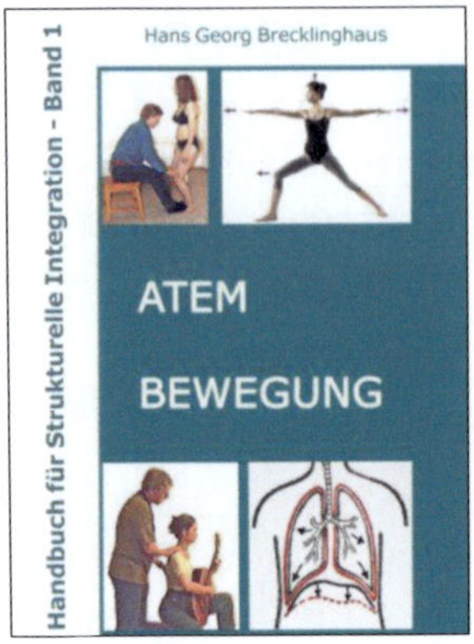

Hans Georg Brecklinghaus

Handbuch
für Strukturelle Integration
Band 1
Atem; Bewegung

410 Seiten, 232 Abb.
Lebenshaus Verlag

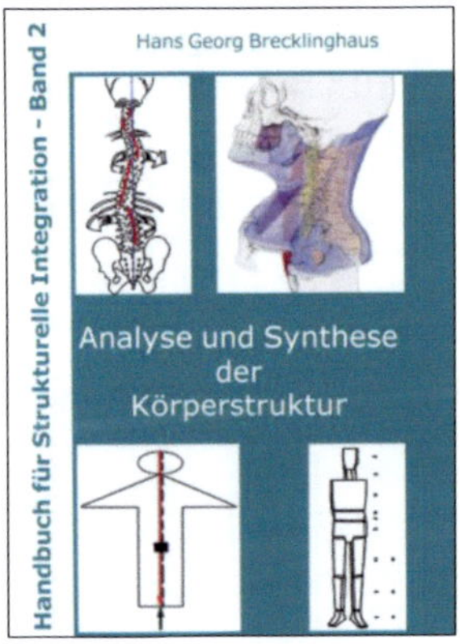

Hans Georg Brecklinghaus

Handbuch
für Strukturelle Integration
Band 2
Analyse und Synthese
der Körperstruktur

316 Seiten, 137 Abb.
Lebenshaus Verlag

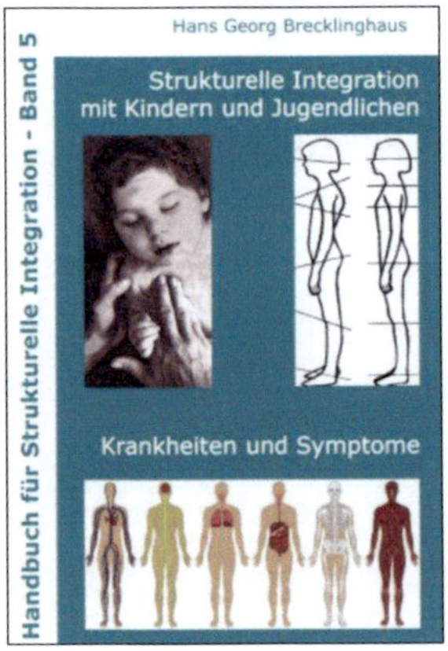

Hans Georg Brecklinghaus

Handbuch
für Strukturelle Integration
Band 5

188 S., 14 Abb.
Lebenshaus Verlag

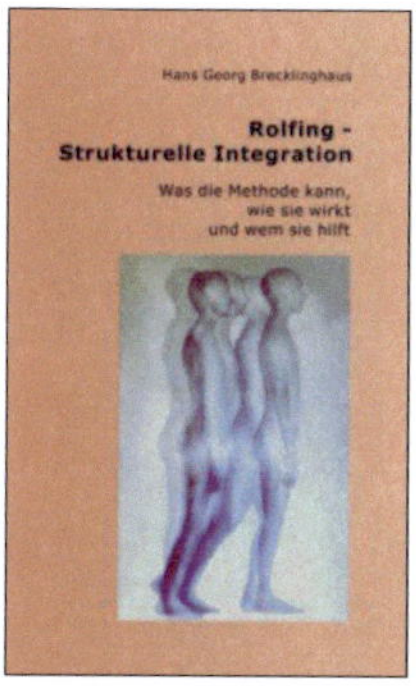

Hans Georg Brecklinghaus

Rolfing - Strukturelle Integration
Was die Methode kann, wie sie wirkt
und wem sie hilft

152 S., 45 Abb.

Lebenshaus Verlag

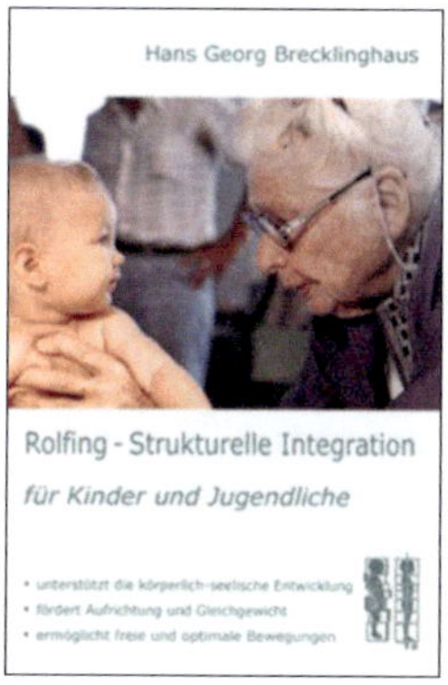

Hans Georg Brecklinghaus

Rolfing - Strukturelle Integration
für Kinder und Jugendliche

120 S., 38 Abb.

Lebenshaus Verlag

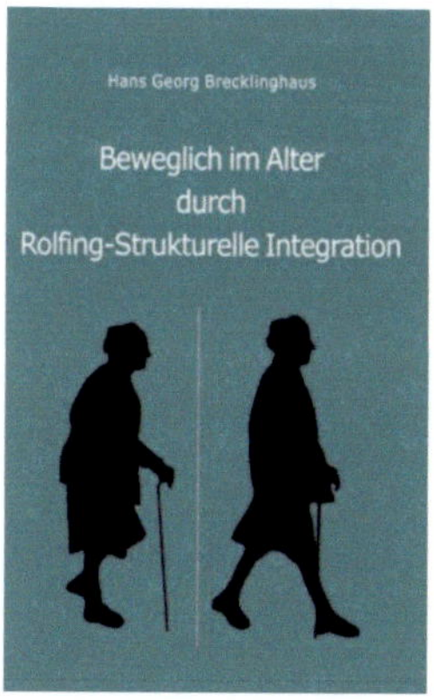

Hans Georg Brecklinghaus

Beweglich im Alter durch
Rolfing - Strukturelle Integration

127 S., 45 Abb.

Lebenshaus Verlag

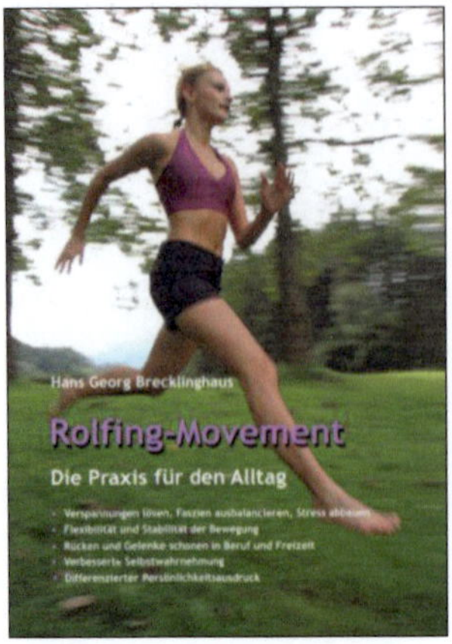

Hans Georg Brecklinghaus

Rolfing-Movement

Die Praxis für den Alltag

326 S., 233 Abb.

Lebenshaus Verlag

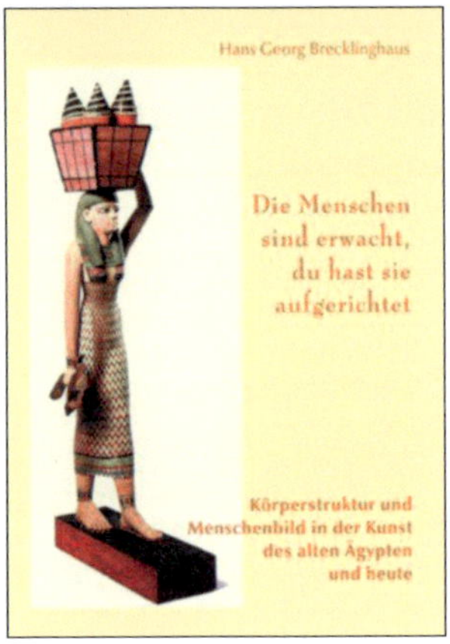

Hans Georg Brecklinghaus

Die Menschen sind erwacht, du hast sie aufgerichtet

Körperstruktur und Menschenbild in der Kunst des alten Ägypten und heute

376 S., 109 Abb.

Lebenshaus Verlag